くすりの種類（薬効）別の解説項目をすばやく検索

右（奇数）ページ・右端に，主なくすりの種類（薬効）別に分類したインデックスがあります．たとえば"抗菌薬"のインデックスが，ある臨床場面（たとえば「場面10．配合変化・相互作用に注意する」の箇所）で色づいていた場合，そのページ周辺は，「"抗菌薬"の"配合変化・相互作用"」について解説されている，ということになります．

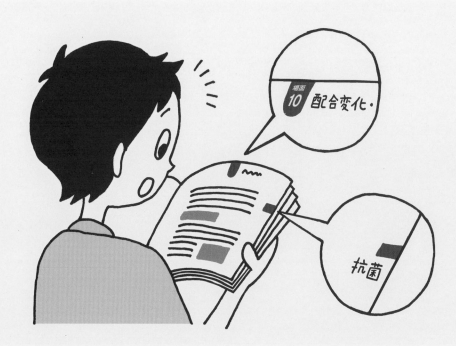

抗菌薬
抗がん薬
免疫抑制薬
ステロイド薬
解熱鎮痛薬（非ステロイド性抗炎症薬を含む）
糖尿病治療薬
インスリン製剤
脂質異常症治療薬
栄養剤
降圧薬
抗凝固薬
抗不整脈薬
昇圧薬
狭心症治療薬
睡眠薬
抗うつ薬
抗てんかん薬
骨粗鬆症治療薬
麻薬・劇薬
気管支喘息治療薬

改訂第2版

臨床場面でわかる！
くすりの知識

監修：五味田 裕
編集：荒木 博陽

ナースが出会う **14** の場面 scene **134** の疑問 question

くすりが効かない…追加しても大丈夫？

配合変化の組み合わせがわからない

添付文書「すみやかに」はどれくらい？

くすりが凍った！

やっぱり水でないとダメ？

血中濃度…つねに確認が必要？

薬液が余った…

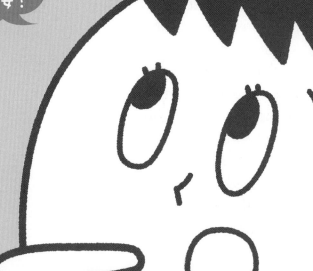

南江堂

執筆者一覧

〈監　修〉

五味田　裕　ごみた　ゆたか　　　岡山大学名誉教授

〈編　集〉

荒木　博陽　あらき　ひろあき　　　愛媛大学名誉教授

〈執　筆〉（五十音順）

荒木　博陽　あらき　ひろあき　　　愛媛大学名誉教授

池川　嘉郎　いけがわ　よしろう　　元・愛媛大学医学部附属病院薬剤部

井門　敬子　いど　けいこ　　　　　愛媛大学医学部附属病院薬剤部

岩村　陽子　いわむら　ようこ　　　元・愛媛大学医学部附属病院薬剤部

内舛　　健　うちます　たけし　　　元・愛媛大学医学部附属病院薬剤部

岡井　彰男　おかい　あきお　　　　元・愛媛大学医学部附属病院薬剤部

小川　春奈　おがわ　はるな　　　　元・愛媛大学医学部附属病院薬剤部

越智　理香　おち　りか　　　　　　愛媛大学医学部附属病院薬剤部

加戸　佳己　かと　かな　　　　　　元・愛媛大学医学部附属病院薬剤部

河添　　仁　かわぞえ　ひとし　　　慶應義塾大学薬学部医療薬学・社会連携センター医療 薬学部門

木村　博史　きむら　ひろし　　　　愛媛大学医学部附属病院薬剤部

公平　恵崇　こうへい　よしたか　　愛媛大学医学部附属病院薬剤部

末丸　克矢　すえまる　かつや　　　就実大学薬学部生命薬学部門

鈴木　麻矢　すずき　まや　　　　　愛媛大学医学部附属病院薬剤部

濟川　聡美　すみかわ　さとみ　　　愛媛大学医学部附属病院薬剤部

髙田　裕介　たかた　ゆうすけ　　　愛媛大学医学部附属病院薬剤部

竹内　昌子　たけうち　しょうこ　　元・愛媛大学医学部附属病院薬剤部

武智　研志　たけち　けんし　　　　徳島大学病院 臨床試験管理センター

田坂　祐一　たさか　ゆういち　　　就実大学薬学部臨床薬学部門

田坂　友紀　たさか　ゆき　　　　　国立病院機構岡山医療センター薬剤部

立川登美子　たつかわ　とみこ　　　元・愛媛大学医学部附属病院薬剤部

田中　亮裕　たなか　あきひろ　　　愛媛大学医学部附属病院薬剤部

田中　　守　たなか　まもる　　　　愛媛大学医学部附属病院薬剤部

中井　昌紀　なかい　まさき　　　　愛媛大学医学部附属病院薬剤部

乗松　真大　のりまつ　まさひろ　　愛媛大学医学部附属病院医療安全管理部

檜垣　宏美　ひがき　ひろみ　　　　元・愛媛大学医学部附属病院薬剤部

飛鷹　範明　ひだか　のりあき　　　愛媛大学医学部附属病院薬剤部

三好　裕二　みよし　ゆうじ　　　　元・愛媛大学医学部附属病院薬剤部

守口　淑秀　もりぐち　としひで　　元・愛媛大学医学部附属病院薬剤部
安永　大輝　やすなが　だいき　　　愛媛大学医学部附属病院薬剤部
山下　　登　やました　のぼる　　　愛媛大学医学部附属病院薬剤部
山下梨沙子　やました　りさこ　　　愛媛大学医学部附属病院薬剤部
芳野　知栄　よしの　ちえ　　　　　愛媛大学医学部附属病院薬剤部
渡邉　真一　わたなべ　しんいち　　松山大学薬学部医療薬学科医療薬学臨床部門

〈執筆協力〉
井上　美沙
岡本　千恵
松岡　　綾

はじめに

　2013年3月に，くすりに関して看護師が現場で役立つような具体的な本が必要ではないかとのことからQ&A形式で本書の初版を発刊しましたところ，大変多くの方々に手元に置いていただき，活用いただいているとのことでした．執筆した者一同，この本が少しでも現場での業務に役立っていればこれに勝る喜びはありません．しかし，初版からすでに6年が経過し，医療現場では多くの新しい機器，手技，また作用機序を有する優れたくすりが開発されてきています．今回の改訂により，それらの情報をすべてアップデートしました．

　医療施設，病院の中ではチーム医療がきわめて重要な課題です．患者さんを中心にして医師・看護師・薬剤師・臨床検査技師などが，お互いの仕事をよく理解しながら業務を進める体制が大きく前進してきました．なかでも看護師は，病棟での仕事量がきわめて多く，くすりに関する業務は薬剤師に任せたいという気持ちが強くなってきているように思います．しかし，看護師が看護ケアを実施する上で，くすりに触れないということはありえません．したがって，十分なくすりについての知識を持ちあわせ，その上で業務に望む必要があるかと思います．

　本書では，本書の特徴である臨床現場の場面別，あるいはケース別に，看護師として"押さえておきたい"，"やってはいけない"ポイントの重要度を確認するとともに，"くすりの事典としての活用"，"くすりに関するハイリスクな場面の確認"，"患者家族への説明力（知識力を含む）を身につけること"ができるように構成しています．多くの新薬が登場している中で，くすりのクスリたる根拠をもっと詳しく知り，看護師としてやってはいけないこと，あるいは押さえておくべき事項について，薬剤師の目からわかりやすく解説しています．さらに，経験に基づいた内容を，イラスト，写真を多く入れて，読みやすく，理解しやすいように編集しました．新しく世の中に出てきたくすりについても追加し，内容を充実させました．ぜひ，これまで同様に医療現場で困ったときの頼みの一冊にしていただければ幸いです．看護師の業務の中でくすりに関するリスクが少しでも少なくなればと願っています．

　また，本書は看護現場を想定した内容で書かれていますが，これから看護業務に就くことを希望している看護学科の学生さんにも理解しやすいように工夫しております．すでに多くのご施設で教科書の副読本としても評価していただいていると伺っています．

　最後に編集にあたり，終始ご協力をいただきました南江堂編集部の関係者の皆様に厚く御礼申し上げます．

2019年8月

荒木 博陽

五味田 裕

この本の読み方・使い方

場面別に読み進める

本書は，看護師がくすりの業務にかかわる **14の場面**と，そこから生まれる **134の疑問**を中心に構成しています．冒頭から読み進めれば，一連のくすりの業務の流れに沿うかたちで，即臨床現場に役立つ実践的な"知識"や"コツ"を確認することができます．もちろん，目次から気になる場面だけをピックアップして，拾い読みすることも可能です．

重要度がわかる "押さえておきたい" "やってはいけない"

本書に紹介する"くすりの知識"は，いずれも重要ですが，よりメリハリをつけるために，とくに**"押さえておくとよい知識"**と**"やってはいけないこと（禁忌）"**について強調しています．

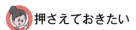

押さえておきたい		やってはいけない	
★☆☆	知っていると便利です．	★☆☆	やらない方がよいです．
★★☆	知らないと患者さんに危害が及ぶおそれがあります．	★★☆	やってしまうと患者さんに危害が及びます．
★★★	必ず確認してください．患者さんの生死にかかわります．	★★★	絶対にやってはいけません．患者さんの生死にかかわります．

くすりの種類別にどう対応する？ "薬効別の目"で確認する！

本書は，看護における臨床場面別に構成されています．各場面とも，前半は一般的・総論的な内容を紹介しています．さらに具体的な知識を確認したい場合には，後半にある"**薬効別の目**"で，くすりの種類（薬効）別の解説をみてみましょう．

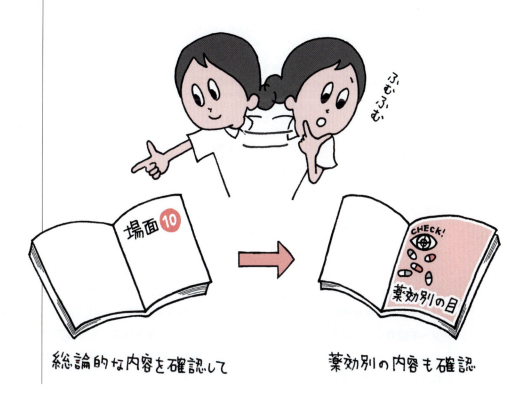

この本の読み方・使い方

「くすりの事典」として使う

場面別の通読しやすい構成に配慮しましたが，読み方はそれだけではありません．知りたい情報をピンポイントで検索することもできるように……つまり**「くすりの事典」**としても活用できるように，"3つの索引"を設けました．

1つ目：解説索引

くすりに関する**一般的な解説の索引**です．
たとえば，くすりの臨床場面に関連するキーワードは，この索引に含まれています．

2つ目：薬剤名索引

くすりの**一般名・商品名のみの索引**です．

くすりの一般名・商品名から臨床場面に即した"知識"や"コツ"をピンポイントで確認したい場合には，この索引を活用することをお勧めします．なお，くすりの分類名については解説索引に掲載しています．

解説索引		薬剤名索引	
あ	医療機器との相互作用 143	**あ**	アトルバスタ
アウトブレイク 151	医療用医薬品 246	アイオナール・ナトリウム 208	アドレナリン
青汁 33, 34	胃ろう 52, 57	アイトロール® 29	アナグリプチ
アスピリン喘息 79, 226	インシデント 254	アイピーディ® 45	アナフラニー
アゾール系抗真菌薬 181	——報告 260	アイファガン® 97	アナペイン®
アドヒアランス 50	インスリン製剤	亜鉛華軟膏 81, 86	アピキサバン
アナフィラキシー反応 170, 171	——アルコールの併用 29	アカルボース 12, 13, 17	アプルウェイ
アニリン系薬 213	——ステロイド薬の副作用への 253	アクチノマイシンD 149	アプレゾリン
アミノグリコシド系抗菌薬 19, 129, 141, 218	——絶食時の対応 17	アクトシン® 81	アベマイド®
——血中濃度 158, 163	——単位 109	アクトス® 13, 17, 66	アベロックス
アミノ酸 154, 192	——注射薬 192	アクトネル® 5, 45	アボルブ®
アルカリ性注射薬 134	——追加投与の判断 66	アクプラ® 149, 201	アマリール®
アルコール 22, 51, 232	——抵抗性改善薬 13, 17, 66	アクラシノン® 149	アミオダロン
——代謝の変化 23, 29	——副作用 193	アクラルビシン 149	アミカシン
アルツハイマー病治療薬 89	——分割使用 151	アクロマイシン®V 200	アミカシン硫
アルミニウム含有貼付薬 95	——保管方法 183, 185, 191	アザクタム® 201	アミティーザ
アレルギー症状 166	インターフェロン製剤 145	アザシチジン 119	アミトリプチ
アレルギー性鼻炎 89	インフォームドコンセント 260	アザセトロン 201	アミノフィリ
アレルギーテスト 164, 165	インフュージョン・リアクション	アザチオプリン 145	アミノレバン
——必要な主なくすり 167	インフルエンザ 79	アザニン® 145	アムビゾーム
アレルゲン 233	——脳炎・脳症 214	アザルフィジン®EN 44	アムルビシン
安全キャビネット 121	**え**	アシクロビル 134	アムロジピン
アンプル消毒 110	栄養剤	アジスロマイシン 51	アムロジン®
い	——医薬品と食品のちがい 51	アシテア® 47	アメナメビル
イオン性造影剤 149	——胃ろう患者の注意点 57	アストミン® 45	アメナリーフ
胃酸分泌 8	——開封前後の安定性 196	アズトレオナム 201	アモキシシリ
胃穿孔 195	——くすりとの相互作用 55,	アスナプレビル 145	アモバルビタ
	——細菌汚染 54	アスパラ® 127	アモバン®
		アスピリン 38, 79, 195, 213, 227, 242	アリナミン®

3つ目：種類（薬効）名索引

抗菌薬，抗がん薬，免疫抑制薬など，くすりの**種類（薬効）別の索引**です．
臨床場面での使用頻度が高い"主な種類（薬効）"について，①ページをめくりながら**右（奇数）ページ・右端のインデックス**を活用し（☞くわしくは，表表紙の見返しもご参照ください），あるいは，②裏表紙の見返しにある**"主なくすりの種類（薬効）別のクイックリファレンス"**を活用することによって，関連する知識を検索することができます．

ハイリスクな
場面を確認する

臨床現場で起こるインシデントの中でもっとも多く起こるのが，くすりに関するインシデントです．十分な"患者安全"を確保するためにも，まずは，**危険のもととなる要素（くすりの種類，患者，取り扱い方法）** について，その原因・対処法などを把握しておく必要があります．

ハイリスク薬を知る

患者の生死にかかわるようなくすりについて，"**column 注意が必要なくすり**"で紹介しています．

ハイリスク患者を知る

同じくすりを与薬しても，危険な状態に陥りやすい患者と，そうでない患者がいます．危険な状態に陥りやすい患者（ハイリスク患者）について，危険となるくすりの種類・原因・予防・（副作用発現時の）対処法を確認しましょう．

第5章では，小児，妊婦・授乳婦，高齢者，さらに**特定の疾病・症候を有する患者**を"ハイリスク患者"として紹介し，くすりに関する実践的な知識をまとめています．

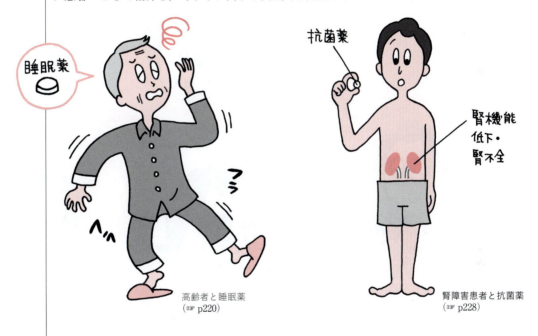

高齢者と睡眠薬（☞ p220）　　腎障害患者と抗菌薬（☞ p228）

ハイリスクな取り扱いを知る（しないようにする）

くすりについて禁忌となる取り扱いは，"やってはいけない"で示しました．重要度のランクに沿って，とくに★★★のものについては，絶対にやらないように気をつけましょう．

患者（家族）への説明力をアップ！

たとえば，患者から「もう症状がおさまったので，くすりの服用をやめていいですか？」という質問を受けたら，うまく答えることができるでしょうか？

看護師は，医師と同じように（または医師の説明を補足するかたちで）インフォームドコンセントの役割を担います．くすりについても，患者に説明し納得してもらうことは，看護師の重要な役割です．看護師が，**正確な知識に基づいて患者にわかりやすく説明する**ことで，患者を安心させることもでき，また，質問の背景に潜む**患者の思い違いを修正する**機会を得ることができます．

患者指導のツボ や，本文の解説を参考にしながら，患者・家族への説明力アップにつなげてもらえればと思います．

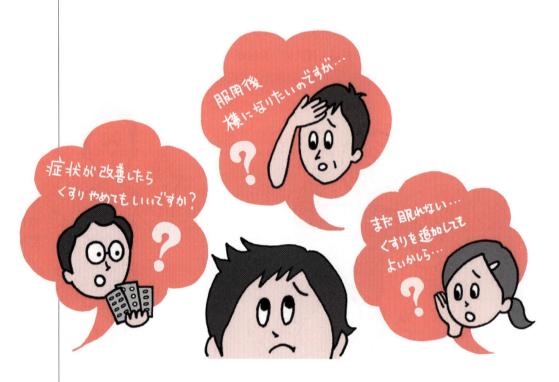

くすりを服用したあとのいろいろな質問に，うまく答えられるでしょうか……．

注意事項
著者ならび出版社は，本書に記載されている内容について最新かつ正確であるよう最善の努力をしております．しかし，医薬品の適応・用法用量・禁忌事項などは医学の進歩や個々の患者さんの病態・状況により変わる場合があります．臨床に際しては，読者ご自身で十分に注意を払われるようお願いいたします．

目　次

第1章　内服薬をつかう　　　　1

場面1　服用の間隔や食事との関連性を理解して
いつ服用するか決める　　　2

▶ 服用時間の決め方　　　2

Q1 "服用時間"の決まっているくすりは，飲む時間がずれても大丈夫？　5
Q2 "服用間隔"の決まっているくすりは，飲む時間がずれても大丈夫？　9
Q3 食事がまったく食べられない場合，食後薬は中止した方がよい？　少し食べれば大丈夫？　10

薬効別の目 CHECK!

服用時間が決まっているくすりをもっと知ろう！
Q4 ステロイド薬の投与時間は，ずれても大丈夫？　11
Q5 糖尿病治療薬の食（直）前服用と食後服用のちがいは？　12
Q6 糖尿病治療薬の飲み忘れは，食後どのくらいの時間までなら飲んでも大丈夫？　13
服用間隔が決まっているくすりをもっと知ろう！
Q7 解熱鎮痛薬の服用間隔はどのくらい？　14
Q8 早朝血圧が高いです．降圧薬を早めに内服させても大丈夫？　14
Q9 免疫抑制薬は，なぜ決まった時間を空ける必要がある？　15
Q10 抗凝固薬の飲み忘れには，どう対応したらよい？　15
Q11 抗菌薬の服用時間のずれは，作用に関係しない？　16
Q12 抗菌薬の飲み忘れには，どう対応したらよい？　16
食事が食べられない場合をもっと知ろう！
Q13 食事をとれないときの糖尿病治療薬の服用方法は？　17
Q14 抗てんかん薬は，検査時や絶食時にも飲む必要がある？　18

場面2　何と飲むべき？　何と飲んではいけない？
何と一緒に服用するか　　　20

▶ 水でないとダメか，水以外でもよいか　　　20

Q15 水以外で飲んでも大丈夫？　お茶・牛乳・ジュース・アルコールなど　21
Q16 添付文書に「多めの水で服用」とある場合，具体的な水の量はどれぐらい？　26
Q17 口腔内崩壊錠（OD錠），ODフィルムや舌下錠は，服用しにくい場合，水で飲んでも大丈夫？　26

薬効別の目 CHECK!

水以外で飲んでも大丈夫かどうかについてもっと知ろう！
Q18 降圧薬とグレープフルーツジュースは，一緒に飲んではいけない？　27
Q19 免疫抑制薬とグレープフルーツジュースは，一緒に飲んではいけない？　28

xi

目 次

Q20 骨粗鬆症治療薬（ビスホスホネート製剤）を「水」以外で飲んではいけない？　28

Q21 いろいろなくすり（薬効別）とアルコールとの関係について　28

服用のための水の量についてもっと知ろう！

Q22 下剤の服用時は，水分を多めにとる必要があると聞くけど，どのくらいの量が目安？　30

■ 飲み合わせの注意点① 食事との飲み（食べ）合わせについて　31

Q23 くすりと一緒に食べてはいけない食品は，具体的に何？　31

Q24 嚥下障害を起こす患者で錠剤が飲みにくい場合，くすりをおかゆなどの食事に混ぜて服用させてもよい？　32

一緒に食べてはいけないくすりと食品の組み合わせについてもっと知ろう！

薬効別の目
CHECK!

Q25 抗凝固薬（ワルファリンカリウム）の効果を減弱させるビタミンK　33

■ 飲み合わせの注意点② サプリメント・健康食品の飲み（食べ）合わせについて　34

薬効別の目
CHECK!

Q26 糖尿病治療薬と血糖降下作用のあるサプリメント・健康食品　36

■ 飲み合わせの注意点③ 他のくすり（市販薬も含む）との併用について　38

薬効別の目
CHECK!

Q27 ニューキノロン系抗菌薬と解熱鎮痛薬　39

Q28 脂質異常症治療薬同士の飲み合わせ　40

Q29 抗てんかん薬と市販のかぜぐすり　41

場面3 実際にくすりを服用するとき
錠剤・カプセル剤・散剤・栄養剤などの正しい服用方法　42

■ くすりの服用方法① 錠剤・カプセル剤を服用する　42

Q30 粉砕・開封（脱カプセル）できる・できない……は，何がちがう？　44

薬効別の目

Q31 睡眠薬や抗不安薬や抗うつ薬を粉砕・開封して服用すると，効果も早いって本当？　46

■ くすりの服用方法② 舌下錠を服用する　47

Q32 舌下投与の指示が出たけど，きちんと舌下投与できないとき（開口状態や舌根沈下している場合）は，どうしたらよい？　47

xii

▶ くすりの服用方法③　散剤・顆粒剤を服用する　49

Q33 賦形剤は減量しても大丈夫?　50

Q34 散剤・顆粒剤の内服が困難な場合，水やご飯や汁物に混ぜたりして服用しても大丈夫?　51

▶ くすりの服用方法④　栄養剤を服用（摂取）する　52

Q35 経腸栄養剤の準備で注意することは?　54

Q36 栄養剤と投与薬剤との相互作用で注意が必要なものは何?　55

Q37 経腸栄養剤と一緒にくすりを投与する場合，粉砕してはいけないくすり，カプセルを開封（脱カプセル）してはいけないくすりはある?　56

Q38 胃ろう患者に栄養剤・くすりを投与する場合，とくに注意することはある?（他とのちがいは?）　57

薬効別の目 CHECK!

栄養剤との相互作用についてもっと知ろう!

Q39 栄養剤と抗菌薬との併用について　58

Q40 栄養剤と麻薬との併用について（麻薬は経管投与で使用しても大丈夫?）　59

場面4　効果の程度を確認して　くすりの追加・中止を判断する　60

▶ 薬効と体位との関係　60

▶ 薬効の程度を確認する　63

Q41 薬効がみられないとき……服用しても効かない場合，追加してもよい?　63

Q42 くすりを飲んだあとに吐いたとき，もう1回追加して飲んでもよい?　64

Q43 薬効がみられたとき，つまり……症状が改善したら，服用を中止してもよい?　65

薬効別の目 CHECK!

効かないときに追加してよいかについてもっと知ろう!

Q44 糖尿病治療薬を服用しても血糖値が下がらない場合はどうすればよい?　66

Q45 降圧薬を服用しても血圧が下がらない場合はどうすればよい?　67

Q46 睡眠薬を服用してもなかなか眠れない場合，または途中で目が覚める場合はどうすればよい?　68

症状が改善したときに減量・中止してよいかについてもっと知ろう!

Q47 血圧が下がった場合の降圧薬の減量・中止について　69

Q48 不眠症状が改善している場合の睡眠薬の減量・中止について　69

Q49 けいれんが出なくなった場合の抗てんかん薬の減量・中止について　70

Q50 便秘が改善している場合の下剤の減量・中止について　70

目次

第2章　坐薬・軟膏薬・貼付薬・点眼薬をつかう　73

場面5　坐薬を正しくつかう　74

Q51 複数の種類の坐薬を挿入する場合に，順番や空ける時間を考えた方がよい？　75

Q52 坐薬を1/2個挿肛という指示が出たが，カットのしかたは自由？　76

Q53 坐薬が途中で出てしまった場合，新たなものを挿す方がよい？　77

薬効別の目 CHECK!

複数の種類の坐薬を併用する場合についてもっと知ろう！

Q54 抗てんかん薬の坐薬と解熱鎮痛薬の坐薬を併用するときの注意点は？　78

Q55 解熱鎮痛薬の坐薬と制吐薬の坐薬を併用するときは？　78

場面6　軟膏薬を正しくつかう　80

Q56 やってはいけない塗り方はある？　83

Q57 塗ってはいけない場所はある？　85

Q58 軟膏薬は，使用期限を過ぎても使用できる？　85

薬効別の目 CHECK!

軟膏薬を塗ってはいけない場所についてもっと知ろう！

Q59 乾癬治療薬で，顔に塗ってはいけないものはある？　86

Q60 皮膚潰瘍治療薬の亜鉛華軟膏は，褥瘡（床ずれ）に塗ると逆効果？　86

Q61 ステロイド薬が含まれている外用薬は，塗布に注意する場所がある？　87

場面7　貼付薬を正しくつかう　88

Q62 貼る場所はどこでもよい？　90

Q63 汗をかいて，はがれてしまった……新しいものに貼り直せばよい？　92

薬効別の目 CHECK!

Q64 硝酸薬（狭心症治療薬）の貼付薬がはがれたらどうしたらよい？　93

Q65 硝酸薬（狭心症治療薬）の貼付薬は，発作時にも対応できる？　93

場面8　点眼薬を正しくつかう　96

Q66 複数の点眼薬……点眼する順番はどう決める？　97

Q67 コンタクトレンズを使用したまま点眼できないのは，どのような場合？　100

Q68 寝る前の点眼は大丈夫？　101

Q69 点眼薬開封後の使用期限はある？　101

xiv

第3章　注射・輸液を準備する／実施する　103

場面9　くすりの調製と注入速度の設定　注射・輸液を準備する　104

くすりの調製①　くすりを溶解する　113

- Q70　使用する注射薬に溶解液がついている場合，必ず使用しなければならない？　114
- Q71　くすりに「溶解後は速やかに使用する」とあるけど，「速やかに」ってどれくらいのことをいうの？　116

溶解液の選択についてもっと知ろう！
- Q72　抗がん薬の溶解液について　118
- Q73　抗菌薬の溶解液について　118

溶解後の時間についてもっと知ろう！
- Q74　抗がん薬溶解後の経過時間に注意する　119

くすりの調製②　劇薬・毒薬の準備で注意すること　120

静注・点滴の速度（時間）を設定する　125

- Q75　投与の速度は，忠実に守らなければならない？　許容範囲はどこまで？　125
- Q76　絶対に速さを間違えてはいけないくすりは，どういうくすり？　126

投与速度の目安についてもっと知ろう！
- Q77　キシロカイン®（抗不整脈薬）の投与速度は？　129

速さを間違えてはいけないくすりについてもっと知ろう！
- Q78　抗菌薬の投与速度は？　129

場面10　複数のくすりをつかうとき　配合変化・相互作用に注意する　131

事前に混ぜ合わせる場合　131

- Q79　混注してはいけない注射薬の組み合わせは？　配合変化には，どのようなものがあるか？　133
- Q80　混注するときに順番はあるの？　136
- Q81　混注後は，どれくらいの時間まで，液は安定している？　137
- Q82　混注時，液が白濁した場合はどうすればよい？　138

くすりを別々に静注する場合　139

- Q83　抗菌薬と他の抗菌薬を静注する場合の注意点　141

xv

目 次

Q84 抗菌薬と他のくすりを静注する場合の注意点　　**141**

Q85 点滴とビタミン製剤を同時に滴下してもよい?　　**142**

Q86 脂肪乳剤は,他の輸液と混ぜない方がよい?　　**142**

Q87 抗がん薬と他の抗がん薬を併用するときの注意点　　**143**

Q88 医薬品と医療機器の相互作用　　**143**

🔴 注射薬と「内服薬・外用薬」との相互作用　　　　**144**

薬効別の目

「内服薬」と注射薬を同時に使用する場合についてもっと知ろう!

Q89 ワクチン製剤接種（注射薬投与）時の免疫抑制薬（内服薬）の併用について　　**147**

「外用薬」と注射薬を同時に使用する場合についてもっと知ろう!

Q90 抗菌薬の「点眼」と「点滴」を行っている場合,「点眼」を省いても大丈夫?　　**147**

点滴・注射後の注意事項
場面11　血管外漏出がないか!?　　**148**

薬効別の目
CHECK!

Q91 抗がん薬の血管外漏出に注意しないといけないのはなぜ?　　**149**

Q92 造影剤が血管外に漏出した場合は大丈夫?　　**149**

意外と迷う……
場面12　余ったくすり,注射器を処理する　　**150**

Q93 くすりが少し残った場合,捨てないとダメ?　そのまま使用しても大丈夫?　　**151**

Q94 アンプルから薬液を吸っただけの注射器は……やはり捨てるべき?　　**152**

Q95 点滴の廃棄はどうすればよい?　流し（シンク）に流してもよい?　　**154**

第4章　与薬後の観察／くすりの保管　　**155**

作用・副作用,感染症の有無
場面13　経過を観察する　　**156**

🔴 血中濃度のモニタリング　　　　**156**

Q96 血中濃度モニタリングの採血のタイミングは?　　**157**

Q97 血中濃度に注意が必要なくすりの種類は?　　**160**

Q98 血中濃度に注意が必要な疾患は?　　**161**

採血のタイミングについてもっと知ろう！
Q99 免疫抑制薬で，疾患や患者によって目標となる血中濃度が異なるのはなぜ？ 162
血中濃度に注意が必要なくすりの種類についてもっと知ろう！
Q100 抗てんかん薬の血中濃度を測定する理由は何？ 162
血中濃度に注意が必要な疾患についてもっと知ろう！
Q101 MRSA感染患者に対して使う抗菌薬の留意点は？ 163
Q102 MRSA感染患者の抗菌薬の血中濃度を測定するときに，採血時間と投与時間が重要なのはなぜ？ 163

▶ アレルギーに注意する① アレルギーテストを行う 164

Q103 アレルギーを起こしやすいくすりには，どのようなものがある？ また，どのような症状が出るの？ 166
Q104 アレルギーを起こすおそれのあるくすりを使う場合は，必ずアレルギーテストをする必要がある？ 167

アレルギーテストをすべきかどうかについてもっと知ろう！
Q105 最近の抗菌薬は，テストをせずに投与すると聞くけど，本当にしなくて大丈夫？ 168
Q106 過去，抗菌薬の皮内テストで「陽性」が出ている場合は，どう考える？ 169

▶ アレルギーに注意する② アレルギー反応への対処 170

Q107 アナフィラキシーショックが出た場合，どう対処すればよい？ 171

▶ せん妄への対応 173

Q108 よくせん妄を起こすくすりとその対処法は？ 173
Q109 せん妄を抑えるくすりはある？ 174

▶ 感染の予防 178

Q110 投与後，感染症に気をつけるくすりの種類とその対処法は？ 179

Q111 抗がん薬投与後は，どのくらいの間，感染症に気をつけるべき？ 180
Q112 抗がん薬によって好中球が減少したとき，抗菌薬の使い方は？ 181

場面 14　正しく，安全に　くすりを保管する　182

▶ くすりの保管方法　182

Q113　保管方法に指定がないくすりは，どのような保管方法でもよい？　184

Q114　冷所保存，室温保存は，何℃で保管すればよい？　許容範囲はどれぐらい？　184

Q115　複数のくすりを混注したときの保管方法は，どのくすりを基準に考えるべき？　188

Q116　保管方法を少しでも間違えたら，もう使えない？　189

冷所保存・室温保存についてもっと知ろう！

Q117　インスリン製剤のペン型注射器が，開封前後で保管方法がちがうのはなぜ？　191

混注したときの保管方法についてもっと知ろう！

Q118　抗がん薬を混注（希釈）したあとは，冷所保存にした方がよい？　192

保管方法の許容性についてもっと知ろう！

Q119　インスリン注射薬を炎天下の車の中に放置してしまった．まだ使用してもよい？　192

薬効別の目

▶ くすりの使用期限について　194

Q120　使用期限が過ぎている場合，使用できる許容範囲（期間）は？　195

Q121　末梢静脈栄養（PPN）輸液剤（ビーフリード®）の開封前後の安定性は？　196

Q122　抗肝炎ウイルス薬・劇薬（ヘプセラ®）は，吸湿性をもつが，小分けに使用しても大丈夫？　196

薬効別の目

▶ 遮光について　197

Q123　どのくらいなら光に当ててよい？　放置していてよい限界は？　198

Q124　錠剤・カプセル剤粉砕調剤時の光安定性に関する情報は，添付文書から得られる情報で十分？　199

Q125　とくに光に注意が必要なくすりは何？　200

Q126　セルシン®（抗不安薬）は，褐色アンプルに入っているけど，直射日光で分解しやすいの？　203

Q127　ビタミン類は，室内灯にさらされただけでも分解される？　204

薬効別の目

▶ 劇薬・毒薬・麻薬・向精神薬について：保管，廃棄，紛失時の対処　205

Q128　劇薬・毒薬・麻薬・向精神薬の保管方法は，普通薬と具体的にどうちがう？　205

Q129　劇薬・毒薬・麻薬は，自由に捨てても大丈夫？　209

Q130　劇薬・毒薬・麻薬・向精神薬を紛失した場合に，何か手続きは必要？　210

第5章 ハイリスク患者への与薬 211

▶ 小児と解熱鎮痛薬 212

▶ 妊婦・授乳婦と抗菌薬・解熱鎮痛薬・睡眠薬・抗てんかん薬 215

薬効別の目
CHECK!

Q131 妊婦と抗菌薬 218
Q132 妊婦と解熱鎮痛薬 218
Q133 妊婦・授乳婦と睡眠薬 219
Q134 妊婦と抗てんかん薬 219

▶ 高齢者と睡眠薬 220

▶ 注意が必要な疾病・状態にある患者の場合 226

① 喘息患者と解熱鎮痛薬 226
② 腎障害患者と抗菌薬 228
③ 腎障害患者と抗ウイルス薬 229
④ てんかん患者とかぜぐすり 230
⑤ 食物アレルギーの患者と各くすり 233
⑥ がん性疼痛患者（または疼痛緩和ケアの必要な患者）とオピオイド 237
⑦ 手術予定の患者と抗凝固薬，抗血小板薬，血管拡張薬，脳循環・代謝改善薬 241
⑧ 手術後の患者と高カロリー輸液 243

第6章 くすりの基礎知識と安全管理 245

基礎1 まず押さえておきたい くすりの基礎知識 246

▶ くすりの種類について 246
▶ 薬物動態と血中濃度の測定 250
▶ くすりの相互作用とは？ 251
▶ 医薬品添付文書で確認する 252

基礎2 まず押さえておきたい くすりの安全管理 254

▶ 与薬業務の過程から考える事故の予防方法 254
▶ くすりの事故を起こす3つの原因 255
▶ 看護師が担う安全管理 259

xix

目　次

解説索引　　261

薬剤名索引　　267

Column

一　覧
- 注射薬のラベルの表示の見かた ················· 107
- 抗がん薬の調製に必要な器具・用具 ········· 122
- せん妄って何？　その基礎知識と対処法 ····· 175
- さまざまな剤形と特徴 ······························ 248

注意が必要なくすり
- アミノグリコシド系抗菌薬 ························· 19
- ニトログリセリン（狭心症治療薬） ··········· 48
- ニフェジピン ··· 71
- 解熱鎮痛薬 ··· 79
- 鎮痛薬貼付薬（ケトプロフェン製剤） ········· 94
- アルミニウムを含んだ貼付薬 ···················· 95
- インスリン製剤 ··· 193
- ステロイド薬 ·· 253

プラスアルファの豆知識
- 薬効と服用時間の関係 ································· 11
- ジスルフィラム様作用 ································· 23
- 錠剤・カプセル剤の工夫 ····························· 43
- RTH 製剤とは？ ·· 53
- 坐薬を挿入するコツ ··································· 75
- 防腐剤を含まない点眼薬 ···························· 101
- その他の各種注射の比較 ···························· 105
- 輸液の外袋の工夫 ····································· 130
- 血管外漏出のときの「冷罨法」「温罨法」 ···· 148
- "皮膚で行う"アレルギーテストの信頼性と安全性

  ··· 165
- くすりの保管方法に関する用語 ·················· 185
- 結晶析出の危険をあえておかすくすり ········· 187
- 薬品保冷庫と家庭用冷蔵庫のちがい ··········· 190
- その他，とくに保管方法がデリケートなくすり

  ··· 191
- 各種ビタミンの光安定性について ··············· 204
- 向精神薬の分類 ·· 208
- くすり以外のてんかん・けいれん誘発因子 ···· 232
- ジェネリック医薬品 ··································· 247

第1章
内服薬をつかう

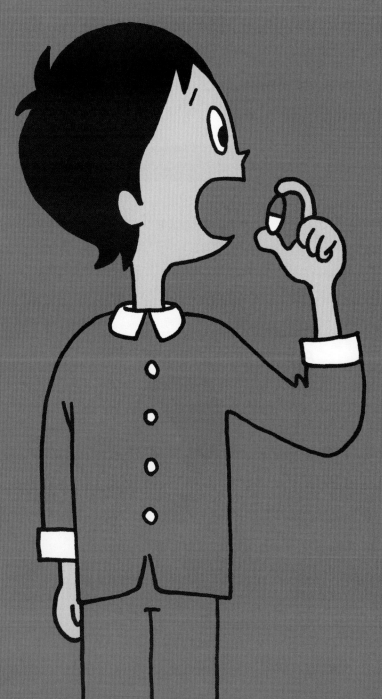

くすりを服用する場面で問題になるのは，まず服用のタイミングです．とくに飲み忘れのときの対応が重要です（**場面①**）．また，飲み物や食事など内服薬との飲み合わせによって，くすりの成分に影響は出ないかということ（**場面②**）や，実際にくすりを服用する場面では，嚥下できないなど，患者の状態に合わせて錠剤・カプセルなどをこなごなに砕き，もとのくすりの形状を崩してかまわないかというようなこと（**場面③**）を知っておく必要があります．さらに服用後では，くすりが効いた場合と効かなかった場合の，くすりの追加や中止の判断について（**場面④**）も迷うところです．

第1章　内服薬をつかう

場面 1　服用の間隔や食事との関連性を理解して
いつ服用するか決める

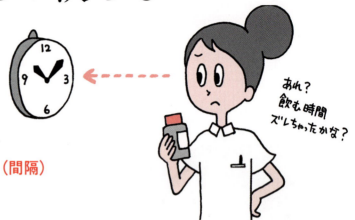

決められた時間にくすりを
飲み忘れたときは，
どうすればよいでしょうか？
そもそもなぜそのような服用時間（間隔）
が決められているのでしょうか？

服用時間の決め方

1 服用時間（タイミング）の決まっているくすり

- くすりは，その特性に合わせて"服用時間"が決まっています．くすりの特性とは，作用のしかた，体内での効果持続時間，食事との関係，投与目的などです．くすりの中には，食事の影響を受けるものがあり，食事のタイミングが**食事の前（空腹時）**か**後（満腹時）**で，くすりの吸収量が大きく変わってしまうことがあります．
- たとえば，**糖尿病治療薬**の中には，食後に大きく上昇する血糖値をコントロールするために，食事の直前，または直後に服用することになっているものがあります．一方，食後に服用すると胃の中で食物中の成分と反応し，体内への吸収率が下がってしまうもの（例：リファジン®）があります．このようなくすりは，空腹時に服用すると，胃の中で食物の影響を受けずに速やかに十二指腸へと送り出され，スムーズに吸収されます．また，副作用として胃腸障害を起こしやすい**解熱鎮痛薬**などは，食後に服用することで，胃の中の食物が緩衝剤の役割を果たすことにより，くすりによる侵襲から胃の粘膜が守られます．

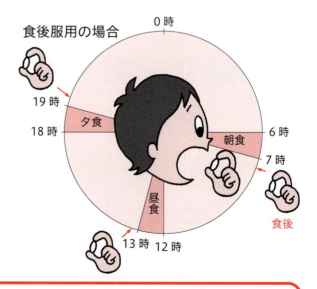

食後服用の場合

> **POINT**　くすりの服用時間と服用間隔を守ることは，
> 血中濃度を治療域内に一定に保つために重要である．

場面1 いつ服用するか決める

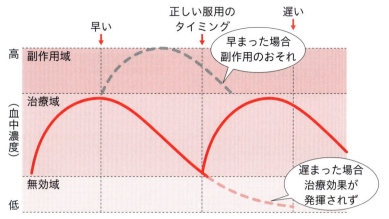

図　くすりの服用時間と血中濃度
くすりの血中濃度が下がりきらない前に，次のくすりを服用することによって，治療効果のあらわれる濃度を維持できます．逆にくすりを飲みすぎると，血中濃度が副作用域に達します．

2 服用間隔の決まっているくすり

- くすりは，血液中の濃度がある一定のレベル以上で効果を発揮するため，とくに一定の血中濃度を維持する必要性が高いものについては，一定の"服用間隔"が決まっています．

- くすりは，服用後ある時間が経過すると，代謝されて尿や便中に排泄され，血中濃度が低下します．したがって，**血中濃度が最低有効濃度を下回る前に次のくすりの服用をする**必要があります．たとえば，**バンコマイシン**は6時間ごと（たとえば，4時，10時，16時，22時…のように）に，また抗菌薬の**アモキシシリン**は12時間ごとに服用することが望ましいとされています．

- 逆に，決められた時間よりも早くくすりを飲んでしまった場合には，**くすりの血中濃度が過剰**となり，副作用域に達するおそれがあります．そのため，**時間を早めないように注意する**ことも，同じくらい大切です（図）（☞ p156の血中濃度のモニタリングも参照）．

3 飲み忘れはよくあること．そのあと正しく対処できることが大事

- 現実には，くすりの飲み忘れは誰にでもあります．「外出するときに携帯するのを忘れてしまった」「ついうっかり飲むことを忘れてしまった」など，くすりの飲み忘れには，さまざまな場合があります．飲み忘れは完全に防ぐことはできませんので，**大事なのは，飲み忘れたあとに正しく対処できるかどうか**です．対処法は，くすりの種類によって異なりますので，それぞれについて理解しておきましょう．

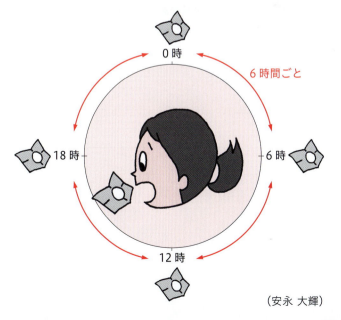

（安永 大輝）

第1章　内服薬をつかう

もし飲み忘れてしまった場合，どうすればよいか

- 基本的には，飲み忘れに**気づいた時点で1回分を服用するのが原則**です．しかし，次の服用時間が近ければ，**忘れた分はとばし，次の服用時間に1回分だけを服用する**，と考えるのがよいでしょう．
- 具体的に説明すると……1日1回の服用の場合は，次回の服用まで8時間以上の間隔があれば，飲み忘れた分を服用します．同様に，1日2回の場合は，次回まで5時間以上あれば服用し，1日3回の場合は，4時間以上あれば服用します．次回までの残り時間が，それぞれ上記の時間を下回っている場合には，次回に1回分だけを服用します．

やってはいけない ★★★

間違っても2回分を同時に服用してはいけません．

- 2回分を同時に服用すると，体の中のくすりの量が**過剰**になり，副作用の発現リスクが上がるおそれがあります．期待する効果を得るためには，あくまで最適な量のくすりを服用する必要があります．「過剰量のクスリは身体にとってリスク」であることを覚えておきます．つまり，**一度の服用時間には，1回の適切量のみ服用することが大原則**です．次回の分を"まとめ飲み"することはできません．また，過去の飲み忘れ分を"まとめ飲み"によってカバーすることもできません．「**一度に過剰量を服用することは，どのような状況であっても身体にとってリスクである**」ということを覚えておきましょう．

（濟川 聡美）

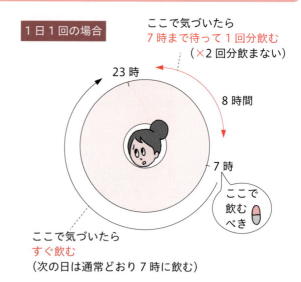

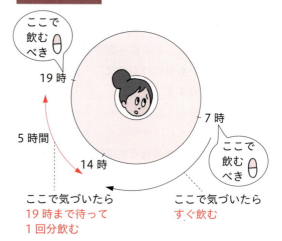

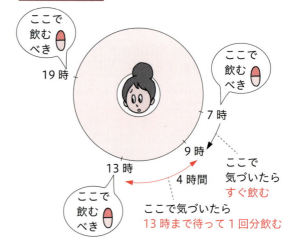

場面 1 いつ服用するか決める

Q1 "服用時間"の決まっているくすりは，飲む時間がずれても大丈夫？

「起床時」……などと時刻が決められている場合

1 そもそもなぜ「起床時」に飲む必要があるのか

- 服用時間として「起床時」と指定される場合は，（①朝血圧が低い人が血圧を上げるために飲む場合や，②朝食を食べないために「朝食後」の服用の指定が，結局「起床時」の服用となってしまう場合を除いて）**食事と同時に服用するとくすりの吸収が低下するために「空腹時」として指定されていること**がほとんどです．
- たとえば，骨粗鬆症治療薬の一つであるビスホスホネート製剤は，**消化管からの吸収がきわめてわるいくすりです**．通常の生活において**消化管内にもっとも食事の残渣が少ない状態にある「起床時」に服用するのが適切です**．食物の影響を受けず，もっとも効率的にくすりが吸収されると考えられています．
- 服用後にも注意が必要です．ビスホスホネート製剤には，**「服用後30分は横になってはいけない」**という注意点があります．これは横になることで，くすりが食道や胃壁にとどまり，食道炎・潰瘍など消化管の局所において副作用が起こるからです．
- **少なくとも30分間は飲食物の摂取，他のくすりの服用を避ける必要があります**．それは，飲食物（カルシウムを多く含むもの）や他のくすりに含まれる成分（マグネシウム，アルミニウム，鉄などの金属）と一緒に服用することで，金属とくっつき，難溶性の化合物となってしまい，消化管からのビスホスホネート製剤の吸収率が下がることを避けるためです．投与間隔を空けることで避けられます（**表**）．

表　経口ビスホスホネート製剤一覧

一般名	商品名	服用時点	服用上の注意点
エチドロン酸二ナトリウム	ダイドロネル®	食間	服用前後2時間は食物の摂取を避ける
アレンドロン酸ナトリウム	フォサマック® ボナロン®	起床時	起床時に水約180 mLとともに服用，服用後少なくとも30分（イバンドロン酸は60分）は横にならず，飲食ならびに他のくすりの経口摂取を避ける
リセドロン酸ナトリウム	ベネット® アクトネル®		
ミノドロン酸	リカルボン® ボノテオ®		
イバンドロン酸	ボンビバ®		

第1章　内服薬をつかう

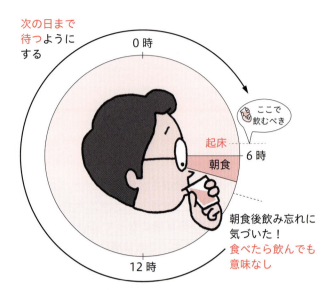

2 時間がずれて服用しても大丈夫か

- 前述したように，起床時に服用すべきくすりを飲み忘れた場合，朝食後に服用しても，そもそもの"食事の影響を避け，くすりの吸収をよくする"という目的が達せられません．くすりはほとんど吸収されず，飲む意味がないということになります．したがって……

押さえておきたい ★☆☆

その日の服用分はとばして，次の日から服用するように指導します．

（安永 大輝）

「食前」「食後」「食間」……と決められている場合

1 「食前」「食後」の具体的なタイミングについて

- "服用時間帯（時刻）"が決められているくすりよりも，はるかに多いパターンが，「食前」「食後」「食間」と決められているくすりです．
- 現場で迷うのが食前・食後・食間の具体的なタイミングについてです．これらについては，①食前とは「食事をする前の30分以内」，②食直前とは「食事をする前の10分以内」，③食直後とは「食事が終わったあとの10分以内」，④食後とは「食事が終わったあとの30分以内」，⑤食間とは「食事と食事の間のことで食事をしてから2～2.5時間後」を指します．

- それぞれのくすりの中には，指定されたタイミングで服用しなければ効果を発揮できないもの，また副作用が強くあらわれてしまうものなどがあります．ただ，食前・食後・食間……などと決められていても，実際，食事との関係があまり問題とならないくすりもあります．そのような場合は服用タイミングがずれても大丈夫です．いわば，"融通がきく"くすりもあるということです．
- では，飲み間違いのパターン別に，くわしくみてみましょう．「食後薬を食事前に飲んでしまった場合」「食前薬を食事後に飲んでしまった場合」……いろいろなパターンが考えられますが，これらの場合，どのように考えればよいでしょうか．

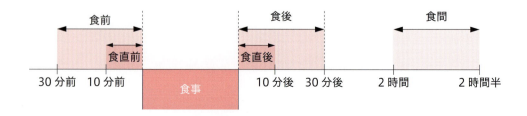

場面 1 いつ服用するか決める

2 パターン❶ 食後薬を食事前に飲んでしまった場合

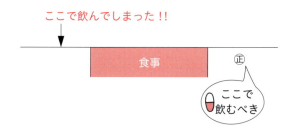

- 食後薬を食事前に飲んでしまうと，以下のようなことが起こるおそれがあります．

①**胃粘膜への刺激が強くなり，胃腸障害が起こりやすくなる**

- 胃を刺激して胃壁の粘膜を荒らすようなくすり（例：ロキソプロフェンナトリウム；ロキソニン®）の場合，食後に服用することで胃粘膜への刺激が軽減され，**胃腸障害を防ぐことができる**という理由から，食後服用の指定となっています．

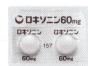

ロキソニン®

②**そもそものくすりの目的を達成することができない**（消化をうながすことを目的とするくすりの場合）

- 健胃消化薬や消化酵素配合剤（例：エクセラーゼ®配合錠）は，食べたものを消化させる目的のくすりですので，食後の服用でなければ効果を発揮できません．

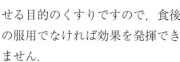

エクセラーゼ®配合錠

③**吸収が低下してしまう**

- 脂溶性薬剤，水溶性薬剤で吸収にちがいが出ることもあり，脂溶性のくすりであるメナテトレノン（グラケー®カプセル）などは，食事に含まれる油分によって溶解し，吸収がうながされるくすりです．したがって，空腹時では吸収が低下してしまうため，食後に服用することになっています．

3 パターン❷ 食前薬を「食後」または「食事と食事の間（食間）」に飲んでしまった場合

▌食前薬を「食後」に服用した場合

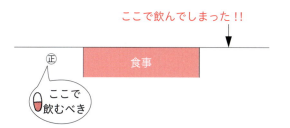

- 前述のように，食後に服用すべきくすりを食前（空腹時）に服用することで，期待するような効果があらわれないことがあります．その一方で，逆に食前に服用すべきくすりを食後に服用することで，食事の影響により**吸収力が低下し，期待するような薬効があらわれない**ことがあります．たとえば，漢方薬などの場合がそうです．

押さえておきたい ★★☆

添付文書上「食間又は食前」と記載されている場合は，食後に服用すると一般的に吸収が低下することを知っておくことが重要です．

- 食欲増進薬（六君子湯）や吐き気止めのくすり（☞p9の表）は，**食事時に効果を発揮させたい**くすりであるため，食物が胃の中に入ってきたときに作用が発現するように，食前に服用する必要があります．
- これらの漢方薬やエパルレスタット（キネダック®）のように，胃の中に食物が入っていると**吸収がわるくなる**ようなくすりは，食前の服用が適しているということになります．

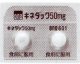

キネダック®

第1章　内服薬をつかう

▌食前薬を「食間」に服用した場合

- 食間の服用の場合，食後に比べてさほど食事の影響を受けないため，一般的には**食間に服用しても問題ない**とされています．ただし，すべてのくすりがそうであるとは限りませんので，あくまでも添付文書に沿った医師・薬剤師の指示どおりのタイミングで服用することを原則と考え，順守するようにしましょう．

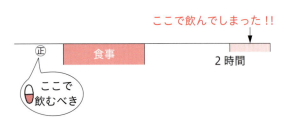

4 パターン❸「食直後」と指示のあるくすりを，食後30分に服用した場合

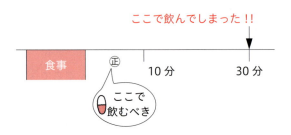

- 一般的に**食直後に服用するくすりの特徴**としては，
  - 胃への刺激性が強いもの
  - 食直後に飲むことで吸収がよくなるもの

  があげられます．
- たとえば，**胆汁酸により吸収に影響が出るくすりは，食直後に服用する**ようにします．胆汁酸は，食物が消化管内にあることにより分泌が促進されるため，食直後は，胆汁酸が多く分泌されている状態にあるからです．具体的には，1回の食事で，十二指腸内に流入する胆汁酸総量は，通常（食事時以外に）分泌される総量の2倍程度あるといわれています．
- 他にも，食事による**胃酸分泌**や**蠕動運動**のことを考慮すると，食事によって吸収がよくなることは明らかなため，食後よりも食直後に服用した方が最適であると考えられます．
- ちなみに，逆に食後薬（食事が終わってから30分の間に飲むくすり）を食直後に服用した場合はどうなるか……という話ですが，「**食直後は食後に含まれている**ため食後のくすりを食直後に服用しても問題ない」ということになります．

場面1 いつ服用するか決める

5 とくに服用時間を守る必要があるくすり

- 以上のように，服用時間を間違えるとさまざまな支障が生じるおそれがあります．ただし，中には間違えても問題ないくすりもあります．それらを区別する一つの目安にしかすぎませんが，表にあげるくすりを，服用時間を厳守すべき代表的なものとして押さえておくと便利です．

> **押さえておきたい ★☆☆**
>
> 以下のようなくすりは，**服用タイミングが決まっているため，ずらして服用してはいけません．**

表 「食事」との関連でとくに服用時間に注意が必要なくすり

服用時間	主な商品名	薬効	理由
食前	プリンペラン®／ナウゼリン®	胃腸機能調整	吐き気を抑えるくすりであるため，食物が胃の中に入ってきたときに作用が発現するように，食前に服用する必要がある
食前	キネダック®	糖尿病治療薬	食後だとくすりの吸収が2/3程度落ちるため避ける．食前投与では血中濃度が最大になる時間と食後血糖が最大になる時間がほぼ同じになるため，効果がもっとも期待できる
食前	コレバイン®	脂質異常症治療薬	コレステロールが吸収される前に消化管で吸着させる必要がある
食前	―	(漢方薬)	多くの漢方薬は，空腹時における吸収がよい
食前	リファジン®	抗結核薬	食後投与では吸収が低下する
食後	ベリチーム®	消化酵素配合剤	食事の消化を助けるくすりである
食間	ダイドロネル®	骨粗鬆症治療薬	食後に服用すると食事の影響を受け，くすりの吸収が低下する
食間	ブイフェンド®	抗真菌薬	〃
食間	メタライト®	ウィルソン病治療薬	〃
食間	メタルカプターゼ®	抗リウマチ薬	〃
食間	ディレグラ®	アレルギー性疾患治療薬	〃
食間	アルロイドG®／マーロックス®	消化性潰瘍治療薬	胃粘膜に直接作用させる必要があるため，空腹時に服用する
食直後	パーロデル®	抗パーキンソン病薬	消化管障害を少なくする
食直後	ペリシット®	脂質異常症治療薬	空腹時服用では，潮紅（身体が赤くほてる）などの発現が多くなる
食直後	イトリゾール®	抗真菌薬	〃
食直後	エパデール®／ロトリガ®	多価不飽和脂肪酸	空腹時服用により，くすりの吸収が低下する

(鈴木 麻矢)

Q2 "服用間隔"の決まっているくすりは，飲む時間がずれても大丈夫？

- 服用間隔の決まっているくすりは，主に，①十分な効果発現を得て，さらに，②副作用の発現を避けることを目的としていることが多いです．したがって，**服用時間がずれた場合には，効果が不十分となったり，副作用が増大してしまったりする**おそれがあります．

(安永 大輝)

第1章　内服薬をつかう

> **Q3** 食事がまったく食べられない場合，食後薬は中止した方がよい？　少し食べれば大丈夫？

ケース①
担当している患者は，抗てんかん薬を食後に服用しているが，明日に内視鏡検査を受けるため，今日は絶食扱いとなっている．食事をしなくても，抗てんかん薬を飲ませた方がよい？

（☞考え方は，p10，18 参照）

■ 食事をとれなくても服用するのが原則

- 食事をとれなかった場合でも，くすりを服用することが原則です．しかし，**糖尿病治療薬**の場合は食事をとらずに服用すると**低血糖の危険性**があるため，服用は避けるべきです．
- また，食後薬の中には胃腸障害を起こすものもあるため，食事がとれない場合は，**消化器症状を軽減できるような工夫**（☞後述）が必要です．
- 絶食中でも服用中のくすりの中に，狭心症（きょうしんしょう），高血圧，不整脈などの**循環器系治療薬**，気管支喘息（ぜんそく）治療薬，**抗てんかん薬**，パーキンソン（Parkinson）病治療薬がある場合には服用します．

ケース1の考え方①
抗てんかん薬は，発作や症状をコントロールするくすりなので，できるだけ中止しないようにする．
（☞p18 も参照）

押さえておきたい ★★☆

上記のくすりは，**発作や症状をコントロールしているので中止する必要はありません．**その中でも，胃腸障害を起こすおそれがあるものについては，次のように服用するとよいです．

- **胃腸障害を起こしやすいくすり**に関しては，食事を十分にとった方がよいですが，食欲がない場合は，サンドイッチやお菓子などの**軽食でもかまいません．**
- さらに，どうしても食事がとれない場合は，タンパク質や脂質，カロリーのバランスのとれた**牛乳を飲む**ことにより，食事の代用とすることもできます．ただし，牛乳によって吸収が低下してしまうくすり（例：テトラサイクリン系・ニューキノロン系抗菌薬）もあるため，注意が必要です．また，牛乳も飲めない場合は，**ジュース**あるいは**水**を飲むことでもある程度の予防効果が期待できます．

やってはいけない ★☆☆

ただし，**オレンジジュースのような酸性の強い飲料水・食べ物は，胃酸分泌を促進し，胃粘膜への刺激をさらに強めたり，くすりを分解したりしてしまうこともあるので，避けた方がよいでしょう．**

（鈴木　麻矢）

10

具体的にみてみよう！

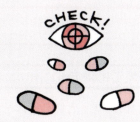

薬効別の目

☞ **服用時間が決まっているくすり**に関連して、また**ステロイド薬、糖尿病治療薬**、**服用間隔が決まっているくすり**に関連して、解熱鎮痛薬、降圧薬、免疫抑制薬、抗凝固薬、抗菌薬、**食事が食べられない場合**に関連して、とくに糖尿病治療薬、抗てんかん薬について考えてみましょう．

服用時間が決まっているくすり（Q1）をもっと知ろう！

Q4　ステロイド薬の投与時間は、ずれても大丈夫？

- 現在使用されているステロイド薬は、副腎皮質ホルモン（コルチゾール）を化学合成したくすりです．体内のホルモンの量は1日の中で変動し、とくに**朝方の分泌量が多い**ため、それに合わせて朝と夜とで異なる量を飲むことで、薬効をもっとも効果的に作用させることができます．少量投与の場合は朝1回服用が多く、大量投与の場合は分割して**朝に多めに服用**するのが一般的です．
- このように、**ステロイド薬の服用時間には、特有の意味があるため、とくに注意して投与時間を守る必要があります．**

 やってはいけない ★★★

朝飲み忘れた場合は、**気づいたとき、すぐに服用する**ように指導します．しかし、**気づいたのが次の服用時間に近い場合**（具体的に「何時間前」と断定することはできませんが……）は、**1回分だけ服用し、2回分は服用してはいけません．**

（安永 大輝）

---

column ● プラスアルファの豆知識

薬効と服用時間の関係

- くすりの作用によっては、飲むタイミングがわるいと問題が生じる場合があります．
- たとえば、①**利尿薬**は、夕方以降に服用すると夜間にトイレが近くなり、睡眠の妨げになりやすくなります．そのため、利尿薬を服用する患者の多くは、朝食後もしくは昼食後に服用しています．そうすると、服用忘れに気づいた時点が夕食後であれば、服用は避けた方がよいということになります．また、②**解熱鎮痛薬**など胃腸障害を起こしやすいくすりを飲み忘れた場合は、空腹時であれば、牛乳やクラッカーなどを少しでも口にしてから服用することで副作用を避けることができます．③気管支喘息治療薬の一つである**ユニフィル® LA**は、発作の起こりやすい夜間から早朝にかけて効果が出るように工夫されている製剤で、夕食後に服用しなければいけないくすりです．たとえば就寝前(しゅうしん)に飲み忘れたからといって、朝の起床後に飲んでも目的とするくすりの効果は得られません．
- これらのように、服用時間と効果が密接にかかわり合っているくすりでは、**定められた時間に服用することがきわめて重要です．**このような特徴を患者が把握することはできませんので、服用忘れに気づいたときには、まずは医師・薬剤師に相談するのがよいでしょう（相談するように、患者にうながしましょう）．

（濟川 聡美）

11

具体的にみてみよう！

Q5 糖尿病治療薬の食（直）前服用と食後服用のちがいは？

- 糖尿病治療薬は，作用のちがいによって服用の時間が決まっています．同じ糖尿病治療薬でも，①食直前に服用するものと，②食後に服用するものがあります．服用時間を誤ってしまうと，**期待する効果が得られないばかりか副作用が発現する**こともあります．そのため，必ず指示された時間に服用することが大切です．
- とくに深刻な間違いは，低血糖につながるような間違いです．**低血糖は，対処を間違えると死にいたることもある**ので，とくに注意が必要です．
- たとえば，食直前に服用するタイプの場合には，そのあとに必ず食事をとらないと，低血糖につながるおそれがあります．

押さえておきたい ★☆☆

「箸をもったら飲む」というイメージで服用を習慣化させるとよいです．服用後，食事をとれないような状況（電話・来客への対応など）をつくらないことも，大切な工夫の一つです．

- その他にも，**服用タイミングを守らなければならない理由**として，（食前服用タイプは）「食後服用では期待する効果が得られない」「低血糖を起こしやすくなってしまう」，（食後服用タイプは）「食後でなければ消化器障害を起こすおそれがある」などがあげられます．以下，各糖尿病治療薬のまとめの**表**を参考にしてください．

表 糖尿病治療薬の服用時間（食事との関連）

服用時間	薬効分類	一般名（商品名）	理由
食直前	αグルコシダーゼ阻害薬（α-GI）	アカルボース（グルコバイ®）	糖の分解を抑制し，吸収を遅らせて食後の過血糖を抑えるくすりであり，食後に服用すると，すでに糖が分解されたあとにくすりが作用することになり，期待する効果が得られない
		ボグリボース（ベイスン®）	
		ミグリトール（セイブル®）	
	速効型インスリン分泌促進薬	ナテグリニド（ファスティック®）	服用後，速やかに血糖降下作用を発揮し，食後の過血糖を抑えるくすりであり，食前30分前では，食事の直前に低血糖を起こす可能性がある
		ミチグリニドカルシウム（グルファスト®）	
		レパグリニド（シュアポスト®）	
食後	ビグアナイド類	ブホルミン（ジベトス®）	副作用として消化器障害があるため，食後に服用する必要がある

その他，スルホニル尿素（SU）類の服用は，食前でも食後でもよいとされていますが，"飲み忘れが少ない"という便宜的な理由から，食後に服用することが多くみられます．

（鈴木 麻矢）

場面 1 いつ服用するか決める

Q6 糖尿病治療薬の飲み忘れは，食後どのくらいの時間までなら飲んでも大丈夫？

- 糖尿病治療薬を飲み忘れたときの対処法については，原則としては主治医からあらかじめ指示をもらっておく必要があります．糖尿病治療薬は，作用機序や作用発現時間がくすりによって異なるため，それぞれ服用が許容される時間も異なります．糖尿病治療薬を飲み忘れた場合は，下記の**表**を参考にして対処するとよいでしょう．

（濟川 聡美）

表 糖尿病治療薬を飲み忘れた場合の対処法

薬効分類	一般名	商品名	投与タイミング	服用し忘れたときの対処法（添付文書メニュー：患者向け医薬品ガイド）
SGLT2 阻害薬	ダパグリフロジン	フォシーガ®	記載なし	気づいたタイミングでできるだけ早く服用する．ただし，次の飲む時間が半日未満の場合は，1回とばして次の服用時間に1回分を服用する
	イプラグリフロジン	スーグラ®	朝食前または朝食後	忘れた分は服用せず，翌朝に1回分を服用する
	ルセオグリフロジン	ルセフィ®		気がついたときに，できるだけ早く飲み忘れた分（1回分）を服用する．ただし，次に飲むまでの時間が近い場合は飲み忘れた分をとばして次の時間（翌日）に1回分を服用する
	トホグリフロジン	デベルザ®		
		アプルウェイ®		
	カナグリフロジン	カナグル®		
	エンパグリフロジン	ジャディアンス®		
ビグアナイド類	メトホルミン	メトグルコ®	食直前または食後	1回分とばして，次の時間に1回分服用する
		グリコラン®	食後	
	ブホルミン	ジベトス®		
		ジベトンS®		
スルホニル尿素(SU)類	グリクロピラミド	デアメリン®S	食前または食後	
	アセトヘキサミド	ジメリン®		
	クロルプロパミド	アベマイド®		
	グリクラジド	グリミクロン®		
	グリベンクラミド	オイグルコン®		
		ダオニール®		
	グリメピリド	アマリール®		
速効型インスリン分泌促進薬	ナテグリニド	ファスティック®	毎食直前	
		スターシス®		
	ミチグリニド	グルファスト®		
	レパグリニド	シュアポスト®		
αグルコシダーゼ阻害薬（α-GI）	ボグリボース	ベイスン®		1回分とばして，次の食事の直前に服用する
	アカルボース	グルコバイ®		食事の直前に飲み忘れたときは，食事中に1回分を服用する．食後かなりの時間がたっている場合は1回とばして次の時間に1回分服用する
	ミグリトール	セイブル®		
DPP-4 阻害薬	シタグリプチン	ジャヌビア®グラクティブ®	記載なし	気がついたときに1回分を服用する．ただし，次に飲むまでの時間が近い場合は飲み忘れた分をとばして次の時間服用する
	ビルダグリプチン	エクア®		
	アログリプチン	ネシーナ®		
	リナグリプチン	トラゼンタ®		
	テネリグリプチン	テネリア®		
	アナグリプチン	スイニー®	1日2回朝夕	
	サキサグリプチン	オングリザ®	記載なし	
	トレラグリプチン	ザファテック®	1週間に1回	気がついたときに，1回分を服用する．その後はあらかじめ定められた曜日に服用する
	オマリグリプチン	マリゼブ®		
配合剤	ピオグリタゾン/メトホルミン	メタクト®	朝食後	昼までに飲み忘れに気がついた場合は，1回分をすぐに服用する．ただし，昼すぎに飲み忘れに気がついた場合は1回とばして次の時間に1回分服用する
	ピオグリタゾン/アログリプチン	リオベル®	朝食前または朝食後	
	ピオグリタゾン/グリメピリド	ソニアス®		
	ミチグリニド/ボグリボース	グルベス®	毎食直前	指示された時間に飲み忘れたら，1回とばして次の指示された時間に1回分服用する
	テネリグリプチン/カナグリフロジン	カナリア®	朝食前または朝食後	
	ビルダグリプチン/メトホルミン	エクメット®	1日2回朝，夕	飲み忘れたことに気がついたときに1回分を服用する．ただし，次の飲む時間が近い場合は1回とばして次の時間に1回分服用する
	アログリプチン/メトホルミン	イニシンク®	食直前または食後	気がついたときに，食事に合わせて1回分を服用する．ただし，次の飲む時間が近い場合は1回とばして次の時間に1回分服用する
インスリン抵抗性改善薬	ピオグリタゾン	アクトス®	朝食前または朝食後	昼までに飲み忘れに気がついた場合は，1回分をすぐに服用する．ただし，昼すぎに飲み忘れに気がついた場合は1回とばして次の時間に1回分服用する

13

具体的にみてみよう！

服用間隔が決まっているくすり（Q2）をもっと知ろう！

Q7 解熱鎮痛薬の服用間隔はどのくらい？

- 解熱鎮痛薬としてよく用いられるくすり（例：ロキソニン®）は，**頓服**（定期的な服用ではなく，症状がひどいときに必要に応じて服用すること）で使用する場合は，**原則として「1日2回まで」**です．その服用間隔は，1回目の服用から**4〜6時間**，できれば**8時間**空けるようにします．痛みや発熱がおさまらない場合は，あくまで上記の間隔を空けながら，**1日3回まで**使用回数を増やしてもかまいません．
- 解熱鎮痛薬は，痛みが続くからといって，毎日制限を超えて頻繁に服用していると，脳の痛みに対する感受性が上昇し，逆に頭痛を起こしやすくなる**薬剤誘発性頭痛**を引き起こすおそれがあります．

やってはいけない ★★☆

短時間に2回，3回と飲み続けると，**過量摂取**となり，**くすりが体内に蓄積され，思わぬ副作用（腹痛，肝障害など）が発現するおそれ**もあります．さらに，胃腸障害，腎障害などの副作用を防止するため，**空腹時の服用は避けます．**

Q8 早朝血圧が高いです．降圧薬を早めに内服させても大丈夫？

- 早朝，血圧の高い患者には要注意^{用語}です．降圧薬の効果が十分に発揮されていない可能性がありますが，その場合はどうすればよいでしょうか？
- その場合は，**朝，降圧薬を早めに内服させる**（＝服用間隔をせばめる）のではなく，**降圧薬の種類や服用時間を変更する**（＝服用間隔はそのままに，時刻のみをずらす）ことを検討します．服用間隔をせばめてしまうと，空腹時投与となった場合などに，血中濃度が高くなり過度の降圧作用が起こってしまうおそれがあるため，避けるようにします．
- いくつか例をみてみましょう．

①長時間作用型降圧薬の服用

- 降圧薬の作用が短いために朝まで十分に薬効が持続していない場合に，勝手に**服用間隔をせばめてしまうと，日中の血圧コントロールが不十分になる**可能性が考えられます．したがって，その場合には，効果が24時間持続する長時間作用型降圧薬（例：**徐放剤**；アダラート®CR）に切り替えることを検討します．

②服用時間の変更

- 1日1回のくすりを朝飲んでいた患者の場合は，昼間の血圧をよく下げる効果はあります．しかし24時間後の降圧は不十分なため，翌早朝の過度の血圧上昇を抑えきれない可能性があります．この場合には，服用時間の変更を検討します．**服用時間を夜に変更する**，もしくは，**朝と夜の2回に分けて服用する**ことによって，夜間血圧だけでなく，朝の血圧上昇を十分に抑えられるようにします．そもそも，なぜ朝の血圧上昇を抑える必要があるかというと，**朝の急激な血圧上昇は，脳卒中や心筋梗塞などの発症に関係し，非常に危険だからです．**

③交感神経遮断薬の服用

- 早朝の心筋梗塞や脳梗塞の発症原因となる急激な血圧上昇には，末梢のα₁受容体を介する交感神経活性亢進が関与しています．そのため，早朝の高血圧を効果的に下げたい場合は，朝の血圧上昇を抑える作用のあるくすり（α遮断薬：**カルデナリン®**など）の服用を検討します．

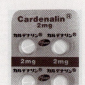

カルデナリン®錠

用語　早朝高血圧　早朝高血圧とは，降圧薬を飲んでいて昼間の血圧が低くなっていても，朝の血圧がとくに高くなることである．起床時間にあたる朝方から午前中は，脳卒中や心筋梗塞などが多発する時間帯であり，これらの発症は，朝の急激な血圧上昇と相関することが知られている．したがって，とくに早朝に血圧を下げることが大切であると考えられている．

場面 1 いつ服用するか決める

Q9 免疫抑制薬は、なぜ決まった時間を空ける必要がある？

- 免疫抑制薬は、**効果を発現する濃度と副作用を起こす濃度の差が小さい**くすりです。有効血中濃度より高濃度になれば、腎障害などの副作用が発現したり、免疫力が必要以上に抑制されたりするため、感染症にかかりやすくなってしまいます。逆に、濃度が低すぎてしまうと、効果不十分で、移植後においては重篤な拒絶反応が起こることもあります。したがって、とくに**血中濃度を適切な範囲に維持する必要がある**くすりであるため、服用時刻や服用量を確実に守る必要があります。

(安永 大輝)

Q10 抗凝固薬の飲み忘れには、どう対応したらよい？

- 抗凝固薬は……

押さえておきたい ★☆☆

毎日同じ時間に忘れずに服用することがとくに大切です。 なぜなら、**抗凝固薬による抗凝固作用は常時作用させる必要がある**からです。服用を忘れると、血中濃度が下がり、抗凝固作用が減弱するおそれがあります。その場合には血栓が形成され、脳梗塞や心筋梗塞を起こすおそれがあります。このような事態を避けるためにも、飲み忘れをできる限り防ぐ必要があります。**まずは、患者に抗凝固薬を時間どおりに服用することの重要性を理解してもらうことが大切です。**

- それでも万が一、抗凝固薬の服用を忘れた場合……
  ① **ワルファリンカリウム（ワーファリン®）** であれば、服用忘れに気づいた時点が12時間以内であれば、すぐに服用します。12時間以上たっていた場合は、1回分とばし、翌日から通常どおりに服用します。
  ② 1日1回服用の**リバーロキサバン（イグザレルト®）、エドキサバン（リクシアナ®）** であれば、気づいた時点ですぐに服用し、次回服用までに12時間以上の間隔を空けるようにします。もし、リバーロキサバン（イグザレルト®）を、深部静脈血栓症・肺血栓塞栓症の発症後の服用開始3週間で、1日2回飲んでいるときに服用を忘れた場合は、すぐに服用し、1日の用量が30 mgとなるようにします。1度に2回分を服用しても問題ありません。翌日からは15 mgずつ服用するようにします。
  ③ また、1日2回服用のくすりである**ダビガトラン（プラザキサ®）** であれば、気づいた時点ですぐに服用し、次回服用までに6時間以上の間隔を空けるようにします。

  リバーロキサバン（イグザレルト®）の一部の使用方法（先述例）を除き、**服用し忘れたときに決して2回分をまとめて服用しない**ように、指導する必要があります。

- "まとめ飲み"は禁忌の扱いですが、通常よりも"**服用間隔が空くこと**"については、比較的許されているという印象です。なぜかといえば、くすりの効果の半減期（体内のくすりが半分になる時間）が長く、飲み忘れによる薬効の効果低下の影響が大きくないからです。つまり「**あわてて飲んだところであまり差がない**」ということになります。その他、"1回とばす"ことで、通常の服用時間に戻しやすく、服用習慣を乱さないことから、服薬アドヒアランスの面からも好ましいという理由があります。

- なお、抗凝固薬（たとえばワーファリン®）は、血液検査の結果によって1回に服用する**最適な量が決まっています**。個別に決められた量よりも**多い量を服用すると、出血が止まりにくくなる**ことがあるので、過剰服用は避けましょう。

(濟川 聡美)

具体的にみてみよう！

Q11　抗菌薬の服用時間のずれは，作用に関係しない？

- 抗菌薬の中でも，時間依存型のくすり（例：バンコマイシン）は，**治療濃度範囲（有効血中濃度）にくすりの血中濃度を維持する**ことで，くすりの効果が発揮されます．有効血中濃度を下回る前に，次の投与を行って血中濃度を維持する必要がありますが，同時に必要以上の投与による副作用を避けることも求められます（抗菌薬によって適切な投与間隔は異なります）．
- したがって，抗菌薬の投与時間が大きくずれると，くすりの**血中濃度が高すぎる（副作用域に入る）**か，もしくは**有効血中濃度を下回る（無効域に入る）**ことになり，期待される作用に影響を与えるおそれがあります．
- とくに看護師の場合は，勤務シフトによって複数人で業務の引き継ぎをする性質上，どうしても与薬計画の一貫性が維持できなくなる可能性が高くなります．

 押さえておきたい ★★☆

引き継ぎは十分に行い，一貫性をもって抗菌薬が与薬できるように注意する必要があります．

（安永　大輝）

Q12　抗菌薬の飲み忘れには，どう対応したらよい？

- アミノグリコシド系やキノロン系抗菌薬などは，濃度が高いほど効果があるくすりで，「**濃度依存型**」といいます．
- 「濃度依存型」のくすりを飲み忘れた場合は，気づいた時点で飲み，次回は12時間以上空けて飲めば問題ありません．
- また，β-ラクタム系抗菌薬などは，ある一定以上の血中濃度を一定時間以上維持しなければ効果を発揮できないくすりを，「**時間依存型**」といいます．
- このような「時間依存型」のくすりを飲み忘れた場合は，たとえその後の服用時間がずれることになったとしても，**1日分をなるべくその日のうちに服用する**ように調整します．
- たとえば，朝食後・夕食後の1日2回服用のくすりを，朝食後服用するのを忘れて昼前に気づいたとします．この時点で，約4時間分の体内薬物濃度が低下していますので，これを回復させる必要があります．そこで，通常の服用方法から外れますが，昼食後に1回服用して，さらに夕食後は通常どおり1回服用して，1日2回の服用を維持するようにします．この場合，それぞれの服用の間は，5時間以上空ければ問題ないと考えます．
- 飲み忘れなどで，くすりの用量不足状態になると，細菌が体内に残った状態となり，その抗菌薬に対して耐性をもつ耐性菌に変化するおそれが高まります．**耐性菌を予防する**意味からも，飲み忘れは避けるようにしなければなりません．

● 参考文献
1) 独立行政法人 医薬品医療機器総合機構（PMDA）：患者向医薬品ガイド・ワクチン接種を受ける人へのガイド一覧［http://www.info.pmda.go.jp/downfiles/ph/whatsnew/guideCompanylist/companyframe.html］（最終確認日：2019年1月18日）

（濟川　聡美）

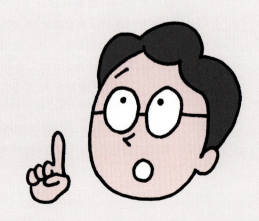

場面1 いつ服用するか決める

食事が食べられない場合（Q3）をもっと知ろう！

Q13 食事をとれないときの糖尿病治療薬の服用方法は？

- 糖尿病患者が「食事がとれない」と訴えるときは、**シックデイ**^{用語}であることが考えられます。シックデイのときは、ふだんよりも血糖値が上がりやすい状態になっています。食事がとれない状況で、「血糖値が上がっているから」といつもと同じ量の糖尿病治療薬を飲んでしまうと、**低血糖を起こすこともあり危険です**。

- では低血糖を起こさないためにはどうすればよいでしょうか？結論としては、"**服用量を調整する（減量する・中止する）**"ことになりますが、具体的な調整量は、①摂取できる食事の量や、②くすりの種類により異なります。以下の**表**を参考にしてください。

患者指導のツボ

- 食事の量がふだんよりも少ないと患者が自分で判断し、くすりを飲まなかったり、インスリン注射を打たなかったりすることがあります。
- しかし、とくにI型糖尿病の人がインスリン注射を中止すると、ケトアシドーシス（インスリンの絶対的不足により生じる糖尿病の危険な急性合併症の一つ）になりやすく大変危険です。
- **食事がとれなくても、「中間型」または「持効型」のインスリン製剤を打っている場合は、減らさずに継続して打つことが大事です**。「**超速効型**」のインスリン製剤の場合は、**血糖値をこまめに測定して低血糖がないことを確認しながら、調節して打つ**ようにしましょう。食事がどれだけとれるかわからない場合は、食事摂取量に合わせて、食直後に打つこともできます。

表　シックデイのときの糖尿病治療薬の服用のしかた

薬効分類	常用薬 一般名	常用薬 商品名	食事量 2/3以上	食事量 1/3以上	食事量 1/3以下
SGLT2阻害薬	イプラグリフロジン	スーグラ®	中止	中止	中止
	ダパグリフロジン	フォシーガ®			
	ルセオグリフロジン	ルセフィ®			
ビグアナイド類	ブホルミン	ジベトス®	中止	中止	中止
	メトホルミン	メトグルコ®			
スルホニル尿素（SU）類	グリメピリド	アマリール®	通常量	半量	中止
	グリベンクラミド	オイグルコン®			
	グリクラジド	グリミクロン®			
速効型インスリン分泌促進薬	ナテグリニド	ファスティック®	通常量	半量	中止
	ミチグリニド	グルファスト®			
	レパグリニド	シュアポスト®			
αグルコシダーゼ阻害薬（α-GI）	アカルボース	グルコバイ®	中止	中止	中止
	ボグリボース	ベイスン®			
	ミグリトール	セイブル®			
DPP-4阻害薬	シタグリプチン	グラクティブ®	通常量	中止	中止
		ジャヌビア®			
	ビルダグリプチン	エクア®			
	アログリプチン	ネシーナ®			
	リナグリプチン	トラゼンタ®			
インスリン抵抗性改善薬	ピオグリタゾン	アクトス®	通常量	中止	中止

[日本くすりと糖尿病学会（編）：糖尿病の薬学管理必携糖尿病薬物療法認定薬剤師ガイドブック、p255、じほう、2017より作成]

用語　シックデイ　糖尿病患者が治療中に発熱、下痢（げり）、嘔吐（おうと）をきたしたり、歯科治療などによって食欲不振になり、食事ができなくなるなどの体調不良の状態のこと。体調不良によるストレスによりストレスホルモンが分泌され血糖値が上がる。また、インスリンのはたらきも抑えてしまうため、さらに血糖値が上がりやすい状態となり、特別の注意が必要となる。

具体的にみてみよう！

Q14 抗てんかん薬は，検査時や絶食時にも飲む必要がある？

- 抗てんかん薬は，発作の予防のために服用するものです．そのため，他のくすりを中止すると判断する場合でも，**決められた量を規則正しく服用し，血中濃度を一定に維持する**ことが原則となります．勝手に中止してしまうと，必要な血中濃度が維持されず，発作が起きてしまうおそれがあります．

 ケース1の考え方②

- 胃カメラなどの内視鏡検査の前日には，夕食後に常用しているくすりの服用を午後8〜9時までにすませ，それ以降は，禁食とする方法で対処します（この方法はてんかん薬の場合に限りません）．

（鈴木 麻矢）

● 参考文献
1) 森川明信（監）：薬のハテナがわかる本，p24-27，主婦と生活社，2004
2) 荒木博陽，野元正弘（編）：医薬品過誤プレアボイド—落とし穴に気をつけて！，p127-132，南江堂，2008
3) 日本高血圧学会（編）：高血圧治療ガイドライン2014，ライフサイエンス出版，2014
4) 石橋丸應：薬のQ&A，南山堂，1991
5) 五味田裕，荒木博陽（編）：根拠がわかるナース・薬剤師のための医薬品Q&A，南江堂，2003
6) 松久宗英（監）：糖尿病とシックデイの対処法，テルモ，2016
7) 伊賀立二（編）：ナースのためのおくすり相談Q&A，医学書院，1998
8) 静岡県病院薬剤師会（編）：スキルアップのためのおくすり相談Q&A100，南山堂，2003
9) 大阪府病院薬剤師会（編）：新 困ったときのくすりQ&A，薬事日報社，2003
10) 浦部晶夫ほか（編）：今日の治療薬2019，南江堂，2019
11) 日本くすりと糖尿病学会（編）：糖尿病の薬学管理必携 糖尿病薬物療法認定薬剤師ガイドブック，p252-256，じほう，2017

場面1 いつ服用するか決める

column ● 注意が必要なくすり

アミノグリコシド系抗菌薬

なぜ注意が必要か？

- アミノグリコシド系抗菌薬を投与した場合に、以下のような副作用があらわれるおそれがあり、注意が必要です。なお、フロセミドなどの利尿薬と併用した場合、腎障害や聴力障害がより強く起こるおそれがあり、注意が必要です。
- ・聴力障害　用量依存的に高音域から始まる感音性難聴が生じ、耳鳴を自覚します。この初期段階の障害であれば可逆的ですが、低周波数域まで感音障害が進行すれば、聴力障害は不可逆的になります。もともと難聴になるリスクがある患者の場合は、この副作用によって生活に支障をきたすほどの難聴に悪化することも予想されます。
- ・前庭機能障害　めまい、ふらつきなどの平衡障害や動揺視が出現し、転倒事故などの原因となります。
- ・腎障害　用量依存的に急性尿細管壊死を起こしますが、早期に投与を中止すれば腎障害は可逆的です。

リスク予防の判断とその方法

- アミノグリコシド系抗菌薬の**毒性**は、**血中濃度とよく相関する**ことが知られています。つまり、くすりの血中濃度が上昇すると、副作用が出やすくなります。アミノグリコシド系抗菌薬は、腎排泄型薬剤ですので、とくに腎機能の低下した患者などでは、くすりの**血中濃度と腎機能をモニターし、血中濃度を安全域に保つ**ことにより、副作用発現を抑えることが可能となります。
- また、聴力障害の発症には遺伝的背景があるため、**本人や血族者に難聴の既往歴がないことを確認**してから、慎重に使用することが重要です。

もしものとき（副作用出現時）の対処法

- アミノグリコシド系抗菌薬の副作用は、可逆的であるため、早期に副作用を発見できれば、多くの場合、**投与を中止する**ことによって症状を改善させることができます。副作用の発現を注意深く観察して、**何より早期に発見する**ことが大切です。

● 参考文献
1) 堀　誠治：抗菌薬の副作用とその発現機序．日化療会誌 52：293-303, 2004

（田中亮裕）

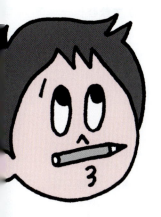

第1章　内服薬をつかう

場面 2　何と飲むべき？　何と飲んではいけない？

何と一緒に服用するか

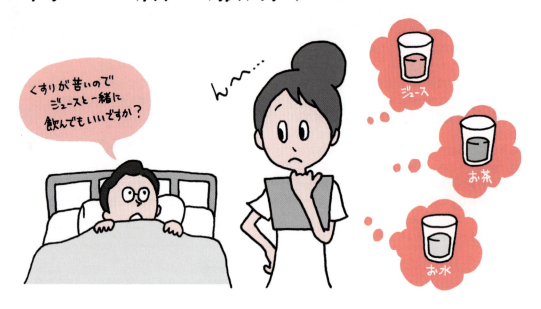

くすりが苦いのでジュースと一緒に飲んでよいかと聞かれたら
どう答えますか．何がよくて何がダメでしょうか？
さらに，食べ物，健康食品，他のくすりはどうでしょう．

水でないとダメか，水以外でもよいか

■ 服用に使用する「水」の条件

- くすりを飲むとき，おそらく水で飲むことが多いと思われます．しかし，「水で飲む」というだけでは，適切にくすりを服用する上で正確な表現とはいえません．というのも，くすりは，水の温度^{メモ}や飲む水の量で効き目が変わってしまうことがあるからです．くすりを飲むときは，「**コップ1杯（約150～200mL）の水，またはぬるま湯（約37℃）で飲む**」がいちばん適切な表現になります．

> **メモ**　**服用する水の適温は？**　一般的に錠剤は，37℃で効果が最大限に発揮できるようにつくられている．そのため，厚生労働省の発行している「日本薬局方（医薬品の規格基準書）」の「溶出試験法」でも，37℃のぬるま湯でくすりが溶け出す速さを基準にしている．これは，米国のFDA（食品医薬品局）のマニュアルでも同じである．このことからも，37℃のぬるま湯は，一般的にくすりの効果を発揮するのにもっとも適した温度ということができる．

場面2 何と一緒に服用するか

> **POINT** くすりを服用する場合は，コップ1杯の水またはぬるま湯で飲むのがよい．

Q15 水以外で飲んでも大丈夫？ お茶・牛乳・ジュース・アルコールなど

内服薬をどのような飲み物で飲むか

- くすりは，水で飲むことを前提につくられています．お茶，ジュース，お酒など，水以外の飲み物でくすりを服用した場合にどのような結果になるかについては，**一部のデータしかないのが現状です．**
- 患者の手元に，常に水があるとは限りません．また，患者が水以外で飲んでよいか聞いてくることもあるでしょう．そのようなときのためにも，"**水以外の飲み物とくすりの関係**"について，より正確な知識をもっておくとよいでしょう．

1 「お茶」とくすり

- お茶は，貧血治療薬の鉄剤に緑茶の成分の**タンニン**が反応して，鉄の吸収が抑制されるため，以前は一緒に飲んではいけないとされていました．しかし，研究によると濃茶でなければ，つまり**ふつうの緑茶やウーロン茶であれば問題ない**と考えられています．また，**鉄剤が徐放化されている**（一気に溶けず，ゆっくり溶け出すので効果が持続するつくりになっている）**ため，お茶での服用に問題はない**と考えられています．
- 鉄剤以外のくすりで，お茶による服用が問題となるのは，タンニンとは別の成分である「**カフェイン**」です．たとえば，カフェインと似た成分である**気管支喘息治療薬のテオフィリン**（テオドール®，テオロング®など）は，カフェインとの併用によりけいれんなどの副作用があらわれやすいことがわかっており，とくに注意が必要です．

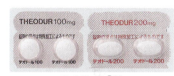
テオドール®錠

- 副作用を未然に防ぐためにも，それぞれのお茶に含まれる**カフェインの量**メモを知っておくと便利です．種類によっては，かなりのカフェインが含まれていることがわかります．

> **やってはいけない ★★☆**
>
> テオドールとカフェインの服用は，嘔吐，頭痛，けいれん，頻脈などの副作用があらわれやすいので併用してはいけません．

2 「ジュース，スポーツドリンク，炭酸水」とくすり

- ジュースは，一般的に酸性度が高く，**アンピシリンやエリスロマイシンなどの抗菌薬を分解し，薬効を弱める作用がある**ため，基本的に服用のための飲用は避ける方がよいでしょう．また，胃腸薬に含まれる重曹などもジュースの酸で作用が弱まるため注意が必要です．

メモ それぞれのお茶に含まれているカフェインの量（100 mL 中の含有量）
- 玉露 160 mg
- 煎茶 20 mg
- 玄米茶 10 mg
- ウーロン茶 20 mg
- 番茶 10 mg
- ほうじ茶 20 mg
- 紅茶 50 mg
- コーヒー 40 mg
- インスタントコーヒー 16 mg

［「飲食物・嗜好品と医薬品の相互作用」研究班（編）：飲食物・嗜好品と医薬品の相互作用，第3版，じほう，1998 より引用］

第1章　内服薬をつかう

- また，クラリスロマイシン（クラリス®ドライシロップ）は，フルーツジュースやスポーツドリンクとともに服用すると，**味が苦くなります**．
- 近年，無糖炭酸水が数多く市販されていますが，水とは異なり酸性のため，薬の吸収に影響を及ぼす可能性があります．また，炭酸の泡により，粉薬は十分に飲みこめない可能性があり危険ですので，**炭酸水でのくすりの服用はやめましょう**．

3 「牛乳」とくすり

- 牛乳には，さまざまな成分が含まれているため，くすりとの併用は避けるべきです．
- 「カルシウム」も，その1つです．**とくに，テトラサイクリン系抗菌薬やニューキノロン系抗菌薬，そしてビスホスホネート製剤を牛乳で服用すると**，「カルシウム」とくすりの成分が結びついて，くすりの吸収が弱められます．よくある間違いが……

やってはいけない ★★☆

骨粗鬆症の患者が，より骨を頑丈にしようと，くすりとともに牛乳を飲んでしまうケースです．これはやってはいけません．

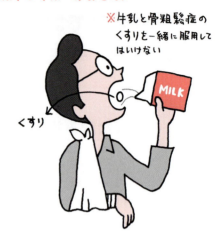

※牛乳と骨粗鬆症のくすりを一緒に服用してはいけない

内服薬をアルコールで飲むことができるか

ケース 2
患者が，「お酒でくすりを服用したい」といってきた．許しても大丈夫？　　　（☞考え方は，p25 参照）

1 アルコールでの服用は避けた方がよい

- アルコールとくすりを一緒に飲んだ場合，くすりの種類によっては，アルコールとの相互作用により，身体への影響が強くあらわれることがあります．したがって……

やってはいけない ★★☆

アルコールでくすりを飲んではいけないのが原則です．

2 服用時間との間隔を空ければアルコールを飲んでも大丈夫？

- アルコールとくすりとを一緒に飲んではいけないとして，くすりの服用時間との間隔を空ければ，アルコールを飲むことができるでしょうか？
- これについては，くすりの種類や飲んだお酒の量，また"お酒への強さ"といった個人の身体的状況がまったく異なりますので，いちがいに"飲める・飲めない""○○時間の間隔が適切である"と言い切ることはできません．ただし，いずれにしても，危険の生じる可能性がある以上，**くすりの服用を継続している期間内は，お酒を飲まないようにすることが安全です**．

3 もしアルコールとくすりを飲んでしまったら

- とはいっても，どうしてもアルコールを飲んでしまう患者もいると思います．決して望ましいことではありませんが，アルコールがくすりに及ぼす影響について，くわしく知っていても損ではありません．
- もし，**アルコールとくすりを飲み合わせる場合には**，どのようなポイントについて気をとめておく必要があるでしょうか？　なお，アルコールによる影響は，内服薬に限った話ではありません．外用薬や注射薬などの場合にも同様のことがいえます．

場面2 何と一緒に服用するか

注意点① アルコールにより薬効が増強する（相加的作用が生じる）くすりに注意する

- アルコールによって，肝臓での薬物代謝が変化し，くすりの作用が増強することがあります．
- たとえば，**睡眠薬**など脳に作用するくすり（中枢神経作用薬）の多くは，アルコールの摂取によって，くすりの中枢神経抑制作用が増強し，倦怠感が強くあらわれることがあります．症状がひどい場合には，ふらついて転倒する危険性があり，また，もうろう状態となって昏睡状態にまでいたることがあります．
- 糖尿病治療薬との組み合わせは，相互の作用を高め合うことによって，**低血糖の症状があらわれること**があります．重症の場合は，昏睡状態を経て，死にいたるおそれもあります．

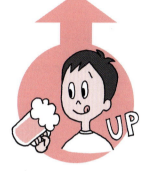

やってはいけない ★★★

アルコールと睡眠薬との併用や，糖尿病治療薬との併用は，昏睡を起こし生命に危険が及ぶおそれがあるため，やってはいけません．

- **降圧薬**の場合には，血管拡張作用が増強し，深刻な**血圧降下作用**をもたらすこともあるため危険です．

注意点② アルコール代謝を変化させるくすりに注意する

- くすりとアルコールとの相加・相乗的作用（効果が足し合わされること）により，中枢神経抑制作用や肝障害などが増強することがあります．くすりによっては，その作用によってアルコール代謝が変化し，アルコールやその代謝物であるアセトアルデヒドの血中濃度が上昇するため，ジスルフィラム様作用（頭痛，顔面紅潮，発汗，動悸，血圧低下，悪心・嘔吐）などの症状が出るものもあります．

---

column ● プラスアルファの豆知識

ジスルフィラム様作用

- アンタビュース様作用，アセトアルデヒド症候群ともいう．ジスルフィラムは，継続的な飲酒を不可能とさせる断酒療法として，慢性アルコール中毒患者の治療に用いられる嫌酒薬（アルコールとともに摂取すると悪酔いを生じさせるはたらきをもつくすり）である．飲酒の前に飲んでおくと少量のお酒でも気分がわるくなる．
- アルコールは肝臓でアルコール脱水素酵素（ADH）によりアセトアルデヒドに代謝され，さらにアルデヒド脱水素酵素（ALDH）により，酢酸を経て，最終的に二酸化炭素と水に分解される．ジスルフィラムは，ALDHを阻害し，血中のアセトアルデヒドを上昇させる．アセトアルデヒドが蓄積すると，**頭痛，顔面紅潮，発汗，動悸，血圧低下，悪心・嘔吐**などの症状があらわれる．このように，ジスルフィラム以外の物質によるALDHの阻害作用をジスルフィラム様作用という．
- 併用によるジスルフィラム様作用を防ぐためにも，リスクのあるくすりの投与期間中，および投与後少なくとも1週間は，飲酒を避けるようにする．

第1章　内服薬をつかう

注意点③　アルコールにより薬物代謝が変化するくすりに注意する

- アルコールによる薬物代謝への影響のしかたには，薬効が「増強する場合」と「減弱する場合」の2パターンがあります．

  多くのくすりは肝臓で代謝されますが，アルコールと一緒に飲んでしまうと，肝臓に2重の負担がかかり，薬物代謝が阻害される結果，**くすりの血中濃度が上昇する**ことがあります．

- 慢性的にアルコールを摂取する患者の場合は，状況が少し複雑です．

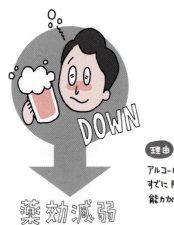

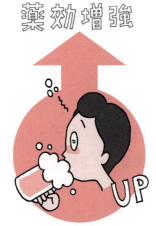

アルコールの摂取によって，肝臓でのくすりを代謝する能力がすでに高まっているときには，くすりが速やかに代謝されて**くすりの効果が弱くなる**ことがあります．

その一方で，**アルコールによって肝機能が低下している患者の場合**は，肝臓での代謝能力が低下しているため，**くすりの効果が強くなり，副作用をもたらす**ことがあります．

場面2 何と一緒に服用するか

- 以上からもわかるように，くすりとアルコールの薬物代謝に関する問題は，現実に両薬剤を飲み合わせる場面だけでなく，すでに慢性的にアルコールを摂取している患者がくすりを服用する場面にもあてはまる問題です．したがって，**患者からアルコール摂取の有無・量・回数など，過去の経歴も含めて飲酒状況を聴取することが必要**となります．

- つまり，医療従事者としては，患者に服用後のアルコール摂取をひかえることを指導するだけでなく，患者の過去の飲酒状況（摂取の有無・量・回数など）を聞き，「**処方されたくすりが"薬物代謝の視点"からはたして適切か**」についてよく確認する必要があります．

- 同じようにアルコールを飲んでも，ケースによって，薬効が増強したり減弱したりと両極端に分かれるため，とてもやっかいです．そこで，どちらがより出やすいのか，何かわかりやすい目安がないかと考えがちですが，**どちらのケースも数多く報告されているため，あらかじめ目星をつける考えはむしろ危険**です．やはり個々の患者の状況をつぶさに観察して判断するしかないのが現状です．最終的な判断は，事後的に血中濃度変化を観察して行います．「**どっちに出るかわからない．だからしっかり観察しよう**」という心構えをもつことが大切です．

> **ケース2の考え方**
> - くすりの服用を継続している期間中にお酒を飲むことは先述のような弊害（へいがい）があります．当然，お酒を用いてくすりを服用することも禁忌です．
> - さらに，過去の飲酒歴を確認して，アルコールのくすりへの影響を考慮する必要があります．p29の一覧も確認しておきましょう．

- ここで，くすりとアルコールとの関係について簡単にチャートにまとめてみました．確認してみましょう．

押さえておきたい ★★☆

くすりのアルコール代謝への影響／アルコールのくすりへの影響，両方からみる視点が大切である．

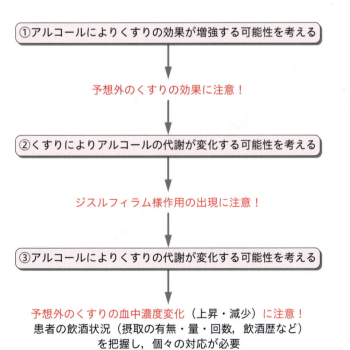

第1章　内服薬をつかう

Q16 添付文書に「多めの水で服用」とある場合，具体的な水の量はどれぐらい？

- 冒頭でも紹介したように，くすりを水で服用する場合，「コップ1杯の水」で飲むのが一応の目安となっています．厳密に正確な量の決まりはありませんが，「コップ1杯の水」であれば，**およそ150～200 mL**ぐらいをイメージすればよいでしょう．水の量について，添付文書などにとくに記載がなければ，「**コップ1杯（約150～200 mL）**」と考えます．
- しかし，くすりの添付文書の中には，たとえば解熱鎮痛薬であるボルタレン®錠，抗ウイルス薬のバルトレックス®錠および抗菌薬のビブラマイシン®錠などは，「**多めの水で服用**」と記載されており，具体的な量が明記されていないくすりがあります．この場合は，**コップ1杯より多めの水での服用が望ましい**ようです．

ボルタレン®錠

- なお，「多めの水で服用」という記載は同じでも，くすりによって理由はさまざまです．
たとえば，**ボルタレン®錠，ビブラマイシン®錠，メキシチール®カプセル**は，食道にとどまって溶けると，食道潰瘍を起こすため，食道を通過するように「多めの水で服用」することになります．
また，**バルトレックス®錠**（帯状疱疹治療薬）は，大型の錠剤（長径18.5×短径7.3×厚さ6.1 mm）であり，比較的高齢患者の服用が多いことが見込まれ，食道にひっかかるなどの服用困難が想定されます．そこで，その軽減策として，「多めの水で服用」することが記載されています．

Q17 口腔内崩壊錠（OD錠），ODフィルムや舌下錠は，服用しにくい場合，水で飲んでも大丈夫？

- 口腔内崩壊錠（OD錠），ODフィルムや舌下錠は，口腔内の水分だけでも十分に錠剤が溶解されるようにつくられています．
- もし服用しにくい場合，**OD錠，ODフィルムは，水で服用しても問題ありません．**そもそも，OD錠は，飲みこむ力の弱い患者でもくすりが飲めるように，水がほとんどない状態でも溶けるようにつくられています．水で服用すると問題があるというわけではありません．
- 一方，**舌下錠**は，口腔粘膜より吸収されて効果を発揮するくすりですので，水などで飲みこんでしまうと，本来の効果は発揮されません．**水でくすりを飲みこまないように注意する**ことが必要です．
- 最近は，高齢者などに服用しやすいようにくすりの剤形がゼリー（アリセプト®内服ゼリーなど）のものがあります．水なしで服用できるものがあり，大変便利になっています．しかし，中には，ボナロン®経口ゼリーのようにゼリーの剤形ですが，水の服用が必要なものがあります．**ゼリーだからといって一律に「水は必要ない」と思わず，服用のしかたを必ず飲む前に一度確認しましょう．**

具体的にみてみよう！

薬効別の目

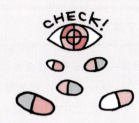

☞ 水以外で飲んでも大丈夫かどうかに関連して降圧薬, 免疫抑制薬, 骨粗鬆症治療薬, アルコールとの関係, 服用のための水の量に関連して下剤についてみてみましょう.

水以外で飲んでも大丈夫かどうか (Q15) についてもっと知ろう！

Q18 降圧薬とグレープフルーツジュースは, 一緒に飲んではいけない？

- ジュースなどでくすりを飲むことはひかえるべきですが, とくに「グレープフルーツ（ジュース）」は, 多くのくすりとの併用すると副作用を発現することがあるため注意が必要です.
- 降圧薬の一つであるカルシウム拮抗薬がその代表例です. グレープフルーツ特有の苦み成分が, カルシウム拮抗薬に関する代謝酵素にはたらき, それを妨げます. そのために**血中濃度が上がりすぎます**（ぬるま湯で飲む場合の2～5倍高くなるといわれています）. その結果, **血圧の下がりすぎやその他の副作用があらわれやすくなります**.
- ただし, カルシウム拮抗薬の中にも, アムロジピン（アムロジン®, ノルバスク®など）のように, グレープフルーツの影響を受けないものもあります. その目安について下の**表**に示します.
- 副作用発現の態様については, 以上のような分類がありますが, 結局のところ, グレープフルーツは, 日常生活に必要不可欠なものとはいえませんので……

やってはいけない ★★☆

グレープフルーツジュースは, 降圧薬を飲んでいる患者に飲ませない方が無難, ということになります.

- ちなみに, グレープフルーツジュースを飲んだら, くすりはどれくらいの期間ひかえた方がよいでしょうか？ グレープフルーツジュースによる, 代謝酵素に影響する時間は, 「30分」といったり「3～4日も続く」といったり, 報告によってばらつきが大きいようです. これは, 酵素のはたらきに個人差があることによると考えられています. とすれば, 担当している患者がどのタイプかはわかりませんから, 安全を期して最長期間に基づいて考えるべきです. つまり, **グレープフルーツジュースの飲用を中止してから, 少なくとも4日間は待って, くすりを服用するとよいでしょう**.

表 カルシウム拮抗薬とグレープフルーツとの相互作用（強いほど副作用が発現しやすい）

分 類	一般名（商品名）
きわめて強い（とくに注意！）	• ニソルジピン（バイミカード®など） • フェロジピン（スプレンジール®）
強い	• シルニジピン（アテレック®） • ベニジピン（コニール®）, マニジピン（カルスロット®）, ニカルジピン（ペルジピン®など） • ニトレンジピン（バイロテンシン®など） • ニフェジピン（アダラート®など）
やや強い	• ベラパミル（ワソラン®など）
弱い	• ジルチアゼム（ヘルベッサー®など） • アムロジピン（ノルバスク®, アムロジン®）

[静岡県薬剤師会：スキルアップのためのおくすり相談 Q&A100, p101, 南山堂, 2003 より作成]

具体的にみてみよう！

Q19 免疫抑制薬とグレープフルーツジュースは，一緒に飲んではいけない？

- 免疫抑制薬のタクロリムスやシクロスポリンは，併用したくすりだけでなく，飲食物によっても相互作用を受けます（表）.

表　タクロリムス，シクロスポリンの相互作用

タクロリムスとシクロスポリンの血中濃度を上昇させるくすりや飲食物	・ジヒドロピリジン系カルシウム拮抗薬 ・マクロライド系抗菌薬 ・アゾール系抗真菌薬 ・HIV プロテアーゼ阻害薬 ・グレープフルーツジュース　など
タクロリムスとシクロスポリンの血中濃度を低下させるくすりや飲食物	・カルバマゼピン ・フェノバルビタール ・フェニトイン ・リファンピシン ・コルチコステロイド ・セントジョーンズワート　など

- グレープフルーツジュースに含まれる成分（フラノクマリン^{メモ}）が，くすりの代謝酵素のはたらきを阻害して，くすりの血中濃度を高めることが知られています．したがって，両薬剤の添付文書においても，「併用注意」と記載されています．

押さえておきたい ★☆☆

タクロリムスやシクロスポリンは，ともに安全域がせまいくすりです．臓器移植患者に投与する場合には，過量投与による副作用の発現だけでなく，用量不足による拒否反応の発現にも十分に注意する必要があり，いわばデリケートなくすりといえます．与薬計画を立てるにあたっては，相互作用の知識が必要とされ，また，実際の与薬時には，常に**血中濃度を測定しながら厳密にくすりの用量を調節する**（therapeutic drug monitoring：TDM）ことが求められます．

Q20 骨粗鬆症治療薬（ビスホスホネート製剤）を「水」以外で飲んではいけない？

- ビスホスホネート製剤（アクトネル®など）は，**牛乳やスポーツドリンク**など，水以外の飲み物で服用すると，くすりが腸管から吸収されるのが妨げられ，くすりの作用が弱くなります．したがって，ビスホスホネート系薬剤を服用するときは，**多めの「水」**（コップ1杯より多めの水）で服用します．

アクトネル® 錠

Q21 いろいろなくすり（薬効別）とアルコールとの関係について

- アルコールによる影響が問題となるくすりについて，次ページの表で確認しましょう．
- なお，くすりとの関係は別にして，**アルコールは高エネルギーの飲料である**ことにも留意する必要があります．たとえば糖尿病治療薬との関係について考える前に，糖尿病患者にとって，アルコールはカロリーオーバーになる危険のある飲料ですので，その意味においても注意が必要です．

メモ	**フラノクマリンを含む柑橘類**　フラノクマリン類は，さまざまな植物によって産生される有機化合物の一種で，グレープフルーツ以外にも，ザボン，ブンタン，スウィーティーなどの柑橘類にも含まれ，くすりとの相互作用が起こるおそれがあるため，注意が必要である．一方，ウンシュウミカン，オレンジ，レモン，カボスは，フラノクマリン類をほとんど含んでいないので，問題ない．

場面 2 何と一緒に服用するか

表 アルコールと影響のある主なくすり

問題となる影響	一般名（商品名）	具体的な問題点
相加的作用	**糖尿病治療薬／インスリン製剤** グリベンクラミド（オイグルコン®），グリメピリド（アマリール®），ナテグリニド（ファスティック®），ミチグリニド（グルファスト®）など	過度のアルコール摂取による糖新生抑制にともない低血糖を引き起こす
	ベンゾジアゼピン（BZP）系睡眠薬 トリアゾラム（ハルシオン®），フルニトラゼパム（サイレース®），ブロチゾラム（レンドルミン®），ニトラゼパム（ベンザリン®）など	中枢神経抑制作用，鎮静作用（眠気，めまい，ふらつきなど）が増強し，倦怠感が増強する
	バルビツール酸系（睡眠薬など） フェノバルビタール（フェノバール®）など	中枢神経抑制作用を増強させ，眠気，注意力・集中力・反射運動能力などの低下が増強する
	ベンゾジアゼピン（BZP）系抗不安薬 ジアゼパム（セルシン®）など	
	三環系抗うつ薬 イミプラミン（トフラニール®），クロミプラミン（アナフラニール®）など	
	抗ヒスタミン薬 d-クロルフェニラミンマレイン酸塩（ポララミン®），メキタジン（ニポラジン®），シプロヘプタジン（ペリアクチン®），ヒドロキシジン（アタラックス®-P），ジメンヒドリナート（ドラマミン®），ジフェンヒドラミン（トラベルミン®）など	
	降圧薬 クロニジン（カタプレス®），グアナベンズ（ワイテンス®）	鎮静作用が増強する
	降圧薬 トリクロルメチアジド（フルイトラン®），インダパミド（ナトリックス®），ニトログリセリン（ニトロペン®，ニトロダーム®，ミリステープ®），硝酸イソソルビド（フランドル®，ニトロール®），一硝酸イソソルビド（アイトロール®）	血管拡張作用により，血圧降下作用（起立性低血圧，低血圧）が増強する
	解熱鎮痛薬 アセトアミノフェン（アセトアミノフェン「JG」，カロナール®）	過度のアルコール摂取により，肝障害（肝不全）が増悪する
	解熱鎮痛薬 プレガバリン（リリカ®）	認知機能障害および粗大（そだい）運動機能障害の出現
	代謝異常症治療薬 テルグリド（テルロン®）	薬効が増強する（機序は不明）．胃腸系の副作用やアルコール不耐性を起こすおそれがある
アルコール代謝の変化	**抗がん薬** プロカルバジン（塩酸プロカルバジン®）	ジスルフィラム様作用（☞ p23）の出現
	抗寄生虫薬 メトロニダゾール（フラジール®）	
	セフェム系抗菌薬 セフメタゾール（セフメタゾン®），セフォチアム（ハロスポア®），セフミノクス（メイセリン®），セフメノキシム（ベストコール®），セフォペラゾン（セフォビッド®），セフォペラゾン・スルバクタム（スルペラゾン®），ラタモキセフ（シオマリン®）	
薬物代謝の変化	**降圧薬** プロプラノロール（インデラル®）	アルコールによる吸収・代謝能の変動により効果が減弱または増強する
	三環系抗うつ薬 アミトリプチリン（トリプタノール®）	アルコールによる薬物代謝阻害により作用が増強する
	抗凝固薬 ワルファリンカリウム（ワーファリン®）	慢性的なアルコール摂取により，薬物代謝が促進し，薬効が減弱．また肝機能低下により薬効が増強する

具体的にみてみよう！

服用のための水の量（Q16）についてもっと知ろう！

Q22 下剤の服用時は，水分を多めにとる必要があると聞くけど，どのくらいの量が目安？

- 下剤の服用の際は，排便をうながす理由から多めに水分をとると効果的と考えられています．しかし，多めといっても，「**コップ1杯程度**」で十分に効果が出るように下剤はつくられているので，**無理に何杯（300 mL以上）もの水で服用する必要はありません**．

- また，その水分を体内に留める作用のある食物繊維（ヒジキ，ワカメ，寒天など）を摂取することで，「通常どおりの水分量」でも「十二分の水分量」を摂取したのと同じように考えることができ，より高い排便効果を期待できます．

● 参考文献
1) 髙田寛治：薬が効く人効かない人，p61-70，ホーム社，2000
2) 「飲食物・嗜好品と医薬品の相互作用」研究班（編）：飲食物・嗜好品と医薬品の相互作用，第3版，じほう，1998
3) 静岡県薬剤師会：スキルアップのためのおくすり相談Q&A100，p101，南山堂，2003
4) 浦田耕作：薬局管理学入門，p208，医薬ジャーナル社，2002

（武智 研志）

場面2 何と一緒に服用するか

飲み合わせの注意点① 食事との飲み（食べ）合わせについて

■ くすりの作用と食べ物・嗜好品との関係

- くすりの作用に，食べ物・嗜好品が影響する場合があります．くすりの種類によって，飲み合わせがわるい場合があり，決して軽視してはいけません．また，絶対に飲食物などと一緒に飲んではいけないくすりがあり，さらに，はっきり禁忌とされてなくても，副作用が極端にひどくあらわれる場合や，くすりの効き目が弱くなったり，強くなったりする場合もあります．くすりと飲食物との関係を知っておくことは，とても大事なことです．

Q23 くすりと一緒に食べてはいけない食品は，具体的に何？

1 注意すべき食品の種類

- くすりとの相互作用のうち，注意が必要な食品・嗜好品は，**カフェイン**，**チーズ**[メモ]，**納豆**などです．
- たとえば，**カフェイン**は，睡眠薬の効果を弱めるはたらきがあります．同じく，**タバコ**はテオフィリン（気管支拡張薬）の効果を，また**納豆**はワルファリンカリウム（抗凝固薬）の効果を減弱させる作用があります（表）．なお，くすりと飲み物との相互作用については，Q15（☞p21）を参照してください．

表 くすりとの飲み（食べ）合わせに注意すべき食品・嗜好品

飲食物	相互作用を受けるくすり	相互作用の種類
カフェイン	睡眠薬	くすりの作用が減弱
タバコ	テオフィリン	くすりの血中濃度が下降
チーズ	イソニアジド セレギリン（エフピー®）	チラミン中毒[メモ]（顔面紅潮，頭痛，急激な血圧上昇など）
納豆	ワルファリンカリウム	くすりの作用が減弱

2 くすりが水溶性（水に溶けやすい）か，脂溶性（油に溶けやすい）かは，気にした方がよい？

- くすりが水溶性か脂溶性かのちがいによって，消化管からの吸収に影響があります．**水溶性のくすり**では，食事の種類による影響は少ないようです．一方で，**脂溶性のくすり**の場合は，一般的に吸収されにくいといわれていますが，脂肪分の多い食事をとると胆汁の分泌が促進され，吸収率がよくなります．ただ，「脂肪分が少なめ」の通常の食事にも，適度の脂質が含まれていることが多いので，実際大きな影響はみられません．つまり，**気にしなくて大丈夫**です．

メモ **チラミン中毒** チーズは，チラミンの含有量がとくに多い食品である．くすりがチーズに大量に含まれているチラミンの代謝を阻害すると，チラミン中毒（顔面紅潮，頭痛，急激な血圧上昇など）が発現することがある．その他にもチラミンを多く含む食品としては，赤ワイン，ビール，チョコレート，ニシンなどがあるので注意が必要である．

第1章　内服薬をつかう

Q24 嚥下障害を起こす患者で錠剤が飲みにくい場合，くすりをおかゆなどの食事に混ぜて服用させてもよい？

■ **おかゆにくすりを混ぜても大丈夫？食事によって吸収が低下するくすり**

- くすりの服用は，水で服用するのが原則ですが，食事（おかゆなど）に混ぜて服用させることがあります．しかし，**食事と一緒に服用すると吸収がわるくなるくすり**（ビスホスホネート製剤，リファンピシン，ナテグリニド，ペニシラミンなど）については避ける必要があります．

- また，食事に混ぜる場合，錠剤を粉末状にすることが必要となりますが，味やにおいが変化するため，**食事が「まずく」なる**ことがあります．食事に混ぜる方法は，よっぽどのことがない限り避けた方が賢明といえます．

- なお，錠剤・カプセル剤の粉砕については p42 を参照し，また，散剤・顆粒剤と食事との関係については p51 も参照してください．

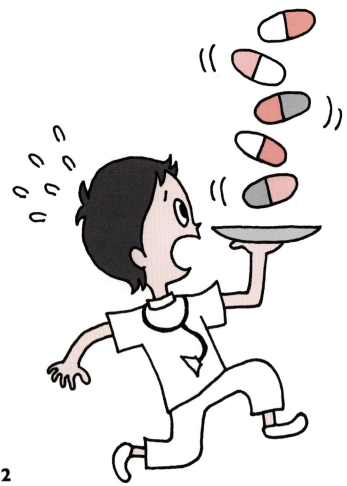

具体的にみてみよう！

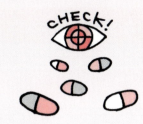

薬効別の目

☞ 1つの例として，抗凝固薬と納豆（ビタミンK）との食べ合わせについてみてみましょう．

一緒に食べてはいけないくすりと食品の組み合わせ（Q23）についてもっと知ろう！

Q25 抗凝固薬（ワルファリンカリウム）の効果を減弱させるビタミンK

- 経口抗凝固薬のワルファリンカリウムは，肝臓でビタミンK依存性血液凝固因子を阻害することにより，血を固まりにくくするはたらきをもっています．したがって，ビタミンKを多く含む食品を摂取すると，ワルファリンカリウムの効果が減弱することになります．たとえば**納豆**がそうです．納豆による薬効への影響は，数日間続くとされていますので……

やってはいけない ★★★
ワルファリンカリウムを服用中の場合には，間隔を空けても，納豆を食べることはできません．

- ビタミンKを大量に含む食品として，納豆の他では**クロレラ食品**にも注意が必要です．基本的に，ワルファリンカリウムとの併用は禁忌となります．また，**青汁**もビタミンKを多く含むため，摂取はひかえる必要があります．

押さえておきたい ★☆☆
その一方で，緑黄色野菜もビタミンKを含有しますが，通常量の摂取は栄養学的にも重要ですので，一時的に大量に摂取しなければ，禁止する必要はありません．

●参考文献
1) 荒木博陽（編）：知らないと危ない！病棟でよく使われるくすり，照林社，2018

（末丸 克矢）

第1章　内服薬をつかう

飲み合わせの注意点②　サプリメント・健康食品の飲み（食べ）合わせについて

飲み合わせに注意が必要なサプリメント・健康食品

● 健康志向の高まりにより，手軽に購入できるサプリメントや健康食品の使用が増えています．しかし，"サプリメント"といっても，100％安全というわけではありません．アレルギーや副作用を起こすこともありますし，日常的に一般のくすりを服用している場合には，それらとの飲み合わせ（相性）にも注意が必要になります（表）．

表　飲み合わせに注意が必要なサプリメント・健康食品とくすりの例

注意が必要なサプリメント・健康食品（成分）	くすり	理　由
セントジョーンズワート	シクロスポリン，テオフィリン，フェニトイン，ワルファリンカリウム，経口避妊薬など	薬物代謝酵素を誘導し，くすりの血中濃度が低下する
ミネラル（カルシウム，鉄，マグネシウムなど）	テトラサイクリン系抗菌薬 キノロン系抗菌薬	くすりの吸収が低下する
ビタミンD	ジゴキシン（昇圧薬）	血中のカルシウムが上昇し，くすりの作用が増強する
クロレラ食品，青汁	ワルファリンカリウム（抗凝固薬）	ビタミンKの影響でくすりの作用が減弱する

聞きとりのポイント

> **患者指導のツボ**
>
> ● まずは患者がサプリメントを使用しているかどうかを確認してみましょう．使用している場合には，そのサプリメントの内容を聴取し，常用しているくすりとの飲み合わせについて考え，摂取してもよいかどうか検討するようにしましょう．
> ● その聞きとりのポイントについて，みてみましょう．

❶ 何をどれだけ摂取しているか？

● まず，何のサプリメントをどれだけの量，服用しているかを確認する必要があります．またサプリメントに含まれている成分を細かく把握するとさらによいでしょう．サプリメントの主な成分が一つわかったとしても，実際には，複数の成分を含む商品である可能性もあるため，注意が必要です．

● たとえば，主成分に加えて，ビタミンやミネラル（鉄やカルシウムなど）が含まれていることがときにあります．それらによる相互作用（☞上の表）にも注意が必要となります．また，サプリメントは，すべての成分や含有量がわからないこともあります．成分や含有量が明確でなければ，安全性の判断が難しくなります．このような場合は，思わぬ副作用や相互作用を避けるため，摂取を中止するよう助言すべきです．

場面 2 何と一緒に服用するか

2 いつから摂取しているか？

> **患者指導のツボ**
>
> - サプリメントは，くすりとの相互作用についてきちんとした調査が行われていないことが多く，医療従事者としては，『できれば飲んでほしくない』と思うこともあるでしょう．
> - しかし，一方的に摂取をやめるように勧めても，受け入れられない場合は，医療従事者に内緒で摂取を続けてしまうおそれがあります．その場合には，**サプリメントの摂取について一定の理解を示しつつ，ただし新たなくすりを開始・中止するときや，サプリメントを開始・中止するときには，医療従事者に相談するようにお願いしてみる**ことが大切です（まず信頼関係を築きましょう）．併用禁忌の必要がないと判断できたならば，慎重に様子をみながら摂取を許容することも必要です．
> - 実際の効果はともかく，**サプリメントによって健康を保っているという"意識"も，患者にとっては大事**な効果です．

- 次に時期的な問題です．まず，**いつから飲みはじめているか**について聞きとる必要があります．
- さらに，サプリメントを飲みはじめたあとに**体調の変化が起きていないか**も聴取します．ここで注意すべきことですが，たとえば，くすりを服用している患者がサプリメントの使用を開始したとします．もしくすりを飲みはじめた時期がごく最近であれば，その後の体調の変化は，それがよい効果であっても

わるい効果（副作用）であっても，**サプリメントの影響であるのか，くすりの影響であるのかを，正確に判断できない可能性があります．**
- くすりの効果をみることは，その後の治療計画を考える上で大変重要となります．したがって，**くすりの使用開始・中止や用法・用量の変更があった直後に，サプリメントの摂取を開始することは避けるべき**です．また，そのようなタイミングでない場合にも，両者の飲み合わせについては，引き続き体調の変化を観察し，副作用の発現に気をつける必要があります．

3 摂取の目的は何か？

- 意外に見落とされがちなのが，**サプリメント摂取の目的**です．「なぜサプリメントをとるのですか？」と聞いてみることが大事です．その聞きとりから，**患者がふだん苦痛に感じている症状が判明する**ことがあります．患者がとるに足らない症状だと思っていても，実は治療の対象となる疾患の状況を見極める上で有用な情報である場合があります．くすりとの飲み合わせの問題から少し離れますが，今後の治療に役立つ情報なので，確認しておくことが重要です．
- 以上の結果をふまえ，サプリメントの摂取が，これからの患者の治療に対する妨げとならないかを判断し，摂取してよいかどうかについて助言しましょう．

具体的にみてみよう！

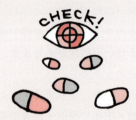

薬効別の目

☞ 一つの例として，糖尿病治療薬とサプリメント・健康食品との飲み（食べ）合わせについてみてみましょう．

Q26 糖尿病治療薬と血糖降下作用のあるサプリメント・健康食品

- 糖尿病の治療では食事療法，運動療法，薬物療法を行いますが，**低血糖にも高血糖にも注意が必要**です．食事療法がつらいと感じる患者は，血糖降下作用のある糖尿病治療薬を服用し，並行して，**血糖値を下げる可能性があるサプリメントや健康食品などを摂取している場合**があります．
- しかし，サプリメントは費用がかかり，場合によっては短時間で摂取が中止されることもあります．そうするとここで問題が起こる可能性があります．つまり，いままで**糖尿病治療薬のみで適正な血糖コントロールができていた**ものと思っていたものが，実は**サプリメントの力を借りて実現されていた**というような場合があります．この場合には，サプリメントの中止によって，急に血糖コントロールが不安定になるでしょう．このように，**作用が重複する可能性があるサプリメントの場合は，開始や中止が治療経過に影響することが考えられる**ため，摂取は慎重に行います．

トクホの場合

- 特定保健用食品（いわゆる，トクホ）は，身体の生理学的機能などに影響を与える保健機能成分を含む食品で，製品ごとに有効性や安全性の審査を受けて，表示についても国の許可を受けています．しかし，それによって一定の効果が見込めるものの，決して**糖尿病が治癒するわけではありません**，また，一方で，**糖尿病治療薬と併用することによって低血糖などの副作用が起こるおそれもあります**．患者には，トクホについてのメリットとデメリットの両面に関する十分な認識をもった上で摂取することが求められています．
- ここで，トクホの例とそれぞれの注意事項について，表で確認してみましょう．

表 特定保健用食品（トクホ）：血糖値が気になりはじめた人の食品例

成　分	許可を受けた表示内容の例	摂取をする上での注意事項の例
難消化性デキストリン（食物繊維として）	糖の吸収をおだやかにするので，血糖値が気になりはじめた人に適している	摂取しすぎると，一過性の膨満感を覚えることがある．体質・体調・飲みすぎによりおなかがゆるくなることがある
大麦若葉由来食物繊維	食事に含まれる糖の吸収を抑え，食後の血糖値の上昇をおだやかにする	一度に多量摂取した場合あるいは体質・体調により，おなかがはったり，ゆるくなることがある．また，ビタミンKを多く含む食品でもあるため，医師からビタミンKの摂取について注意するよういわれている人は，かかりつけの医師に相談の上，摂取する
グァバ葉ポリフェノール	糖の吸収をおだやかにするので，血糖値が気になる人に適した飲料	多量に摂取することにより，疾病が治癒するものではない
小麦アルブミン	デンプンの消化吸収をおだやかにするので，血糖値が気になりはじめた人の食生活の改善に役立つ	小麦由来の成分を使用しているので，小麦アレルギー体質の人は摂取しない
L-アラビノース	砂糖の消化・吸収をおだやかにするL-アラビノースを含む．血糖値が気になる人は，通常使用している砂糖に替えて使用することを推奨する	大量に摂取した場合に，おなかがゆるくなることがある

*許可を受けた表示内容の例：製品ごとに表示内容が決められている．なお，たとえ同じ成分が含まれていても，国の許可を受けていなければ，トクホとして販売することはできない．

場面2 何と一緒に服用するか

問題の本質は"コミュニケーション不足"

- サプリメントの摂取に限らず，日常生活の変化も，血糖値のコントロールには大きく影響することから，患者からのさまざまな情報の聴取が治療の鍵となります．そのためには，医師をはじめとする医療従事者と患者間の十分なコミュニケーションが重要です．
- つまり，誤ったサプリメントの服用は，患者の自己判断といえますが，**問題の本質は，患者の知識不足にあるのではなく，"医療従事者と患者との間のコミュニケーション不足"にある**といえます．
- サプリメントのことについても，医療従事者に相談があれば，たとえ患者自身に正しい知識がなくても，医療従事者との話し合いを経て，正しい方向づけを得られる可能性があります．
- 逆にコミュニケーション不足の場合には，患者自身にたまたまサプリメントに関する知識があったとしても，その範囲には限りがあります．したがって，患者の知りえなかった他の要因によって，血糖コントロールを誤る危険性があります（血糖値に影響を与える因子はさまざまです）．
- つまり，**くすりに関する事故が発生するかどうかは，医療従事者側に，患者側から素朴な悩みを含めて話を聞く準備ができているかどうか（このような姿勢・態度ができているか）にかかっている**といえます．患者が医療従事者に相談してみようという気持ちになれば，そこから話し合いの機会が生まれ，患者の誤った自己判断を修正する機会が生まれます．このように，なにげない配慮ではありますが，くすりの事故の芽を未然につみとる上で患者とのコミュニケーションはとても重要なポイントです．

●参考文献
1) 丁 宗鐵, 佐竹元吉（編）：今日のサプリメント, 薬局別冊 57, 2006
2) 五味田裕, 荒木博陽（編）：根拠がわかるナース・薬剤師のための医薬品 Q&A, 南江堂, 2003

（山下 梨沙子）

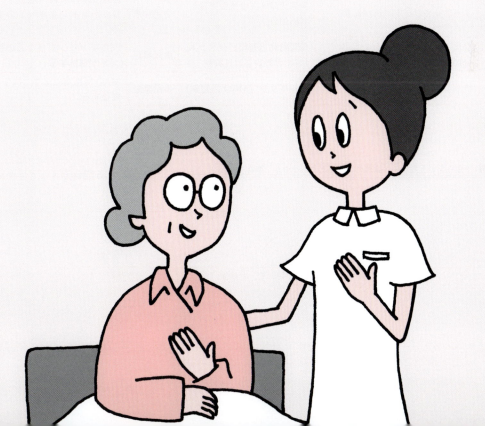

第1章　内服薬をつかう

飲み合わせの注意点③　他のくすり（市販薬も含む）との併用について

■ なぜ併用禁忌なのか？

- 2つ以上のくすりを併用することで，はじめてあらわれる副作用をくすりの**相互作用**といいます．くすりの作用点に影響する場合と，くすりの薬物動態（吸収，分布，代謝，排泄）が変化してあらわれる場合があります．くすりの飲み合わせによっては，**くすりの効き目が減弱あるいは増強したり，新たな副作用が生じたりする**ことがあります（場合によっては，治療効果が消失したり，また副作用が重篤化する場合もあります）．このようなくすりを同時に

使用することは，**厳重に禁止する必要があり**，これを**併用禁忌**とよびます．

- 併用に注意しなければならないくすりの組み合わせは多くあります．したがって，同一の診療科だけでなく，他の診療科や病院で処方されたくすり，さらに患者自身が購入した市販薬との飲み合わせにも注意する必要があります．

- それぞれのくすりに関する併用禁忌については，①添付文書で確認する，あるいは，②薬剤師の確認を受けることが重要です．下の**表**は，併用禁忌の代表的な組み合わせです．

表　併用禁忌の組み合わせ（代表例）

分　類		相互作用を受けるくすり	影響を及ぼすくすり	区　分	相互作用の機序
薬物動態に影響	吸　収	ニューキノロン系・テトラサイクリン系抗菌薬，セフジニルなど	酸化マグネシウム，アルミニウム，鉄剤	併用注意	難溶性の複合体（キレート）を形成して，吸収が低下する
	分　布	バルプロ酸ナトリウム（抗てんかん薬）	アスピリン（解熱鎮痛薬）	併用注意	血液中のタンパク質と結合していない遊離型のバルプロ酸濃度が上昇する
	代　謝	スボレキサント（不眠症治療薬）	イトラコナゾール（抗真菌薬）	併用禁忌	薬物代謝酵素（CYP3A4）を阻害し，スボレキサントの血中濃度を上昇させる
	排　泄	メトトレキサート（抗がん薬）	非ステロイド性抗炎症薬（NSAIDs）	併用注意	NSAIDs の腎血流量低下作用などにより，メトトレキサートの排泄が遅延する
生体の作用点に影響		ワルファリンカリウム（抗凝固薬）	骨粗鬆症治療用ビタミン K_2（メナテトレノン）製剤	併用禁忌	ワルファリンカリウムの作用とビタミン K が拮抗する
		抗うつ薬	セレギリン（MAO 阻害薬）	併用禁忌	MAO 阻害薬により，抗うつ薬の作用が増強する

● 参考文献
1) 荒木博陽（編）：知らないと危ない！病棟でよく使われるくすり，照林社，2018

具体的にみてみよう！

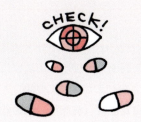

薬効別の目

☞ **内服薬の相互作用**に関連して，(1)抗菌薬と解熱鎮痛薬，(2)脂質異常症治療薬同士，(3)抗てんかん薬とかぜぐすりとの関係についてみてみましょう．

Q27　ニューキノロン系抗菌薬と解熱鎮痛薬

- ニューキノロン系抗菌薬と解熱鎮痛薬（非ステロイド性抗炎症薬，NSAIDs）の併用は，脳内の抑制性神経伝達物質であるγ-アミノ酪酸（GABA）の阻害を増強することにより，**けいれんを発現すること**が報告されています．危険性が高く併用禁忌となっている組み合わせ（表）もありますので，十分な注意が必要です．

> **押さえておきたい ★★☆**
>
> けいれんの副作用を回避するためには，発現率の低いくすりの選択が重要です．とくに，**てんかん患者，けいれんの既往，脳梗塞の既往，高齢者，ビタミンB₆欠乏，腎障害**の患者などでは，さらにけいれんを起こしやすくなるため，**事前の確認が大切**です．

表　ニューキノロン系抗菌薬とNSAIDsとの併用禁忌

ニューキノロン系抗菌薬	NSAIDs	フルルビプロフェン アキセチル ロピオン®	プロピオン酸系薬 フルルビプロフェン フロベン®	プロピオン酸系薬 ケトプロフェン カピステン®	フェニル酢酸系薬[*1] プロピオン酸系薬[*2]
シプロフロキサシン	シプロキサン®			併用禁忌	併用注意
トスフロキサシン	オゼックス®				併用注意
モキシフロキサシン	アベロックス®				併用注意
ノルフロキサシン	バクシダール®	併用禁忌	併用禁忌		併用注意
レボフロキサシン	クラビット®				併用注意
ロメフロキサシン	バレオン®	併用禁忌	併用禁忌		併用注意
プルリフロキサシン	スオード®	併用禁忌	併用禁忌		併用注意
ガレノキサシン	ジェニナック®				併用注意
シタフロキサシン	グレースビット®				併用注意

[*1] フェニル酢酸系NSAIDs：ジクロフェナクナトリウム，アンフェナクナトリウム
[*2] プロピオン酸系NSAIDs（ケトプロフェンとフルルビプロフェン以外）：ロキソプロフェン，プラノプロフェン，ザルトプロフェン，イブプロフェン，チアプロフェン酸，ナプロキセン，オキサプロジン

具体的にみてみよう！

Q28 脂質異常症治療薬同士の飲み合わせ

- **スタチン系薬剤**と**フィブラート系薬剤**は，それぞれ作用機序の異なる脂質異常症の治療薬です（**表**）．それぞれ単独で服用しても，**横紋筋融解症**（骨格筋の融解・壊死により筋細胞成分が血中に流失する病態）がまれに発症することがあります．両薬剤を併用すると，横紋筋融解症の発症率がさらに上昇するため，**併用に注意が必要です**．

表　スタチン系およびフィブラート系脂質異常症治療薬

スタチン系薬剤 作用：主に肝臓でのコレステロールの生合成を阻害して，コレステロールを減らす	アトルバスタチン（リピトール®），ロスバスタチン（クレストール®），ピタバスタチン（リバロ®），プラバスタチン（メバロチン®），シンバスタチン（リポバス®），フルバスタチン（ローコール®）
フィブラート系薬剤 作用：脂質合成を抑制して，中性脂肪とコレステロールを減らす	ベザフィブラート（ベザトール®SR），フェノフィブラート（リピディル®），クリノフィブラート（リポクリン®）

- しかし，場合によっては併用が必要になることもあるかもしれません．その場合には，何を目安に安全か否か判断すればよいでしょうか？スタチン系薬剤とフィブラート系薬剤との併用で，横紋筋融解症を生じた症例の半数以上は，**腎障害**を有していたことが報告されています．つまり……

押さえておきたい ★☆☆

腎機能の状態が横紋筋融解症発症のバロメーターに**なりうる**というわけです．

- やむをえず両薬剤を併用する場合には，少量から投与を開始するとともに，定期的に腎機能検査などを実施し，**自覚症状（筋肉痛，脱力感）の発現**，**クレアチンホスホキナーゼ（CPK）の上昇**，血中および尿中ミオグロビン上昇，血清クレアチニン上昇など，腎機能に関する指標にその悪化を示す数値・徴候を認めた場合には，ただちに投与を中止する……というように判断します．

患者指導のツボ

- スタチン系薬剤は，「脂質低下作用」以外にも，「抗動脈硬化作用」「プラーク安定化」「血管内皮機能の改善」など多くのメリットがある汎用薬剤で，大規模臨床試験においては，冠動脈疾患のみならず，脳血管障害に対しても一次および二次予防効果のあることが示されています．
- このようにとても有用性の高いくすりですが，患者の中には，**横紋筋融解症に過敏になってスタチン系薬剤を飲みたがらない人がいます．**
- そのときには，横紋筋融解症の発症はまれなこと，また定期的に筋肉痛や脱力感などの自覚症状，ならびにクレアチンホスホキナーゼ（CPK）などの臨床検査値を確認することで，早期発見できることなどを説明し，患者を安心させ，できるだけ服用をうながすことが重要です．

場面 2 何と一緒に服用するか

Q29 抗てんかん薬と市販のかぜぐすり

- 市販のかぜぐすりには，脳内の神経に直接作用してけいれんを引き起こしやすくする成分（抗ヒスタミン薬，テオフィリンなど）が含まれていることがあります．てんかん患者が市販薬を購入してくすりを服用するときは，必ず薬剤師に抗てんかん薬で治療を受けていることを伝えることが重要です．

ヒスタミン H_1 受容体拮抗薬との併用について

> 🔴 **押さえておきたい ★☆☆**

- 脳に移行しやすいヒスタミン H_1 受容体拮抗薬をてんかん患者が服用した場合，てんかん発作が起きやすくなるおそれがあります．抗アレルギー薬の中では，**ケトチフェン（ザジテン®）** が，てんかんまたはその既往歴のある患者には禁忌です．
- また，代表的なヒスタミン H_1 受容体拮抗薬の**ジフェンヒドラミン**は，市販薬にも含まれ，睡眠改善薬（ドリエル®）や乗り物酔い止め薬（トラベルミン®）として販売されています．てんかん患者への服用には注意する必要があります．

テオフィリンとの併用について

- 気管支喘息治療薬の**テオフィリン**は，けいれん発作が起こりやすくなるため，てんかん患者およびけいれんの既往歴のある小児への使用には，慎重な判断が必要となります．
- とくに，テオフィリン投与中に発現したけいれんの報告は，発熱した乳幼児に多いことから……

> 🔴 **やってはいけない ★★☆**
>
> 2歳未満の熱性けいれんやてんかんなどのけいれん性疾患のある児には，原則として推奨されません．
> 市販薬にも鎮咳去痰薬などにテオフィリンが含まれている場合がありますので，必ず薬剤師に相談しましょう．

（末丸 克矢）

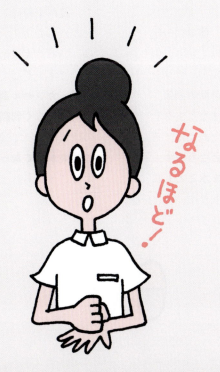

なるほど！

第1章　内服薬をつかう

場面3　実際にくすりを服用するとき
錠剤・カプセル剤・散剤・栄養剤などの正しい服用方法

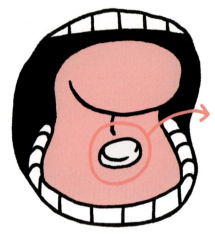

舌下錠は水で飲んでもいいの？

錠剤をこなごなにして水や食べ物に混ぜる．
舌下錠を水で飲みこんでしまう．
これでも，くすりは効いてくれるでしょうか．

くすりの服用方法①　錠剤・カプセル剤を服用する

■ **錠剤・カプセル剤は原則砕いてはいけない……でも必要なときもある**

- 錠剤やカプセル剤は，携帯性にすぐれ，簡単に一定量のくすりを服用できることから，飲みぐすりの中でも，もっとも多く使われています．錠剤・カプセル剤の中には，副作用の軽減や，作用時間の調節，苦味の軽減など，目的に応じてさまざまな工夫をしたものがあります．その工夫を生かすためには，そのままのかたちで使用することが前提となります．そのため**原則は砕いたりせず，そのまま水とともに飲み込むことがベスト**ということになります．

- ただし，**嚥下障害のある患者**や，**嚥下能力の少ない小児や高齢者**の場合は，そのままでは飲みにくいので，錠剤を粉砕したり，カプセル剤を開封（脱カプセル）したりして服用することがあります．ここは，いったん原則から離れて，柔軟に考えることが重要です．そして，その場合に大事なことは，**その錠剤・カプセル剤が，粉砕・開封しても大丈夫かどうかを正しく判断する**ことです．錠剤・カプセル剤の種類によっては，粉砕・開封することで，**くすりの効果が弱くなったり副作用のリスクが高まったりする**ことがありますので，よくよく注意する必要です．

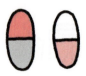

42

場面 3　実際にくすりを服用するとき

> **POINT**　錠剤やカプセル剤の中には，
> 粉砕・開封（脱カプセル）することで，
> 薬効が弱まったり副作用が起きたりするものがあり，
> この場合は，必要があっても粉砕・開封は避けた方がよい．

- そもそも，工夫されたくすりの形状を崩すわけですから，**なんらかの支障があることは，当然といえば当然**です．問題は，その「支障」の程度が微細で無視しても問題ない程度か，あるいは無視できないほど重大な影響が生じるかにあります．それによって，粉砕が許されるか・許されないかが決まります．

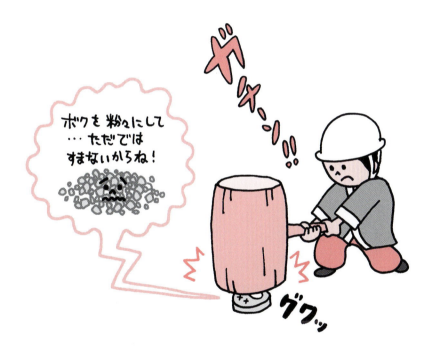

column ● プラスアルファの豆知識

錠剤・カプセル剤の工夫

- 錠剤とカプセル剤の具体的な工夫として，錠剤では「コーティング」しているもの，カプセル剤では，（カプセルをしていること自体が工夫されているといえますが）中に充填するくすりの形状によって，「硬い」カプセル仕様のもの，「軟らかい」カプセル仕様のものなどがあります．

①コーティング錠

- くすりの味やにおいの軽減や，また胃酸に影響を受けるくすりを胃で溶けずに腸で溶けるようにするなどの目的で，素錠に糖衣やフィルムコート，腸溶性コーティングなどをほどこしたもの．

②硬カプセル剤

- 粉末または顆粒状態の薬剤を充填したカプセル剤のこと．錠剤に比べて速やかな吸収が期待できます．一方で，くすりの味やにおいを軽減したり，遮光性を保ったりできる効果があります．また，充填する顆粒を加工し，徐放性をもたせたくすりもあります．

③軟カプセル剤

- 液状のくすりを充填したカプセル剤のこと．また，そのくすりを密封することで，味やにおいを軽減したり，空気による酸化や光による分解を防いだりする効果があります．

第1章　内服薬をつかう

> **Q30** 粉砕・開封（脱カプセル）できる・できない……は，何がちがう？

1 粉砕・開封してはいけない錠剤・カプセル剤

- コーティング錠やカプセル剤には，前述したように，目的に応じていろいろ工夫したものがあります．粉砕する場合には，その目的をはずれて服用させることになりますので，そのことを十分認識し，薬効・副作用の面で注意を払う必要があります．

やってはいけない ★★★

- **以下の製剤は，粉砕・開封を行ってはいけません．**
  万一，粉砕・開封してしまうとどうなるでしょうか？　それぞれみてみましょう．

1) 徐放性製剤（テオドール®錠，アダラート®CR錠，パキシル®CR錠など）

- 徐放性製剤^{メモ}は，くすりの拡散あるいは溶解を制御して，服用後，長時間にわたり，くすりが徐々に放出されるよう設計されたくすりです（この特徴を"徐放性がある"といいます）が，**粉砕すると，この徐放性が失われます．**消化管から急速に吸収され，**血中濃度が急激に上昇し，薬効が過剰にあらわれたり，副作用のリスクが増大したりします．**

アダラート®CR錠

2) 胃障害などの副作用の防止を目的にコーティングされているくすり（アザルフィジン®EN錠，バイアスピリン®錠などの腸溶性製剤）

- コーティングの目的がむだになり，腸で溶け出す設計のはずが，胃を通過する時点で溶け出し，くすりが直接胃粘膜に作用し，胃障害などの**副作用リスクが増大**します．

3) 胃酸からの影響を防止するためにコーティングされているくすり（アデホス®コーワ腸溶錠，オメプラール®錠，カルナクリン®錠などの腸溶性製剤）

- これも同様に，コーティングの意味がなくなってしまいますので，胃酸により薬効成分が**分解してしまい**，薬効が弱まってしまいます．

アデホス®コーワ腸溶錠

4) 細胞毒性，催奇形性のあるくすり（抗がん薬，アボルブ®カプセル，チガソン®カプセルなど）

- 粉砕・開封するときにくすりが飛散し，家族や看護師など，患者の周りの人が曝露されるおそれがあり危険です．

5) 軟カプセル剤（アルファロール®カプセル，ユベラ®Nソフトカプセルなど）

- 軟カプセル剤は，中身が液状なので，**カプセルを開封すると中身が飛散し減ってしまう危険**があります．また，徐放性や腸溶性をもたせる目的でカプセルをおおっている場合には，**開封することで薬効が低下し，また副作用リスクが増大**します．

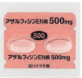 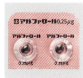

アザルフィジン®EN錠　　バイアスピリン®錠　　アルファロール®カプセル

メモ　徐放性製剤のメリット　①くすりの作用が持続するため，服用回数を減らすことができる．②くすりの血中濃度の上昇が緩やかであるため，副作用を軽減することができる．

場面 3 実際にくすりを服用するとき

2 粉砕・開封しても大丈夫な錠剤・カプセル剤

● 以下の製剤は……

> 👤 **押さえておきたい ★★☆**
>
> 条件によっては粉砕・開封を行ってもよい場合があります．

1) 吸湿性がある，光に不安定，酸化されやすいためにコーティングされたり，またはカプセルでおおわれたくすり（アイピーディ®カプセル，バファリン®81 mg錠，メチコバール®錠，ワーファリン®錠など）

アイピーディ®
カプセル

バファリン®錠

ワーファリン®錠

● これらも粉砕・開封することで，薬効成分が**分解**し，薬効が弱まることが考えられますが，**粉砕・開封したあとの保管を工夫したり，粉砕・開封したあとすぐに服用したりすれば，問題ない場合もあります**．粉砕・開封したあとの安定性は，くすりの種類によってもさまざまであるため，くすりごとに，添付文書や医薬品インタビューフォーム〈用語〉などで，よく確認する必要があります．たとえば，「錠剤を粉砕した状態で1週間室温で保管しても，薬効成分の含量が低下しない」という記載があれば，粉砕して1週間以内は服用して大丈夫と判断できます．

2) 味やにおい，舌への刺激などを軽減する目的でコーティング（カプセル）されたくすり（チオラ®錠，アストミン®錠，メキシチール®カプセルなど）

● コーティングの理由が，主に「味」にあるため，くすりを崩しても，

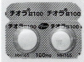
チオラ®錠

薬効自体には問題のないことが多いです．ただし，当然 "まずく" なります．したがって，味やにおい，刺激などでかえって飲みにくくなる可能性があることを患者に説明した上で，粉砕・開封することが可能です．また，オブラートの使用や甘味剤などの矯味・矯臭剤の添加，あるいはヨーグルトやゼリーなどの食べ物に混ぜ，味やにおいを軽減するといった工夫もできます．ちなみに，経管投与の場合には味や刺激の影響がなく，粉砕・開封することが可能です．

3) 口腔や食道への副作用があるくすり（ボナロン®錠，アクトネル®錠，リカルボン®錠などの骨粗鬆症治療薬ビスホスホネート製剤）

● 粉砕すると口腔や食道の粘膜に付着し，潰瘍を起こしてしまうリスクが増大することがあります．そのため，粉砕は望ましくありません．ただし，経管投与の場合は影響がなく粉砕可能です．ちなみに，ビスホスホネート製剤にはゼリー剤や注射剤もあるため，嚥下困難な患者には粉砕ではなくこれらの製剤への変更を検討すべきです．

3 錠剤やカプセル剤をかんではいけないか

● 錠剤やカプセル剤の多くは，水などで飲みこんで服用するように設計されていますので，原則，**かんで服用してはいけません**．それでも，嚥下困難な患者の場合など，やむをえずかんで服用するような場合は，上述の**粉砕・開封してはいけないくすりではないかどうか**（前述1）の場合かどうか），かんだ際に，**味やにおい，舌のしびれ感などがないかどうか**（前述2）の場合かどうか）を確認しておく必要があります．

● 一方，**チュアブル錠**や**口腔内崩壊錠（OD錠）**のように，かんだり口の中で溶かしたりして服用するよう設計されたくすりもありますので，嚥下困難な患者には有用です．

用語 **医薬品インタビューフォーム** 販売中の医療用医薬品に対し，日本病院薬剤師会（日病薬）が作成・配布を製薬会社に依頼しているもので，添付文書では不十分な情報を補ったり，医薬品を薬剤師が評価するために提供される総合的な医薬品解説書の一つ．製品の薬学的特徴，製剤の安定性，注射薬の溶解後の安定性，使用上の注意の設定理由，毒性などといった薬剤師が必要とする医薬品情報のうち，添付文書では十分に得られないような情報を収載している．

具体的にみてみよう！

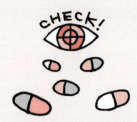

薬効別の目

☞ 錠剤を粉砕すると，くすりの即効性が期待できそうですが，実際どうでしょうか．睡眠薬などを例にみてみましょう．

Q31 睡眠薬や抗不安薬や抗うつ薬を粉砕・開封して服用すると，効果も早いって本当？

- 睡眠薬や抗不安薬，抗うつ薬を**粉砕しても，効果があらわれる早さは変わらないものがほとんどです**．また，光や湿気に弱いくすり（メンドン®カプセル，ワイパックス®錠など）は，粉砕・開封することで分解・変質するため，かえって効果が弱くなります．さらに，抗うつ薬のトフラニール®錠やアナフラニール®錠のように，粉砕すると舌にしびれ感を与えるものもありますので，**むやみに粉砕・開封しない方がよい**でしょう．
- 睡眠薬や抗不安薬，抗うつ薬の効果の早さや作用時間は有効成分によって決まるので，早く効く方がよいという患者には，くすりを粉砕するのではなく，**即効性のあるくすりへの変更を検討すべき**です．

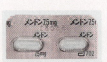
メンドン®カプセル

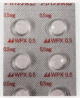
ワイパックス®錠

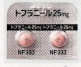
トフラニール®錠

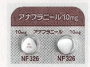
アナフラニール®錠

●参考文献
1) 荒木博陽，野元正弘（編）：医薬品過誤プレアボイド—落とし穴に気をつけて！，南江堂，2008
2) 瀬崎　仁ほか（編）：薬剤学Ⅰ，第5版，廣川書店，2011
3) 佐川賢一ほか（監）：錠剤・カプセル剤粉砕ハンドブック，第7版，じほう，2015

（小川　春奈）

場面 3　実際にくすりを服用するとき

くすりの服用方法 ②　舌下錠を服用する

■ 舌下錠とは：メリットとデメリット

- 舌下錠とは，舌の下で自然に溶かし，**舌下の口腔粘膜からくすりを直接吸収させる**ことを目的とした錠剤をいいます．
- 舌下投与のメリットは2点あります．①1点目は，飲みこんで服用すると肝臓で分解され，効果が発揮できないくすりでも，分解されずに効果を発揮することができること．②2点目は，口腔粘膜から吸収されたくすりの効果がすぐに全身にいきわたるので，**即効性が期待できる**ことです．しかし，舌下投与には，くすりの成分により向き・不向きがあるため，すべてのくすりで舌下投与ができるわけではありません．
- 舌下錠の代表的なものとして，ニトログリセリン[メモ]（ニトロペン®）があります．ニトロペン®は，狭心症の発作に用いる，いわば生命にかかわるくすりであるため，確実に服用する必要があります．しかし，舌下投与という特殊な方法のため，うまく舌下投与できない患者の場合には，与薬の対応に困るケースもあります．うまく対応する方法を知っておく必要があります．

ニトロペン® 舌下錠

Q32　舌下投与の指示が出たけど，きちんと舌下投与できないとき（開口状態や舌根沈下している場合）は，どうしたらよい？

■ どのようにくすりを吸収させるか？

押さえておきたい ★★☆

- 錠剤の舌下投与ができない場合，やむをえず，**歯ぐきと頬の間に錠剤をはさむ方法で投与する**ことがあります．ただし，舌下錠は基本的には，舌の下にある毛細血管からの，速やかなくすりの吸収を目的としているため，本来は，口腔からの吸収が舌下からの吸収と同程度かどうかについて，確認する必要がありますが，残念ながらそのデータはありません（ただ，ある程度目にみえる効果があらわれます）．

- そこで，錠剤を舌下投与できない場合は，**ニトログリセリンのスプレー剤の使用（舌下噴霧）や注射剤の使用**がお勧めです．また，口腔内が乾燥している場合などは，口腔内を湿らすことで，確実に錠剤を溶かすことが可能となります．
- なお，ニトロペン® 以外にも，錠剤を舌下投与したあと，注意すべき薬剤があります（表）．

表　ニトロペン® 以外で注意すべき舌下錠

薬剤	注意すること
ダニアレルギー治療薬（アシテア®など）	薬が完全に溶けてから5分間はうがい・飲食を避ける
アセナピン（シクレスト®）	舌下投与後10分は飲食・歯みがき・うがいを避ける

メモ　ニトログリセリンの服用方法
　①座った姿勢をとる（くすりの服用後，ときに血圧が下がりすぎて立ちくらみやめまいを起こすことがあるので，立ったままの姿勢は不適）．
　②舌の下を唾液で湿らせておく．
　③舌の下に錠剤を入れる．
　④挿入箇所に厳密な決まりはないが，舌の中央奥に近い方が安定する（口の中から落ちにくい）．
　⑤しばらく安静にする．

第1章　内服薬をつかう

> **column** ● 注意が必要なくすり
>
>
> ### ニトログリセリン（狭心症治療薬）
>
> **なぜ注意が必要か？**
>
> - ニトログリセリンは，過量服用により過度の血圧低下が生じ，場合によっては，**ショック状態となることもある**ので，通常服用量を把握している必要があります．ただし，過量服用による副作用をおそれるあまりに，かたくなに通常服用量を守ることはナンセンスです．**追加投与をせず狭心症発作を放置することは，生命にかかわる事態につながるおそれがあるからです**．そこで，くすりの副作用を避けつつ，かつ狭心症発作に有効に対応できるように，患者がニトログリセリンの適切な服用方法を理解していることが重要となります．
>
> **ニトログリセリンの正しい服用方法（追加のしかた）**
>
> - ニトログリセリンは，前述のとおり舌の下に錠剤を入れて使用します．通常，**効果発現は早く，使用後1〜2分であらわれます**．そして，5分たっても効果があらわれないときは，**さらに1錠舌の下に置いて様子をみます**．それでも足りなければ，**さらに1錠追加して3錠までは使用しても大丈夫です**．医師が「3錠使う」と指示した場合には，このようにして服用するのが正しい方法です．**間違っても「一度に3錠使う」ととらえてはいけません**．"1回の服用は1錠ずつ"どのような状況でもこの原則は厳守しましょう．
>
> - なお，3錠服用しても発作が続く場合は，すぐ医師に連絡するか，救急病院への搬送を依頼する必要があります．
>
> **リスク予防の判断とその方法**
>
> - まず，副作用の予防のためには，前述の正しい服用方法（追加方法など）を患者によく説明し，十分に理解してもらうことに尽きます．
> - **舌下投与後の副作用の判断方法**は，血圧低下，潮紅，めまい，頻脈，頭痛，失神などがないかを確認するとともに，バイタルサインを確認することです．
> - なお，一時的な頭痛，顔・体のほてり，動悸は，しだいに軽くなることが多いので，あまり気にせずしばらく経過をみるだけでよいのです．そのことを患者に説明しておきます．もしいっこうにおさまらない場合は，医師へ連絡する必要があります．
>
> **もしものとき（副作用発現時）の対処法**
>
> - 副作用として血圧低下が実際に生じてしまったときは，**下肢の挙上あるいは昇圧薬の投与**を行います．また，あらかじめ患者に対して，血圧低下の副作用があらわれた場合の対応方法について指導をしておくとよいでしょう．もっとひどくなった場合は，（自宅であれば）救急車を呼びます．
>
>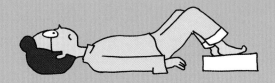
>
>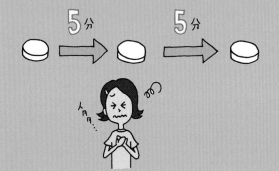
>
>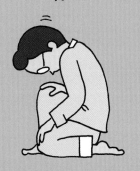
>
> 対処法①　足を高くして横になる
>
> 対処法②　座って頭を低くする

● 参考文献
1) 日本高血圧学会(編)：高血圧治療ガイドライン2014, p108-110, ライフサイエンス出版, 2014

場面3 実際にくすりを服用するとき

くすりの服用方法③　散剤・顆粒剤を服用する

■ **錠剤が飲めない場合などが散剤・顆粒剤の適応となる**

- 錠剤が飲めない場合に，また，**錠剤で調節できるくすりの量よりさらに細かい幅で量の調節をしたい**場合に，散剤や顆粒剤を服用します．散剤は，粉末状の製剤であり，顆粒剤は，散剤より粒が大きくなります．

- 散剤・顆粒剤を服用する場合，くすりが何種類もあること，また賦形剤の影響で，患者が「服用量が多く，飲みにくい」と訴えることがあります．さらに，嚥下障害の場合など，服用自体ができない患者も多く存在します．そのような患者には，どのように対応すればよいでしょうか？

- 散剤・顆粒剤の組成について知っていると，服用量を減らすことが可能な場合があります．また，散剤・顆粒剤単独で服用できない場合には，食品などと同時に服用する方法が考えられます．

賦形剤とは

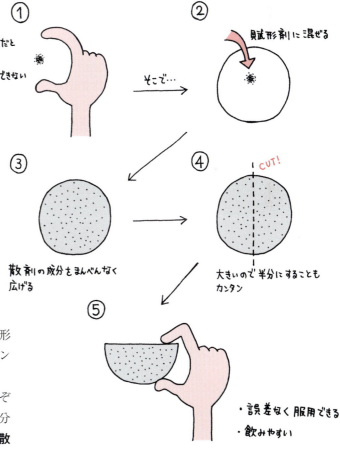

- 処方された散剤を量るとき，分割包装（分包）した一包あたりの重量が少ない場合には，分包するときの誤差が大きくなるという問題があります．また，服用時に少量すぎて服用しにくいという問題もあります．そのため，ある程度量を増やし飲みやすくする目的で，**それ自身に薬理作用を有しない散剤（賦形剤という）を加え，1回量を0.2〜1gに増量する**方法がとられています．

- 施設ごとに多少異なりますが，通常用いられる賦形剤の成分は，乳糖，デンプン，あるいは乳糖とデンプンの混合物です．

- 何種類もの散剤・顆粒剤を服用するときに，それぞれのくすりを別々に量って分包する場合には，各分包ごとに賦形剤が加えられています．したがって**散剤・顆粒剤の種類が増えれば増えるほど，賦形剤の量も多くなる**ことになります．

第1章　内服薬をつかう

Q33 賦形剤は減量しても大丈夫？

1 賦形剤を減らすことができるか？

- 調剤された散剤・顆粒剤は，通常，**くすりの成分と賦形剤がまんべんなく混ざっています**．この状態で，単純にくすりの量を減らせば，賦形剤だけではなく，必要なくすりの量までも減らしてしまうことになります．適切な方法とはいえません．

- このようなときは，散剤・顆粒剤が複数ある場合に，**混合可能なくすり（用量や服用自体が変更になる可能性のあるくすりは除く）は，一包にまとめるように，医師に処方を依頼する**ことが有効です．一包にまとまりますので，余分な賦形剤を飲まずにすむようになります．

- なお，散剤・顆粒剤の同一成分で，**粉砕可能な錠剤が採用されている場合には，錠剤を粉砕して，他の散剤・顆粒剤とともに調剤してもらうと，1回の服用量が少なくてすむ場合**があります．しかし，錠剤の粉砕は，くすりの成分によっては薬効の安定性が保てない場合もありますので，粉砕が可能かどうか注意して判断することが必要です（☞p44）．

2 困ったことがあれば薬剤師に相談するようにうながす

- このように賦形剤が多くて困っている場合のように，服薬に関する<u>アドヒアランス</u>[用語]に問題が生じる可能性のある場合には，一度薬剤師と相談することが患者にとって有益です．結局，**患者自身で判断してしまうことが，誤ったくすりの服用につながりやすい**ということもあります．何より医療従事者のすべきこととしては，患者の「困ったこと」を拾い上げるための"相談しやすい環境づくり"が大切になるでしょう．

用語　**アドヒアランス**　患者が中心となり，医療従事者の推奨する養生法や治療法に同意して，服薬，食事，ライフスタイルの改善などを能動的に実行すること．患者と医療従事者とのパートナーシップに基づく治療法の判断が中心となる点で，医療従事者の指示を中心とする**コンプライアンス**とは区別される．

場面 3 実際にくすりを服用するとき

Q34 散剤・顆粒剤の内服が困難な場合，水やご飯や汁物に混ぜたりして服用しても大丈夫？

- 基本的にくすりを水に溶かすことは問題ありません．また，ご飯や汁物に混ぜても問題のないくすりもあります．しかし，**くすりによっては，食品と同時服用することで体内へのくすりの吸収量が変わり，効果が変動するものもある**ので注意が必要です．

やってはいけない ★★☆

とくに以下のくすりについては，次の食品と同時服用してはいけません（表）．

- また，もとの成分が苦いくすりにコーティングをすることで飲みやすく加工しているくすりについては，**ジュースやヨーグルトと混ぜることで，コーティングがはがれ，苦くなり，逆に飲みにくくなる**ものもあります（☞ p21, 32, 45）．

- たとえば，**オレンジジュース，グレープフルーツジュース，ヨーグルト，スポーツドリンク，乳酸菌飲料**と，アジスロマイシン（ジスロマック®），クラリスロマイシン（クラリス®，クラリシッド®），エリスロマイシン（エリスロシン®），ジョサマイシン（ジョサマイシン®）を同時に服用すると，

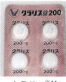
クラリス®錠

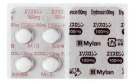
エリスロシン®錠

苦くなって飲みにくくなります．最近は，散剤を溶かすための**補助ゼリー**（ラクラク®服薬ゼリーなど）なども登場しているので，それらの補助用品を利用するのも一つの手段です．

表 同時服用を避ける薬

「濃い緑茶」を避けるくすり	「牛乳」を避けるくすり
• 鉄剤	• トスフロキサシン（オゼックス®） • シプロフロキサシン（シプロキサン®） • ノルフロキサシン（バクシダール®）
「グレープフルーツジュース」を避けるくすり	「コーヒー」などカフェインを避けるくすり
• カルシウム拮抗薬（アダラート®，ノルバスク®など） • シンバスタチン（リポバス®） • シロスタゾール（プレタール®） • カルバマゼピン（テグレトール®） • シクロスポリン（ネオーラル®など）	• テオフィリン（テオドール®など）
	茶葉抽出飲料（紅茶，ウーロン茶，緑茶など）やコーラを避けるくすり
	• リスペリドン内用液（リスパダール®内用液）
「果物ジュース」を避けるくすり	「チーズ」を避けるくすり
• キニジンと制酸薬（水酸化アルミニウムなど）	• イソニアジド（イスコチン®）
「アルコール」を避けるくすり	「高脂肪食」を避けるくすり
• トリアゾラム（ハルシオン®） • アセトアミノフェン（カロナール®）	• ソラフェニブ（ネクサバール®）

● 参考文献
1) 五味田裕，荒木博陽（編）：根拠がわかるナース・薬剤師のための Q&A，南江堂，2003
2) 澤田康文：薬と食の相互作用，上・下巻，医薬ジャーナル社，2005

（竹内 昌子）

第 1 章　内服薬をつかう

くすりの服用方法④　栄養剤を服用（摂取）する

1 基礎知識：栄養剤とは何か，どういうときに使うか

- 経腸栄養剤とは，三大栄養素である**糖質・タンパク質・脂質をバランスよく配合した液剤**です．経口摂取が不能な患者の栄養補給目的で使用されます．その**栄養組成は食事と同様であり，食事の場合と同じように**（☞p31），**内服薬によっては飲み合わせがわるい場合があるため注意が必要**です．経腸栄養剤は，そのまま**経口摂取**する以外にも，**経鼻胃管**や**胃ろう**などのチューブから投与することもできます．一般的に経腸栄養剤は，医薬品として分類されるものと，食品として扱われるものの2種類が存在します．そのちがいを**表**に示しました．

- たとえば，クローン病患者では，食事の代わりに消化管への負担が少ないエレンタール®を用いたり，肝硬変の患者には夜間の低栄養を防ぐためにアミノレバン®ENやヘパンED®を就寝前に摂取してもらったりすることがあります．これらの栄養剤は，いずれも食品ではなく，医薬品です．それは，ただ単に栄養補給目的ではなく，治療目的のために特殊な組成の経腸栄養剤となっているからです．

エレンタール®
配合内用剤

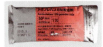
アミノレバン®EN
配合散

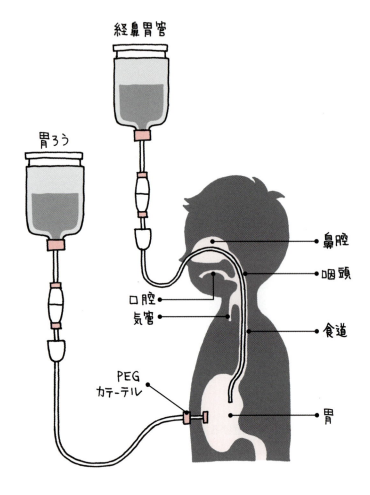

表　経腸栄養剤の医薬品と食品のちがい

	医薬品	食品
製造承認	基礎・臨床試験	とくに必要なし
効能・効果	あり	明記できない
用法・用量	あり	明確な規定なし
配合内容	日本薬局方収載医薬品 日本薬局方外医薬品 食品添加物収載化合物	天然物 食品添加物収載化合物
医師の処方	必要	不要
保険適用	あり	なし
費用の負担	一部	全額
購入方法	できない	個人・給食

［東海林徹ほか（監）：栄養サポートチーム Q&A—患者ケアの基本は栄養管理から，p202，じほう，2007 より作成］

場面 3 実際にくすりを服用するとき

> **POINT** 経腸栄養剤は，分類上，医薬品として取り扱われるが，その栄養組成は，食事と同じであるため，内服薬との相互作用を考慮する必要がある．また，投与中の体位にも留意する必要がある．

2 経腸栄養剤のタイプ：液体タイプと粉末タイプ

- 経腸栄養剤には，液体タイプと粉末タイプの大きく2つのタイプがあります．**液体タイプは，そのまま投与することが可能**ですが，持ち運びには不便です．
- 一方，**粉末タイプは，水または50℃程度の温湯で溶かして投与**することになります．粉末タイプは軽く，持ち運びに便利ですが，溶解・調製する手間がかかります．粉末タイプの調製では，細菌の繁殖を抑えるため，溶解調製時に滅菌水か沸騰水を冷まして使用し，調製器具も，滅菌もしくは高温洗浄できるものが望ましいようです．

3 経腸栄養剤の投与方法の注意点

- 通常，経腸栄養剤をコンテナやイルリガートルなどに移して投与を行います．経腸栄養剤がバッグ内にあらかじめ収容された RTH（ready to hang）製剤 コラム もあります．RTH製剤の場合は，（RTH製剤の）接続口に直接栄養剤セットを接続するだけで，簡単に使用可能です．
- 胃ろうや経鼻胃管など，**チューブの先端が胃に留置されている場合は，1日3回といった間欠投与**を行います．それに対して，**チューブの先端が空腸など，胃の幽門部より下に留置されている場合は，**間欠投与では下痢をきたす メモ ために，24時間持続的に投与する必要があります．
- 副作用の予防対策としては，投与開始時には量を少なく設定することが必要です．1日400〜600 kcalから始めて，4〜5日かけて徐々に量を増やし，目標の投与カロリーにしていきます．

---

column ● プラスアルファの豆知識

RTH製剤とは？

- 液体の経腸栄養剤が，栄養バッグ内にあらかじめ収められており，栄養剤セットを接続するだけで使用できる製剤です．通常，吊るす前に行う「経腸栄養剤の調製」や「容器への移し替え」といった作業がすべて終わっている，つまり "吊るす（hang）準備ができている（ready)" ことから「ready to hang（RTH）製剤」とよばれています（例：ラコール® NF）．
- RTH製剤を使用すると，調製や容器に移し替えるという**手間が省ける**だけでなく，汚染の機会が減ることから，**経腸栄養剤を清潔に投与できる**という利点もあります．

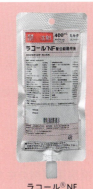

ラコール® NF

メモ　なぜ下痢が起こる？　投与速度が速すぎたり，投与量が急に増えたりするときには，悪心・嘔吐，腹部膨満，下痢などの消化器系の副作用が出やすくなる．これは，栄養剤の浸透圧差による刺激や主成分内容の腸管への刺激が原因とされている．

第1章　内服薬をつかう

4 経腸栄養剤の投与時の体位

● 経腸栄養剤を投与する際には……

押さえておきたい ★★★

患者の上半身を30°～45°に起こします．寝たままの姿勢だと，投与された経腸栄養剤が逆流して気管に入り，窒息や肺炎の原因になる危険性がありますので注意が必要です．投与後も逆流を防ぐため，30分～1時間程度は，姿勢を起こしたままにした方がよいでしょう．

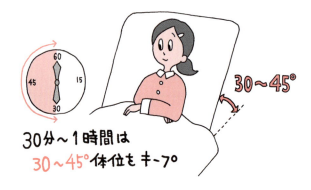

Q35 経腸栄養剤の準備で注意することは？

1 経腸栄養剤の使用温度はどれくらいがよい？

● 経腸栄養剤の使用温度は，**室温で問題ありません**．これがたとえば人肌（37℃程度，室温より高め）の温度であると，細菌繁殖に好環境であるため，細菌の繁殖を速めるおそれがあり，適切とはいえません．

● また反対に，冷蔵庫などで冷やした経腸栄養剤では，そのまま使用すると，下痢を助長するおそれがあります．したがって，室温での使用がいちばんよいということになります．

2 経腸栄養剤を調製してどのくらいの時間まで使用できる？

● 経腸栄養剤の調製後の投与可能な時間を考える場合に**問題となるのが，細菌などの繁殖**です．液体タイプ，粉末タイプにかかわらず，調製時の操作によって細菌汚染の機会が増える可能性が指摘されています．**その菌が経腸栄養剤の中で長時間放置されると，菌が繁殖する**といわれています．菌で汚染された経腸栄養剤を使用すると，**発熱，嘔吐，下痢など，食中毒と同じ症状**を起こし，また，**細菌性の下痢や消化管感染から敗血症を引き起こす**場合もあるため，十分な注意が必要です．

● 目安として，**粉末タイプは6時間，液体タイプは8時間ごとにコンテナを交換する**のがよいとされています．このような差はなぜ生じるのでしょうか？　それは，実は経腸栄養の準備以降の事情とは関係のない，それ以前の事情によるものといわれています．すなわち，それぞれの製剤過程において，液体タイプ（缶入り製剤，アルミパウチ製剤）は，滅菌状態が比較的保たれているのに対し，粉末タイプの場合は，少量（100個程度）ながら細菌が混入してしまっているといわれています．したがって，いくらボトルや調製に使う水や温湯に配慮しても，室温で管理した場合には，12時間以降に急激に細菌の繁殖が認められることになります．

● また，ある報告では，缶入りの経腸栄養剤をコンテナに移し替えると，放置後6時間から細菌培養で陽性となり，12時間後では，**安全限界である10^3 CFU/mL（CFUは細菌の数を表す単位）をはるかに超えて**，10^5 CFU/mLまで増殖するといわれています（次ページの図）．

● このような経腸栄養剤の細菌汚染を回避するために，クローズドシステム（closed system）で投与できる**RTH製剤を使用して汚染の機会を減少させる**ことができます（☞ p53）．

場面3 実際にくすりを服用するとき

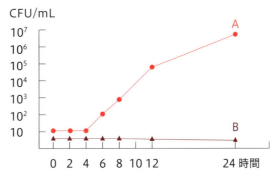

図　エンシュア・リキッド® 細菌培養試験
A：缶入り製剤をコンテナに移し替え，放置 ➡ 6時間目から細菌培養陽性となり，12時間では10^5にまで増殖．
B：500 mL RTH 製剤にラインを接続して，放置 ➡ クローズドシステムで投与できるバッグ入り（RTH 製剤）では24時間まで細菌培養陰性．
〔大熊利忠：経腸栄養法の器材とその取り扱い，管理，合併症と対策．コメディカルのための静脈・経腸栄養ガイドライン（日本静脈経腸栄養学会編），p35，南江堂，2000 より作成〕

3 液体タイプの経腸栄養剤を水でうすめて使用してもよい？

- 経腸栄養剤を水でうすめる理由は，経腸栄養剤の浸透圧を下げるためです．かつては，下痢をしている患者に対して栄養剤をうすめて投与されてきたという経緯があります．
- しかし，経腸栄養剤を水でうすめるという行為は，実は**下痢の改善に効果が認められない**ばかりか，**細菌汚染の機会を増やす**弊害のあることが指摘されています．したがって……

やってはいけない ★★☆

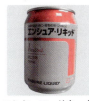

エンシュア・リキッド® 経腸栄養剤

ラコール®NF，エンシュア・リキッド® などの**液体タイプの経腸栄養剤は，投与の際には水でうすめてはいけません**．また，同様の理由から，栄養剤と白湯を投与する場合に，手間を省くために**栄養剤と白湯を混ぜて投与してもいけない**とされています．

Q36 栄養剤と投与薬剤との相互作用で注意が必要なものは何？

- 一般的に，食前，食直前，食直後，食間に投与しなければならないくすりは，**食物がくすりの吸収に大きく関与している**と考えられます．したがって，これらのくすりは経管投与であっても，厳密に用法を守る必要があります．つまり，食前薬は栄養剤の前にくすりを投与し，食後薬は栄養剤のあとにくすりを投与する……というように考えます．

- なお，くすりと経腸栄養剤の相互作用については情報量が少なく，エビデンスといえるものがあまりないのが現状です．海外では，**相互作用のおそれがあるくすりの投与前後1～2時間は，経腸栄養剤の注入を行わない**ことが推奨されています．

- 具体的には「薬効別の目」（☞ p58）を参照してください．

55

第1章　内服薬をつかう

Q37 経腸栄養剤と一緒にくすりを投与する場合，粉砕してはいけないくすり，カプセルを開封（脱カプセル）してはいけないくすりはある？

■ **「経腸栄養剤」と「くすりの粉砕」との関係は，「食事」と「くすりの粉砕」との関係と同じに考える**

- 経腸栄養剤とくすりの粉砕との関係は，「食事」の場合と同様に考えることができます（☞ p31）．以下は，繰り返しの内容になりますが，もう一度おさらいしてみましょう．

- 錠剤の場合，表面にコーティングがされていない素錠は，通常どおり，粉砕可能と思われます．また，経管投与に限っていえば，**矯味・矯臭**（味やにおいをよくする・なくす）のためのコーティングであれば，経管投与する際に，粉砕または脱カプセルをすることは，問題ありません．

- しかし，主薬の安定化，胃腸障害などの副作用の軽減，遮光・防湿目的で**コーティングをした製剤や徐放性製剤**は，経口投与と同様に，粉砕または脱カプセルによって，安定性の低下や失活（くすりの成分の分解により薬効がなくなること），胃腸障害，薬物動態の変化による治療効果および副作用の発現など，影響をきたす場合があります．そのため，**避ける必要があります**．

- 個々のくすりについて，粉砕・脱カプセルが可能かどうかをくわしく知りたい場合は，薬剤師に相談しましょう．

場面3 実際にくすりを服用するとき

Q38 胃ろう患者に栄養剤・くすりを投与する場合，とくに注意することはある？（他とのちがいは？）

1 胃ろうと経鼻胃管とのちがい

- 経腸栄養剤とくすりの投与に関して，経鼻胃管と胃ろうの患者で大きなちがいはありません．あえていえば，**胃ろうは経鼻胃管に比べてチューブが太く短いため，チューブの閉塞が生じにくい**といわれています．

2 胃ろうからくすりを注入する場合に何℃くらいの温湯で溶くのがよい？

- **粉砕したくすりを経管投与する場合**の温度については，一定の見解はありません．通常は，**室温の水で問題ない**と考えられます．
- **簡易懸濁法**〔用語〕**で溶解する場合，"55℃"が適当な温度**とされています．一部のくすりでは，温度が高すぎると凝集して固まってしまうもの（タケプロン®OD錠など）や，安定性に問題があるものもあ

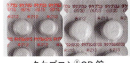
タケプロン®OD錠

ります．逆に温度が低いと錠剤やカプセルの崩壊がうまくいきません．したがって，55℃がちょうどよい温度といわれています．個々のくすりについては，薬剤師に相談するか，簡易懸濁法に関する書籍を参照しましょう．

3 くすりの溶解は与薬のどれくらい前（時間）なら大丈夫？時間が経つと薬効がなくなる？

- くすりを溶解し，懸濁後に長時間放置すると，くすりによっては安定性に影響が生じる場合があります．たとえば，タケプロン®OD錠では，懸濁後60分で酸性に耐える性質が劣化するとの報告があります．**必要以上に長時間放置すべきではありません．**

●参考文献
1) 日本静脈経腸栄養学会（編）：一般社団法人日本静脈経腸栄養学会静脈経腸栄養テキストブック，南江堂，2017
2) 日本静脈経腸栄養学会（編）：静脈経腸栄養ガイドライン，第3版，照林社，2013
3) 倉田なおみ：内服薬 経管投与ハンドブック—簡易懸濁法可能医薬品一覧，第3版，藤島一郎（監），じほう，2015

用語　簡易懸濁法　簡易懸濁法とは，錠剤粉砕やカプセル開封をせずに，**錠剤・カプセル剤をそのまま温湯に崩壊・懸濁させて経管投与する方法**である．もともと錠剤やカプセルは温湯に入れておくと徐々に崩壊するようにつくられていることから，このような投与方法が考案された．方法としては，1回に服用するくすり全部を約55℃の温湯に入れて，最長10分間自然放冷する．10分間温湯に入れて崩壊しない錠剤でも，コーティングを破壊するだけで，つぶさずに崩壊・懸濁するようになる．

| 具体的にみてみよう！

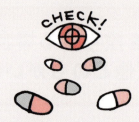

薬効別の目

☞ 栄養剤とくすりの相互作用について，抗菌薬と麻薬を例にみてみましょう．

栄養剤との相互作用（Q36, 37）についてもっと知ろう！

Q39 栄養剤と**抗菌薬**との併用について

- クラビット®（レボフロキサシン）などの**ニューキノロン系の抗菌薬と経腸栄養剤は，同時あるいは混合して投与すると，薬効が低下**します．これは経腸栄養剤に含まれているカルシウムなどとキレート（かたまり）を形成し，吸収が阻害されるためと考えられています．中でもシプロキサン®（シプロフロキサシン）がもっとも影響が大きいといわれています．

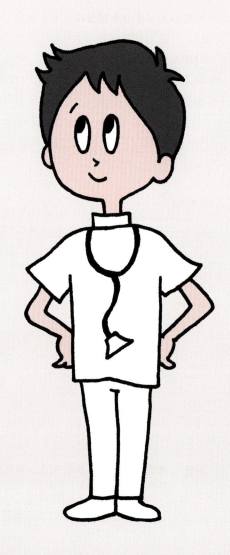

場面 3 実際にくすりを服用するとき

Q40 栄養剤と麻薬との併用について（麻薬は経管投与で使用しても大丈夫？）

- オピオイドなどの**麻薬**も，通常の経口薬と同様に，**経管投与は可能です**．しかし，経口オピオイドは，疼痛コントロールのために徐放製剤となっているため，粉砕して栄養剤と混ぜるのに適しない（粉砕することで成分が一気に溶け出してしまい，薬効作用が急速となる）ものや，注射器やカテーテルなどへの付着，カテーテルの閉塞が問題となるものがあります（表）．

- なお，もし，**粉砕してはいけない徐放性製剤のオピオイドを粉砕した場合には，徐放構造が失われ**，即効性のくすりと同様に，短時間に吸収され，**血中濃度も急上昇します**．

やってはいけない ★★★

その結果，傾眠（けいみん）や，場合によっては呼吸抑制にいたるおそれがありますので，絶対にやってはいけません．

表　経管から投与可能と考えられるオピオイド製剤

一般名	商品名	備　考
オキシコドン散	オキノーム®散	
モルヒネ塩酸塩内服液	オプソ®	
モルヒネ塩酸塩徐放性剤	パシーフ®カプセル	・脱カプセルして投与可能 ・嚥下補助ゼリーと混ぜて注入することで，注射器やカテーテルへの付着を減少させることができる
モルヒネ硫酸塩徐放性剤	カディアン®カプセル	・脱カプセルして，嚥下補助ゼリーと混ぜて注入することは可能 ・精製水，牛乳，経腸栄養剤と混ぜて注入すると，チューブが閉塞するおそれあり
モルヒネ硫酸塩徐放性カプセル	MSツワイスロン®カプセル	・脱カプセルして投与可能 ・嚥下補助ゼリーと混ぜて注入することで，注射器やカテーテルへの付着を減少させることができる ・カテーテル径が細い（10.5 Fr以下）と詰まりやすい
モルヒネ硫酸塩徐放性細粒	モルペス®	・精製水を用いた注入では，注射器やカテーテルへの付着が多い ・牛乳，経腸栄養剤，嚥下補助ゼリーと混ぜて注入すると，注射器やカテーテルへの付着量は減少する

なお，ここでいう「投与」とは，水や経腸栄養剤と混ぜてイルリガートルなどから投与するということではなく，経腸栄養投与終了後に注射器を用いて注入することを指す．

[高田慎也ほか：モルヒネ徐放性製剤（顆粒，細粒）における経管投与時の通過性・付着性の検討. Palliative Care Res 3：101-107, 2008 より作成]

（内舛　健）

第1章　内服薬をつかう

場面 **4**　効果の程度を確認して

くすりの追加・中止を判断する

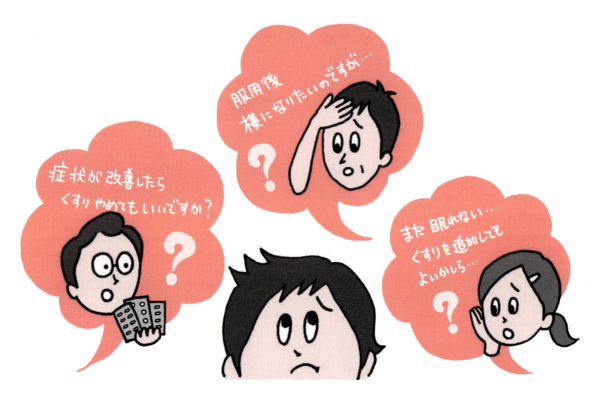

くすりを服用したあと，効いたときも，効かなかったときも，
患者からいろいろと質問があるかもしれません．

薬効と体位との関係

1 薬効と胃内容排泄速度

- 経口投与されたくすりは，胃で吸収可能な状態になったあと，**主に小腸で吸収されます**．胃からの吸収速度はきわめて遅く，ほとんどの場合は，小腸上部で吸収されると考えられています．すなわち，くすりは，胃を経て十二指腸に排出されるときに吸収されるので，**胃内容排泄速度がくすりの吸収速度に影響する**ことになります．では，この胃内容排泄速度は，どのような原因で変化するのでしょうか？

60

場面4 くすりの追加・中止を判断する

> **POINT** 服用後にすぐ臥床することなどが原因となって，上部消化管粘膜障害や消化性潰瘍などの副作用（胃もたれ，食欲低下，胸やけ，吐き気など）が起こる場合がある．

ケース3
くすりを飲んだあとに，患者が横になりたいといってきた．横たわらせても大丈夫？　（☞考え方は，p62 参照）

2 胃内容排泄速度と体位の関係

- まず，問題になるのが服用後にとる体位です．体位によって胃内容物の排泄のされやすさが変わります．胃内容物が排泄されやすい体位は，（なんとなく想像できますが）「上体を起こした体位（立位，座位など）」で，排泄されにくいのが「臥位」ということになります．

- **臥位になると，胃内容排泄速度は低下します．** 食道や胃や十二指腸などの**上部消化管にくすりが停留し，粘膜障害や消化性潰瘍の発症リスクが高まります．** したがって，睡眠薬など一部のくすりを除いては，服用後はすぐに横になるのは避けた方がよいでしょう．

- 具体的に"服用後の体位に注意が必要なくすり"には，カリウム製剤や骨粗鬆症治療薬ビスホスホネート製剤（ボナロン®，フォサマック®，アクトネル®，ベネット®，ボノテオ®，リカルボン®など）などがあります．また，**カリウム製剤**では，塩化カリウムの**局所的な粘膜刺激**作用が原因となり，潰瘍，狭窄，穿孔などを起こします．

- これらのくすりについては，添付文書^{メモ}に体位に関する注意内容も記載されているものがあります（ただし，すでに報告があるくすりのみに限ります）．添付文書も参考にするとよいでしょう．

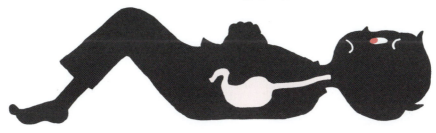

横たわると… 食道や胃にくすりがたまる

メモ 薬効と体位との関係に関する添付文書の記載　たとえば，骨粗鬆症治療薬のボナロン®の添付文書には，「30分以上上体を起こすことのできない患者に対しては，くすりの作用が上部消化管の粘膜を刺激し，上部消化管の炎症を悪化させるなどの危険があるので，投与しない」という服用方法が求められている．つまり，これは，服用→臥床→上部消化管停留→上部消化管炎症，の危険があることを示している．
（以下，添付文書の抜粋）
【禁忌（次の患者には投与しないこと）】
1.（略）
2. 30分以上上体を起こしていることや立っていることのできない患者
【使用上の注意】
1. 慎重投与（次の患者には慎重に投与すること）
(1) 嚥下困難，食道炎，胃炎，十二指腸炎，または潰瘍等の上部消化管障害がある患者［上部消化管粘膜に対し，刺激作用を示すことがあるので基礎疾患を悪化させるおそれがある．］

第1章　内服薬をつかう

③ その他の胃内容排泄速度に影響する要因

- **胃内容排出速度**は，①**体位（臥位）**の他にも，②**高齢**や，③**高脂肪食**によっても**低下**します．また，④**薬効**による原因も考えられます．たとえば，胃腸の蠕動運動を止める作用のある抗コリン薬や抗ムスカリン薬，あるいは抗てんかん薬やパーキンソン病治療薬などの服用によっても，胃排出遅延を起こすことがあります．

- さらに，⑤**疾患**によっても胃排出遅延を引き起こす可能性があります．たとえば，糖尿病による自律神経障害，胃潰瘍，逆流性食道炎，肝硬変，甲状腺機能低下症などです．また，心肥大によって食道が圧迫され狭窄する場合も，**消化管通過に障害が生じるため，同様にくすりが停留し，消化性潰瘍発症のリスクが高まります**．

ケース3の考え方

- 一般的に，くすりの吸収の妨げになり，あるいは，消化管の粘膜障害のリスクをともなうことから，臥位になること（横たわること）は避けた方がよいでしょう．
- ただし，患者によっては，体位を保つのが困難な場合もありますので，とくに臥位を避けなければならないくすりについては，絶対禁忌にするとしても，そうでないものについては，**患者の状況をみて許容する**といったように，メリハリをつけることも大切です．

場面4 くすりの追加・中止を判断する

薬効の程度を確認する ― 「薬効がみられないとき」「薬効がみられたとき（治癒したとき）」どうすればよいか（くすりの追加・中止の判断方法）

■ **効果がみられないとき・みられるときの対処法**

- 服用後は，薬効があるかどうかを確認します．このときに迷うのが，"薬効がみられないときに追加投与してよいのか" "薬効がみられるときにくすりを減量・中止してよいのか" ということです．

- また，少しこみ入った話ですが，たとえば "食後にくすりを服用したけども，なんらかの原因で食物と一緒に服用したくすりを吐いてしまった" という場合に，もう1回新しいくすりを服用した方がよいのか，それともそのまま放っておいた方がよいのか……といったようなことも迷うところです．

Q41 薬効がみられないとき…… 服用しても効かない場合，追加してもよい？

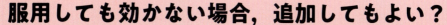

ケース 4
患者が「寝る前に睡眠薬を1錠飲んで，もう2時間経つけど，まだまだ眠れそうにないから，もう1錠飲みたい」と言っている．追加して服用させても大丈夫？　　　　　　　　　　（☞考え方は，p68参照）

- くすりは，もちろん決められた分量を服用することが原則になりますが，ときとして，それだけでは期待どおりの効果が得られない場合があります．**ケース4**にあるように，**睡眠薬**などが一つの典型例となります．睡眠薬を飲んでも眠れないことはよくあるケースです．では，そのような場合，どう対処すればよいでしょうか．すぐに思いつくのが「くすりの追加」ですが，はたして，簡単に追加してもよいものでしょうか．

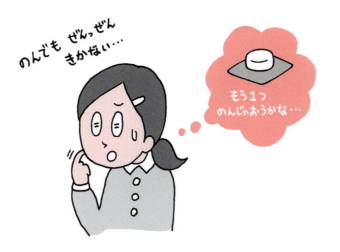

63

第1章　内服薬をつかう

- まず，くすりの追加を考えるときには，その前に少し立ち止まって考える必要があります．はじめに，①そもそも定期の**くすりが確実に投与されたかどうかを確認する**必要があります．その上で次に，②**くすりが投与された時刻とくすりの作用発現時間はどれくらいかも確認する**必要があります．つまり，くすりの効き目がないのは，単に服用したくすりの効果が，まだ発現されていないだけ（もしくは，もともと徐々に薬効が発現される設計であるため）かもしれないからです．

- そして，①が確認され，②についても作用が発現するはずの時間であることが確認されたら，それでは**いよいよ追加投与か……ということにはなりません**．くすりの種類にもよりますが，おおまかにいえば，追加投与は，**過剰投与による副作用のおそれがあるため**，あまり勧められていません．できるだけ他の方法によって効果を実現すべきという考え方が一般的です．

- 具体的な対処法については，すべてのくすりをひとくくりに語ることは難しいので，くすりの種類ごとに考えることが必要です．p66以降の「薬効別の目」で，糖尿病治療薬，降圧薬，睡眠薬について考えてみることにします．

Q42　くすりを飲んだあとに吐いたとき，もう1回追加して飲んでもよい？

1 嘔吐物の中にくすりがあるかどうかで判断する

- 服用後すぐに嘔吐した場合は，まず嘔吐物の中にくすりがあるかどうかを確認します．もし，①**嘔吐物の中にくすりが認められる場合**は，通常，**再度新たなくすりを服用**してもらいます．

- もし，②**嘔吐物にくすりが認められない場合**や，③**服用から時間が経過している場合**には，再服用による過剰投与となることを懸念して，**服用しないようにする**ことが多いです．

2 くすりの種類によっては慎重に判断する

- ただし，くすりの中でも，ヒト免疫不全ウイルス（HIV），B型肝炎ウイルス，C型肝炎ウイルスなどに対する**抗ウイルス薬**や，**免疫抑制薬**，**抗てんかん薬**などは，より確実な服用が求められるくすりです．服用ができていないと，病状の悪化や再発，耐性を引き起こすことがあるため，嘔吐後にさらに服用するかどうかについて，慎重に考える必要があります．具体的な方法は，医師の指示を確認しましょう．

場面 4 くすりの追加・中止を判断する

Q43 薬効がみられたとき，つまり……
症状が改善したら，服用を中止してもよい？

- では，Q41 とは反対に，くすりの服用により効果がみられ，対象となる症状や疾患がおさまったようにみえる場合には，**患者は，自己判断でくすりの服用をやめてよいものでしょうか？**

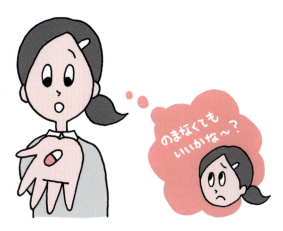

- この場合については，感冒（かぜ）や白癬菌（水虫）のように治癒する疾患でも，**医師から指示されている期間は服用する必要**があります．自己判断による服用の中断によって症状が悪化したり，抗菌薬の場合には，薬剤耐性菌発現の原因となったりするため，服用時に体調の異変がない限り，服用をやめないことが重要です．この点についても，p69 以降の「薬効別の目」で，降圧薬，睡眠薬，抗てんかん薬，下剤について，具体的に確認してみましょう．

具体的にみてみよう！

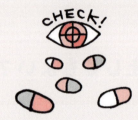

薬効別の目

☞ 効かないときに追加してよいかに関連して，糖尿病治療薬，降圧薬，睡眠薬，症状が改善したときに減量・中止してよいかに関連して，降圧薬，睡眠薬，抗てんかん薬，下剤についてみてみましょう．

効かないときに追加してよいか（Q41）についてもっと知ろう！

Q44 糖尿病治療薬を服用しても血糖値が下がらない場合はどうすればよい？

● 経口血糖降下薬は，主に食事による血糖値の上昇を抑えるために服用します．主な血糖降下薬を**表**に示します．

表　経口血糖降下薬の分類

薬効分類	作用機序	主な商品名	用法
αグルコシダーゼ阻害薬（α-GI）	砂糖（ショ糖）などの二単糖を分解するαグルコシダーゼを阻害して，食後血糖値の上昇を抑える	グルコバイ®，セイブル®，ベイスン®	食直前
速効型インスリン分泌促進薬	膵β細胞に短時間作用して，インスリンを分泌させ，食後血糖値を下げる	グルファスト®，スターシス®ファスティック®，シュアポスト®	食直前（グルファスト®5分以内，スターシス®・ファスティック®・シュアポスト®10分以内）
配合錠：速効型インスリン分泌促進薬＋α-GI	上記，速効型インスリン分泌促進薬とα-GIの欄，参照	グルベス®	毎食直前
スルホニル尿素（SU）類	膵β細胞に作用して，インスリンを分泌させ，血糖値を下げる	アマリール®，オイグルコン®，ダオニール®，グリミクロン®	食前または食後
インスリン抵抗性改善薬	末梢の細胞に作用して，インスリンを細胞に取りこみやすくして，インスリン抵抗性を改善する	アクトス®	朝食前または朝食後
配合錠：インスリン抵抗性改善薬＋SU類	上記，SU類と，インスリン抵抗性改善薬の欄，参照	ソニアス®	朝食前または朝食後
ビグアナイド類	主に肝臓での糖新生を抑えて，血糖値を下げる	メトグルコ®	食後，食直前または食後
配合錠：インスリン抵抗性改善薬＋ビグアナイド類	上記，インスリン抵抗性改善薬と，ビグアナイド類の欄，参照	メタクト®	朝食後
DPP-4阻害薬	インスリン分泌作用を促進したり，血糖値を上昇させるグルカゴン分泌を抑制する，GLP-1の分解を阻害する	グラクティブ®，ジャヌビア®，エクア®，ネシーナ®，トラゼンタ®，テネリア®，スイニー®，オングリザ®	1日1回（エクア®のみ1日1回または2回）
		ザファテック®，マリゼブ®	週に1回
配合錠：DPP-4阻害薬＋インスリン抵抗性改善薬	上記，DPP-4阻害薬とインスリン抵抗性改善薬の欄，参照	リオベル®	朝食前または朝食後
配合錠：DPP-4阻害薬＋メトホルミン（ビグアナイド類）	上記，DPP-4阻害薬とビグアナイド類の欄，参照	エクメット®，メトアナ®	1日2回朝夕
		イニシンク®	1日1回食直前または食後
SGLT2阻害薬	腎でのブドウ糖再吸収阻害による尿中ブドウ糖排泄促進	スーグラ®	朝食前または朝食後
		フォシーガ®	1日1回
		ルセフィ®，アプルウェイ®/デベルザ®，カナグル®，ジャディアンス®	朝食前または朝食後
配合錠：DPP-4阻害薬＋SGLT2阻害薬	上記，DPP-4阻害薬とSGLT2阻害薬の欄，参照	カナリア®，スージャヌ®，トラディアンス®	朝食前または朝食後

場面 4 くすりの追加・中止を判断する

効かないときは追加してもよい？

- αグルコシダーゼ阻害薬や速効型インスリン分泌促進薬は，食直前に服用します．食事を摂取した場合には，ある程度時間が経過してからくすりを追加服用したとしても，ほとんど吸収されず，**期待する効果が得られません**．
- また，スルホニル尿素（SU）類の場合には，**過度に血糖を下げて，低血糖になる危険性がある**ため，通常は，追加服用は行わないようにします．SU類が無効な場合は，医師の判断のもと，インスリン製剤など，他のくすりへ変更します．
- なお，一般的に，経口血糖降下薬については，血糖値やその推移をみて，用量の調整や他のくすりの追加を行います．一時的な血糖値だけをみて処方を変更することはありません．
- インスリン注射の場合には，**超速効型インスリン分泌促進薬などを患者の食事摂取量をみて，食直後に注射することもあります**．この場合も医師の指示が必要です．

Q45　降圧薬を服用しても血圧が下がらない場合はどうすればよい？

- まず，「一過性の血圧上昇は，必ずしも緊急に降圧しなければならないわけではない」ことを確認する必要があります．血圧が上昇しても，重篤でなければ，緊急な降圧薬の服用は不要です．

効かないときは追加してもよい？

- 最近の降圧薬は，1日1回や2回服用するような"作用時間の長いタイプ"，つまり薬効が強めの降圧薬が多いため，**追加服用すると過度に血圧が下がりすぎて，副作用が発現するおそれがあります**．したがって，追加投与はなるべく行わないのが賢明です．また，1日1回服用で，長時間持続型の**アダラート®CR錠**（一般名：ニフェジピン）のように，降圧リズムを製剤設計しているくすりもあるので，「効きがわるい」からといって，安易に追加投与を行うべきではありません．

追加投与以外の対処法

- また"追加投与"の検討に入る前に，まずは，**血圧上昇を引き起こす原因（疼痛や尿閉など）を取り除く**ことが大事です．
- それらの"原因"を取り除いたあとに，それでも血圧測定値が高い場合には，1日2回服用タイプの**中間持続型のカルシウム拮抗薬やACE阻害薬**などを内服する場合もあります．ただし，このときにも，**急速・過度降圧による脳梗塞や心筋梗塞を引き起こすおそれがある**ため，十分な注意を払う必要があります．可能ならば，前の服用から6〜8時間の間隔を空けて服用するのが好ましいです．

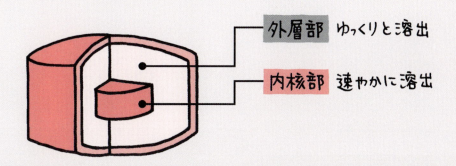

有核二層構造のアダラート®CR錠
外層部　ゆっくりと溶出
内核部　速やかに溶出

67

具体的にみてみよう！

Q46 睡眠薬を服用してもなかなか眠れない場合，または途中で目が覚める場合はどうすればよい？

- 睡眠薬がなかなか効かず眠れない場合は，もしかするとその患者の**不眠のタイプと選択した睡眠薬との相性がよくない**のかもしれません．そうならないためにも，まず患者の不眠のタイプを正確に見極める必要があります．その上で，そのタイプにもっとも適した睡眠薬（表）を選択することが大切です（☞p223, 224）．
- 服用時間（時刻）が正しいかどうかも確認しましょう．睡眠薬は，就寝前に服用する場合，就寝の約30分前に睡眠薬を服用するのが一般的です．ただ，**超短時間作用型のくすりでは，服用後，早めに床に就く**ことが勧められています．

 ケース4の考え方

- 原則としては，定期の服用に追加して睡眠薬を服用すると，翌日までくすりの作用が残り，眠気やふらつきなどの「持ち越し効果」（☞p222）があらわれることがあり，追加服用はしない方がよいです．
- しかし，超短時間作用型の睡眠薬であれば，一定の場合に追加服用が認められることがあります（短時間作用型以外は，原則どおり追加服用はできません）．たとえば，なかなか寝つけないときは，起床予定時刻より4〜5時間以上あることを確認して，超短時間作用型を通常の服用量の半分量を追加して服用することが推奨されています．

表　主な睡眠薬の分類

分類		一般名	先発の商品名	最高血中濃度到達時間：T_{max}（時間）	消失半減期：$T_{1/2}$（時間）
超短時間作用型	非BZP系	ゾルピデム	マイスリー®	0.7〜0.8	1.8〜2.3
		ゾピクロン	アモバン®	0.8	3.9
		エスゾピクロン	ルネスタ®	0.8〜1.5	4.83〜5.16
短時間作用型	BZP系	トリアゾラム	ハルシオン®	1.2	2.9
		ロルメタゼパム	エバミール® ロラメット®	1〜2	10
		ブロチゾラム	レンドルミン®	1.5	7.0
		エチゾラム	デパス®	3.3	6.3
中時間作用型		フルニトラゼパム	サイレース®	1〜2	6.8
		ニトラゼパム	ネルボン®，ベンザリン®	1.6	27
長時間作用型		クアゼパム	ドラール®	3.4	36
メラトニン受容体作動薬		ラメルテオン	ロゼレム®	0.75〜0.88	0.9〜1.1
オレキシン受容体拮抗薬		スボレキサント	ベルソムラ®	1.5	10.0

BZP：ベンゾジアゼピン

症状が改善したときに減量・中止してよいか（Q43）についてもっと知ろう！

Q47 血圧が下がった場合の**降圧薬**の減量・中止について

- 高血圧のほとんどは原因が特定できない「本態性高血圧」です．中には，塩分過多な食事や運動不足，睡眠不足，ストレス，飲酒，喫煙などの生活習慣を改善することで，徐々に血圧が下がることがあるため，降圧薬を減量し，あるいはやめても支障のないこともあります．
- しかし，基本的には，**降圧薬は，解熱薬のように数値が下がったからといってやめてよいくすりではありません．**患者の自己判断で服用を中止すると，服用前よりもかえって**血圧が急に高くなることがあり，大変危険**といえます．したがって，くすりを飲んで血圧が安定している場合にも，**勝手にくすりを減らしたり，服用をやめたりしてはいけません．**
- もちろん，血圧が下がりすぎてふらつきがある場合や，倦怠感や頭痛などの自覚症状がある場合には，くすりを減量または中止・変更する必要があります．医療従事者としては，そのような徴候がないか，患者の訴えに耳を傾けることが大切です．

Q48 不眠症状が改善している場合の**睡眠薬**の減量・中止について

睡眠薬を長く飲んでも"くせ"になることはない？

- 現在よく使用されている**ベンゾジアゼピン（BZP）系薬は**，2017年3月21日付の厚生労働省医薬・生活衛生局の通知ではわが国での承認用量でも，長期に連用すると依存が形成される場合があると通告しています．しかし，適正な用量・用法を守って使えば，呼吸抑制などの重篤な副作用は少ないので，漫然とした**長期間使用は避けます．**

睡眠薬の服用をやめるためにはどうしたらよい？

- 不眠症状が十分に改善しているのであれば，漠然と睡眠薬を使用する必要はないので，睡眠薬の減量や中止を試みることも大切です．ただし，**超短時間作用型や短時間作用型の睡眠薬**（☞前ページの表参照）を長期間服用していた場合に，急に減量したり，服用を中断したりすると**反跳性不眠**といって，**以前よりも強い不眠が出る**ことがあり，重篤な場合には，不眠の他に不安・焦燥，振戦，発汗や，まれにせん妄，けいれんなどの**退薬症候（離脱症候）**や原疾患の悪化が出ることもあります．したがって，睡眠薬の減量や中止については，主治医に十分相談した上で，その指示を守ることが大切です．
- ちなみに，**睡眠薬の減量方法は，**たとえば下の**図**のように行います．このような方法にのっとる場合でも，反跳性不眠や退薬症候があらわれないか配慮しながら，徐々に減量していく必要があります．

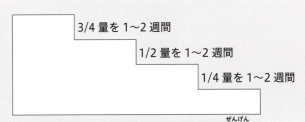

図 超短時間・短時間作用型の睡眠薬の漸減法

具体的にみてみよう！

Q49 けいれんが出なくなった場合の抗てんかん薬の減量・中止について

- 抗てんかん薬は，決められた量を毎日服用することが大切です．治療効果もその薬物血中濃度と密接しています．そのため患者個々に適した薬物血中濃度になるよう，定期的に血中濃度を測定して投与量を調節し，くすりの有効性や安全性を得ています．
- けいれん発作がしばらくないからといって，**自己判断で勝手にくすりの量を減らしたり，中断したりするのは大変危険**です．勝手に服用をやめると，発作が出やすくなったり，止まらなくなったりするおそれがあり，ときには意識が消失したりすることもあります．意識が戻らないうちに再びけいれんが起きるといった「けいれん重積状態」になることもあり，最悪の場合には，死にいたることもあります．
- あくまで，くすりを規則正しく服用することによって発作が抑制されていますので，服用後けいれん発作がない状態が数年継続し，脳波検査で問題なければ，徐々にくすりを減量していくことができます．ただし，この減量中に発作が再発したり，脳波が著しく悪化したりするときには，やはりくすりの中止はできません．

Q50 便秘が改善している場合の下剤の減量・中止について

- 便秘には，その発生機序から，①大腸の機能低下・異常による「**機能性便秘**」と，②大腸あるいはそれ以外の疾患にともなう大腸の器質的疾患を原因とする「**器質性便秘**」の2つに大別されます．
- ①「機能性便秘」については，**適度な運動を行い，繊維質の多い食事や十分な水分**を摂取し，それでも改善されない場合については，**下剤**を使用します．
- 下剤の服用によって排便があり，便秘にともなう腹痛や吐き気，食欲不振，腹部膨満感などの症状が改善されれば，下剤を服用し続ける必要はありません．
- ただし，麻薬や抗コリン薬など便秘を起こすおそれのあるくすりが処方される場合は，予防的に下剤の服用を続けてもらう場合があります．下剤によって排便があるものの，急激な便意や腹痛などの症状がある場合は，1回の使用量を減量するか，腸への刺激性の弱い他のくすりへの変更も検討する必要があります．

器質性便秘の場合，耐薬性がある場合はどうする？

- ②「器質性便秘」の場合は，まず，**原因疾患の治療が最優先**となります．
- また，**大腸・直腸を刺激する下剤を長期に大量使用している場合には，くすりに対する反応がわるくなる現象……すなわち，耐薬性が出やすくなります**．
- これらの場合の問題点として，服用中止後，**自力による排便が難しくなることがあります．これを「常習性」といいます**．常習性をもつにいたった場合は，下剤の増量や併用によって対応し，それでも排便が困難な場合は，浣腸や摘便を行います．
- ①「機能性便秘」の場合も，下痢によって起こりうる副作用を考えれば，**できる限りくすりに頼らずに改善させる**ことが大切です．
- **腸粘膜を刺激する下剤**の一覧を示します（表）．

表 腸粘膜を刺激する下剤

	分類	一般名（主な商品名）
内服薬	大腸刺激	ダイオウ（ダイオウ®末），センノシド（プルゼニド®など），センナ（ヨーデル®Sなど）
		大建中湯などの漢方薬
		ピコスルファート（ラキソベロン®内用液・錠）
	小腸刺激	ヒマシ油，加香ヒマシ油，マルツエキス（乳幼児用）
	腸管分泌 腸管輸送促進 大腸過敏改善	リンゼス®
外用薬	直腸・大腸刺激	グリセリン（グリセリン®浣腸液）
	結腸・直腸刺激	炭酸水素ナトリウム・無水リン酸二水素ナトリウム配合（新レシカルボン®坐剤），ビサコジル（テレミンソフト®坐剤）

場面 4 くすりの追加・中止を判断する

これらの下剤は，**弛緩性便秘や慢性的な便秘に使用**されることで，とくに有効性を発揮します．内服の下剤は，作用の発現に6～12時間必要であり，個人差があります．いずれにしても，少量からの使用で耐薬性（効果が減る）を遅らせることができますので，あまり乱用しないように注意しましょう．下剤の使用の前に**食事や排便習慣などを見直した上で，頓服**から使用し，**徐々に服用量を増やすか**，酸化マグネシウムなどの緩下薬やパンテチンなど，**腸運動を亢進させるくすり**などを併用して工夫します．

● 腸粘膜以外に作用する下剤の一覧を示します（表）．

表　腸粘膜以外に作用する下剤

	分類	一般名（主な商品名）
内服薬	腸液分泌促進	ルビプロストン（アミティーザ®）
	胆汁酸再吸収抑制	エロビキシバット（グーフィス®）
	オピオイド誘発性便秘症	ナルデメジン（スインプロイク®）

●『慢性便秘症診療ガイドライン2017』に詳しく記載されていますので参考にしてみてください．

● **参考文献**
1) 荒木博陽, 野元正弘(編)：医薬品過誤プレアボイド―落とし穴に気をつけて！, 南江堂, 2008
2) 五味田裕, 荒木博陽(編)：根拠がわかるナース・薬剤師のための医薬品Q＆A, 南江堂, 2003
3) 深堀元文(監)：精神科の薬と患者ケアQ＆A, 第3版, じほう, 2014
4) 浦部晶夫ほか(編)：今日の治療薬2019, 南江堂, 2019

（加戸 佳己）

---

column ● 注意が必要なくすり

ニフェジピン
（アダラート®カプセルなど，降圧薬）

なぜ注意が必要か

● 医療現場では，**高血圧時**[メモ]に速やかに血圧を下げるためニフェジピンカプセル（アダラート®カプセル）を舌下投与するという習慣が残っています．

● しかし，ニフェジピンカプセルの中身は，舌下投与しても吸収されにくく（舌下投与しても意味がない！），また，ひとたび吸収されると，血中濃度の立ち上がりが早く，過度の降圧や反射性頻脈を起こします．**ニフェジピンカプセルの舌下投与は，まったくの間違った習慣であり，行ってはいけません．**

リスク予防の判断とその方法

● 何よりまず，**高血圧になってもニフェジピンの舌下投与は行わないことを知っておくこと**，またそのことを患者に伝えることが，いちばん有効な予防方法です．

● また，ニフェジピンを使用する際には，過度の**降圧**が生じていないか，あるいは**反射性頻脈**が生じていないか，また**めまい，立ちくらみ，全身倦怠感**などといった症状が生じていないかを確認するとともに，心拍数などの**バイタルサイン**を確認します．

もしものとき（副作用発現時）の対処法

● 副作用として過度の血圧低下が実際に生じてしまったときは，**下肢を挙上**し，医師の指示のもとで，**昇圧薬**を使用します．

（竹内 昌子）

メモ　高血圧のみかたについて確認しよう　高血圧をみるときは，①緊急症と②切迫症の区別が大事になる．この区別は，臓器障害の急速な進行があるかないかで判断する．①高血圧緊急症（臓器障害の急速な進行がある）の場合は，注射薬の降圧薬を使用することになり，②高血圧切迫症（臓器障害の急速な進行がない）の場合では，降圧治療を数時間以内に開始し，そのあと24～48時間かけて，主に内服薬で比較的ゆっくり血圧を下げていくことになる．

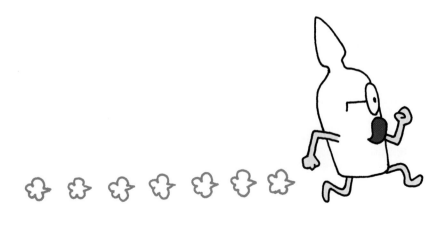

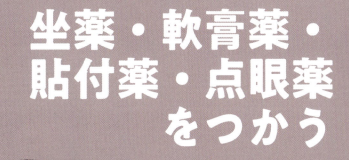

第2章
坐薬・軟膏薬・貼付薬・点眼薬をつかう

ここでは,坐薬(**場面⑤**)・軟膏薬(**場面⑥**)・貼付薬(**場面⑦**)・点眼薬(**場面⑧**)の具体的な使い方についてみてみましょう.また,使い方の背景をなす基本についても押さえておきましょう.根拠を把握した上で,くすりを扱う臨床場面に臨むことが大事です.

第2章　坐薬・軟膏薬・貼付薬・点眼薬をつかう

場面 5　坐　薬
を正しくつかう

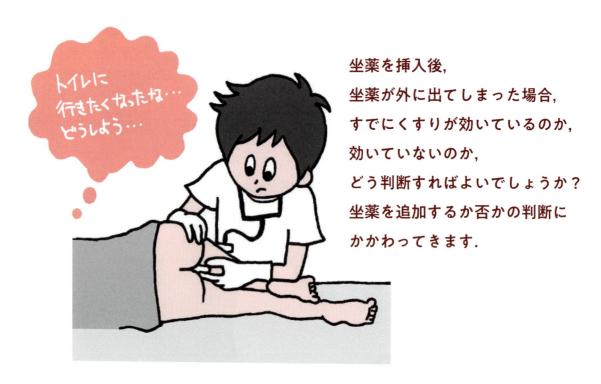

坐薬を挿入後，
坐薬が外に出てしまった場合，
すでにくすりが効いているのか，
効いていないのか，
どう判断すればよいでしょうか？
坐薬を追加するか否かの判断に
かかわってきます．

ケース 5
坐薬の挿入前に排便をすませたはずなのに，挿入後に患者が便意をもよおし，トイレに行きたいと言っている．許しても大丈夫？

（☞考え方は，p77参照）

■ 坐薬の特徴

- 一般に外用薬とよばれる医薬品の一つに「坐薬」があります．①くすりを口から**飲めなかったり**，**吐いてしまったりする患者の場合**，②**小児や高齢者**に確実にくすりを投与する場合，③**口から服用すると効果が極端に減弱してしまう場合**，などの与薬方法として，広く用いられています．

- 坐薬は，直腸下部の粘膜から，胃などの**消化管を通らず直接吸収**されるくすりです．そのため，**短時間で効果があらわれ**，くすりを分解する肝臓を通過せずに全身循環に入りますので，よく効きます．また，胃腸内で分解されないため，**胃腸障害が起こりにくい**という特徴もあります．

- 期待する坐薬の効果を得るためには，これらの坐薬の特徴をよく理解しておく必要があります．

> **POINT**　坐薬には，内服薬とはちがうさまざまな特徴があり，使い方を理解していないと，期待される効果が得られないことがある．

場面 5 坐薬を正しくつかう

Q51 複数の種類の坐薬を挿入する場合に、順番や空ける時間を考えた方がよい？

■ 坐薬の性質から考える

- 坐薬は、**主成分**（薬効成分）と**基剤**（坐薬の形状を保つもの）からなり、**体内で基剤が溶けて主成分を放出する**しくみになっています。
- 基剤〔メモ〕には、**水溶性**のものと**脂溶性**のものがあります（添付文書で確認できます）。水溶性基剤は、直腸内の**水分を吸収して溶け**、脂溶性基剤は、直腸内で**体温によって溶けて吸収されます**。そのため、脂溶性基剤のくすりは、冷所保存のものが多く、手で触ると体温により溶けはじめる特徴があります。しかし、水溶性基剤のくすりは、融点が体温より高いものが多いため、脂溶性基剤のくすりより溶けにくい性質があります。
- **効果のちがう坐薬を同時に使用する場合**、水溶性・脂溶性のちがいによって、一方の坐薬の成分が、もう一方の坐薬の基剤に吸収されてしまい、体内への吸収が遅くなったり、吸収されなくなったりして、**期待する効果を得られなくなる場合があります**。そのとき原則として、同時に使用することは避け、順序をつけることが必要です。具体的には、**緊急を要するくすりを先に使用**し、**少なくとも30分以上間隔を空けて**、他の坐薬を使用すべきです。
- 少しイメージしにくいかもしれませんので、「薬効別の目」で具体的に確認してみましょう（☞ p78）。

---

column ● プラスアルファの豆知識

坐薬を挿入するコツ

坐薬の挿入は、①乳幼児の場合には、おむつを替えるときのような両足を上げた状態で行うと、腹圧がかかりにくく、スムーズに坐薬を挿入できる。両足を持ち上げて挿入し、挿入後に足をゆっくり伸ばすと、うまく収まる。②成人の場合には、横向き（側臥位）に寝たまま挿入する場合には両足を曲げ、体を"く"の字に曲げるようにする。挿入後、しばらく動かないようにしていて、2〜3分後にゆっくり足を伸ばすと、肛門内にうまく収まる。

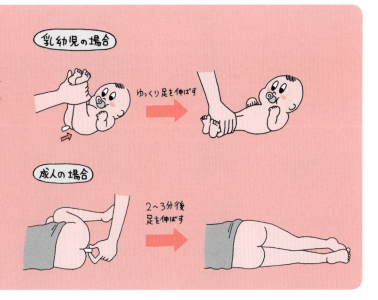

メモ　坐薬の基剤別分類　基剤は、軟膏薬や坐薬などの製造に際して使われる主たる賦形剤であり、くすりの形状や配合薬を保持する役割をもつ。基剤の種類によって、使用感や水分保持能などが異なる。「脂溶性」「水溶性」の基剤が用いられているものとして、たとえば、以下のような坐薬がある。

脂溶性　アルピニー®、エポセリン®、セニラン®、ワコビタール®、テレミンソフト®、ボルタレン®、新レシカルボン®、フェルデン®、サラゾピリン®、リンデロン®、フトラフール®、アンペック®

水溶性　エスクレ®、ダイアップ®、ナウゼリン®、レペタン®

第2章　坐薬・軟膏薬・貼付薬・点眼薬をつかう

Q52 坐薬を1/2個挿肛（そうこう）という指示が出たが，カットのしかたは自由？

坐薬のかたちからカットの方法を考える

- 小児や高齢者に坐薬が処方される場合，1回1個では量が多いため，よく1回に「1/2個」や「2/3個」使うように指示される場合があります．この場合どうすればよいでしょうか？
- **坐薬のかたち**は，挿入しやすいように先細りした魚雷型（ぎょらい）で，挿入側（頭側）が大きく，末尾側（尻側）がやや小さいかたちをしていることがわかります．**挿入したときに自然に直腸内に入り，再排出されにくいように工夫されています．**

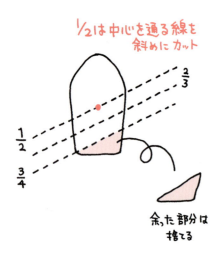

1/2は中心を通る線を斜めにカット

余った部分は捨てる

- このようなかたちですので，はさみなどでカットして「1/2個」の坐薬をつくる場合，単に坐薬の中央で横まっすぐに切ってしまうのでは，くすりの量は半分にはならず，「頭側」の分量が多く，「尻側」の分量が少なくなります．また，縦半分に切ると，角が多くなり，挿入時に肛門を傷つける可能性があります．この方法も避けた方がよいでしょう．
- そこで，左の図のような切り方をするのが一般的です．また，坐薬が温まり軟らかくなると切りにくくなるため，**なるべくカット直前まで冷蔵庫など冷たい所に置いておき，包装の上から清潔なはさみやナイフで切ります．**

やってはいけない ★☆☆

なお，坐薬をカットした場合，**残った方の坐薬は，使用してはいけません．** 開封後，時間の経った坐薬は清潔ではありませんし，また切った残りの方は角が多くなるため，挿入時に肛門を傷つけることがあります．もったいない気もしますが，廃棄することにします．

押さえておきたい ★☆☆

また，（これは坐薬をカットしたときに限らない話ですが）**挿入時には，坐薬の先端部分を手で少し温めて角を溶かして使用すると，** さらに肛門を傷つけずに，スムーズに挿入することができます．

場面5 坐薬を正しくつかう

Q53 坐薬が途中で出てしまった場合，新たなものを挿す方がよい？

■ 3段階に分けて判断する

①挿れた坐薬がすぐ出てしまったら，**まだ坐薬が指で持てる場合（まだ溶けていない状態のとき）**は，そのまま**再度挿入**します．

②**10分以内**に出てしまい，固形の状態だが指で持てない状態のときは，もう一度，**新しいものを挿れ直します**．坐薬が液状になっていたらすでに成分が吸収されている可能性があるので，下記③に準じます．

③**10分以上**経っていれば，すでに成分がかなり吸収されている可能性が高いので，新しい坐薬を**追加せずに**，効果があらわれるのを待ちます．もし**効果があらわれはじめるだろうと考えられる時間になっても，効果があらわれないようであれば，坐薬を追加します**．

> **ケース5の考え方**
>
> ● 坐薬の挿入後，患者が異物感や便意を感じて，トイレに行きたいと言うことがあります．とくに，冷蔵庫から出したばかりの冷たく硬い坐薬を挿入すると，腸が刺激され，あるいは坐薬の挿入後，その異物感によって便意をもよおします．
> ● ただ，その際に便意を感じても，坐薬が溶けはじめると，おさまることが多いので，しばらくがまんしてもらうのがいちばんよいです．投与後しばらくおむつや下着の上から肛門を押さえておくと出てきにくいです．
> ● どれくらいの時間がまんしてもらえばよいかというと，薬効があらわれはじめる30〜40分後までということになります．そのころには，多くの成分が身体に吸収されていますので，トイレに行っても問題ありません．
> ● なお，「腸への刺激」の予防法は，坐薬を少し手の中で温めることです（袋の上から手を包みます）．こうすると，挿入しやすくなりますし，腸の刺激も軽減できます．

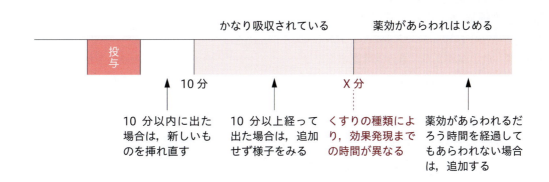

●参考文献
1) 荒木博陽, 野元正弘（編）：医薬品過誤プレアボイド—落とし穴に気をつけて！, 南江堂, 2008
2) 五味田裕, 荒木博陽（編）：根拠がわかるナース・薬剤師のための医薬品Q&A, 南江堂, 2003
3) 厚生労働省インフルエンザ脳症研究班：インフルエンザ脳症ガイドライン, 改訂版, 2009

具体的にみてみよう！

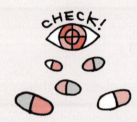

薬効別の目

☞ 坐薬の相互作用に関連して，抗てんかん薬と解熱鎮痛薬，解熱鎮痛薬と制吐薬についてみてみましょう．

複数の種類の坐薬を併用する場合（Q51）についてもっと知ろう！

Q54 抗てんかん薬の坐薬と解熱鎮痛薬の坐薬を併用するときの注意点は？

- 熱性けいれんは，高熱をともなうときに起こる全身のけいれん発作で，熱性けいれんの既往がある場合は，抗てんかん薬であるジアゼパム（ダイアップ®）と，解熱鎮痛薬のアセトアミノフェン（アンヒバ®）がよく併用されます．
- 抗てんかん薬の坐薬と解熱薬の坐薬とでは，基剤が異なります．ダイアップ®の基剤は**水溶性**で，アンヒバ®の基剤は**脂溶性**です．同時に使用すると，溶けた抗てんかん薬（ダイアップ®）の成分が，直腸内腔の解熱鎮痛薬（アンヒバ®）の基剤に一部取りこまれ，体内への吸収が遅くなり，また効果も不十分になります．

ダイアップ®座剤

アンヒバ®座剤

- 熱が上がってきたら（38℃前後）少し早めに，より緊急を要する**抗てんかん薬**を挿入し，少なくとも**30分以上間隔を空けて解熱鎮痛薬**を使用することが重要です．

Q55 解熱鎮痛薬の坐薬と制吐薬の坐薬を併用するときは？

- 高い熱が出て，吐き気があるとき，制吐薬のドンペリドン（ナウゼリン®）と解熱鎮痛薬のアセトアミノフェン（アンヒバ®）がよく併用されます．
- この組み合わせの場合も，ナウゼリン®の基剤は**水溶性**，アンヒバ®の基剤は**脂溶性**です．したがって，同時に使用すると，溶けた制吐薬（ナウゼリン®）の成分が直腸内腔の解熱鎮痛薬（アンヒバ®）の基剤に一部取りこまれ，体内への吸収が遅くなり，効果も不十分になります．
- **まず制吐薬**を入れ，少なくとも**30分以上間隔を空けて解熱鎮痛薬**を使用します．

> **患者指導のツボ**
>
> - 解熱鎮痛薬の投与時は，場合によってはすぐに熱が下がらず不安になり，さらにもう1個続けて使いたいと思う患者もいます．しかし，解熱鎮痛薬は体温を下げるくすりなので，必要以上に使用すると平熱以下になり，**体温の下がりすぎが原因でショックを起こす**ことがあるので注意が必要です．その他にも，解熱鎮痛薬を必要以上に使用すると，重大な副作用を引き起こすおそれがありますので，絶対に禁忌です．患者には，副作用について具体的な内容（たとえば，**スティーブンス・ジョンソン症候群**や**肝障害**の発現）も含めてしっかり伝えることが大事です．
> - 一般的には，挿入して2時間後くらいに血液中の濃度が最高値になるので，そのころには効果が出てきます．①効果の出るおおよその時間を知らせ，それまでは何もせずに様子をみること，また，②安易な追加投与は重大な副作用のおそれがあることを知らせ，患者に"指示を守り，適切な方法にしたがう必要性"を理解してもらうようにします．

場面 5 坐薬を正しくつかう

column ● 注意が必要なくすり

解熱鎮痛薬

なぜ注意が必要か？

- 解熱鎮痛薬（非ステロイド性抗炎症薬，NSAIDs）は，広く使用されているくすりですが，その副作用（とくに，潰瘍形成）は，**生命にも危険を及ぼす**ため，安易に使用してはいけません．内服薬や注射薬だけでなく，坐薬やその他の外用薬でも副作用が起こるおそれがありますので，十分な注意が必要です．解熱鎮痛薬の副作用で代表的なものは，アスピリン喘息とライ症候群です．
- **アスピリン喘息**とは，アスピリンだけでなく，種々のNSAIDs により誘発される喘息のことをいいます．くすりを服用して30分以内に，鼻水・鼻閉，充血，顔面紅潮などの症状が発生し，次いで1時間以内に，咳嗽や「ゼーゼー」という喘息発作があらわれ，ときとして死にいたることもあります．
- **ライ症候群**とは，主として小児において**水痘やインフルエンザ**などのウイルス性疾患が先行したのち，激しい嘔吐，意識障害，けいれん（急性脳浮腫），低血糖などの症状が短期間に発現する，高死亡率の病態です．アスピリン類，また，ジクロフェナクナトリウム製剤（ボルタレン®など）やメフェナム酸（ポンタール®など）は，代謝されるとサリチル酸となりますが，このサリチル酸がミトコンドリアに障害を与え，ライ症候群を引き起こすことがあります．

ボルタレン® サポ

ポンタール® カプセル

リスク予防の判断とその方法

- 重大な副作用である**アスピリン喘息**，**ライ症候群**を引き起こさないためにも，まず，使用する前に患者の背景を確認することが重要です．解熱鎮痛薬の使用は，アスピリン喘息の患者では**禁忌**，喘息の患者は**慎重投与**ということになります．また，**15歳未満でウイルス性疾患が疑われる患者**は，ライ症候群のリスクが高くなりますので，この場合は，アスピリン類，ジクロフェナクナトリウム製剤，メフェナム酸の使用は原則**禁忌**となります．
- さらに，**注射薬・坐薬＞内服薬＞貼付薬・塗布薬**の順で，効果のみならず副作用の症状が早くかつ強くあらわれます．このことを十分認識しておくことが重要です．すなわち，くすりの名前が同じ（たとえば，ボルタレン®錠とボルタレン®坐薬）でも，剤形がちがうと，効果や副作用の症状の強さ，発現までの早さなどがちがってきます．そのため，副作用の発見などが遅れたりしないためにも，剤形の特徴に合わせて，患者の観察を行うことが必要です．

もしものとき（副作用発現時）の対処法

- もし，**アスピリン喘息**患者が発作を起こしたときには，**リン酸エステル型製剤**（デカドロン®，リンデロン®など）を用いることが推奨されています．
- **ライ症候群**に対しては，**全身状態の管理**がきわめて重要です．また，支持療法として，呼吸管理や循環血漿量の確保，状態に応じたけいれんの管理などがあげられます．すなわち，循環血漿量の確保には，必要十分な輸液を行い，けいれん遷延状態に対しては，第1選択としてジアゼパムの静注，第2選択としてフェノバルビタールないしフェニトインの静注が推奨されています．また，頭蓋内圧亢進の管理に対しては，D-マンニトールの静注を行います．

デカドロン® 錠

リンデロン® 錠

（岩村 陽子）

第2章　坐薬・軟膏薬・貼付薬・点眼薬をつかう

場面 6 軟膏薬を正しくつかう

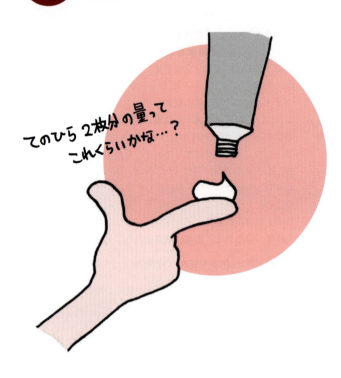

ある一定の範囲に軟膏薬を
塗ろうとした場合，
どれくらいの量を
チューブから出せば
適当量になるでしょうか？

■ 軟膏薬を使用する際の
　要点は「使い分け」「塗り方」

- **軟膏薬**とは，「適当な粘稠度の全質均等な半固形状に製した，皮膚に塗布する外用薬」と規定されています．軟膏薬には，**ステロイド薬，非ステロイド性抗炎症薬（NSAIDs），抗菌薬，保湿薬**などがあります．軟膏薬とクリーム剤は，明確に区別されておらず，また，ゲル剤，パスタ剤（泥膏）なども，軟膏薬に含まれています．

- 軟膏薬は，重篤な副作用が少ないために，その特性やコンプライアンスについて見過ごされがちですが，大切なことはその「**使い分け**」や「**使い方（塗り方）**」です．

> **POINT** 軟膏薬にはさまざまな種類があり，皮膚の状態に合った「使い分け（くすりの選択）」，「使い方（塗り方）」が大切である．

場面 6 軟膏薬を正しくつかう

「使い分け（くすりの選択）」を考える

- まず「使い分け」を考える際に，注目してほしいのが**基剤**です．軟膏薬は，基剤に主薬を加えたものです．基剤は，重要でないようにみえて実は重要です．主薬が同じでも，**基剤により主薬の組織移行性や治療効果が大きく異なる**ため，基剤の種類も考慮

に入れて，**皮膚の状態に応じた使い分けをしていく必要**があります．

- **使い分けの視点**は，皮膚が「**乾燥**」状態にあるか，「**湿潤**」状態にあるかです．基剤の種類別に，具体的にみてみましょう（**表**）．

表　軟膏薬の基剤による分類と特徴

基　剤	特　徴	適応皮膚	主な外用薬
乳剤性基剤 （クリーム剤）	• 使用感がよい • 塗った実感にとぼしく，使用量が過剰になることがある • 主薬を浸透させる作用は強いが，皮膚保護作用は弱い	乾燥皮膚面	• ゲーベン®クリーム • ネリゾナ®ユニバーサルクリーム • ヒルドイド®ソフト
油脂性基剤	• 皮膚刺激性が少ない • 病巣保護作用が強い • 使用感がわるい（ベタつく） • 化粧品と併用しにくい	乾燥皮膚面 湿潤皮膚面	• 亜鉛華軟膏 • アルメタ®軟膏 • 活性型ビタミンD_3軟膏類 • プロトピック®軟膏
水溶性基剤	• 皮膚からの分泌物を吸収しやすい • 水で洗い流せる	湿潤皮膚面	• アクトシン®軟膏 • ゾビラックス®軟膏 • イソジン®ゲル
懸濁性基剤 （ゲル基剤）	• 主薬の浸透性は弱い • アルコールを含有する製剤は主薬の浸透性が強い	湿潤皮膚面	• トプシム®クリーム

［日本薬剤師会(編)：第十四改訂調剤指針，薬事日報社，2018 より作成］

第 2 章　坐薬・軟膏薬・貼付薬・点眼薬をつかう

「使い方（塗り方）」を考える

- また，軟膏薬の塗り方には，大きく次の 3 つの方法があります．

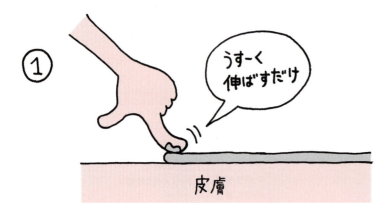

単純塗布法
もっとも広く行われている方法で，患部に**うすく伸ばす**，あるいは**すりこんで塗る**方法．

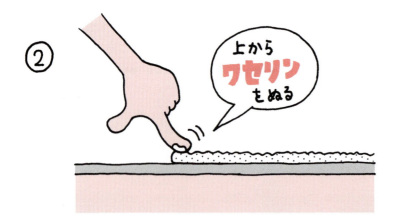

重層療法（じゅうそう）
2 種類以上の軟膏薬を**重ねて**外用する方法．ステロイド軟膏薬を単純塗布した上から，ワセリンや亜鉛華軟膏のような古典的なくすりを単純塗布，あるいはリント布に 1〜3 mm の厚さに伸ばしたものを貼付する方法．

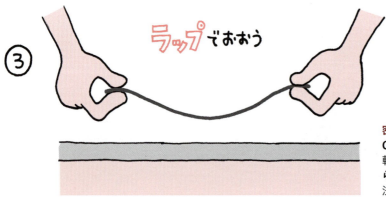

密封療法（occlusive dressing technique：**ODT 療法**）
軟膏薬を患部にやや厚めに単純塗布した上からラップなどでおおい，固定して密封する方法．

場面 6　軟膏薬を正しくつかう

Q56 やってはいけない塗り方はある？

1 塗る量について
よく効くように厚く塗っても大丈夫？

- 軟膏薬の場合，添付文書には，「適量を患部に塗布」などと書いてあるだけで，具体的な量の指定はとくにないものがほとんどです．「**適量**」は，具体的にどれくらいの量と考えるとよいでしょうか．これは，「**皮膚がなめらかにしっとりと潤うくらいの量**」を目安とします．この量を超えて厚く塗っても，**よく効いたり早く治ったりするわけではありません**．かえって，副作用があらわれることもありますし，衣類にくすりが付着して汚れてしまうことにもなります．

- たとえば，タクロリムス（プロトピック®軟膏）や活性型ビタミン D_3 製剤などは，使用量に制限があります．

やってはいけない ★★☆

症状がひどいからといって，勝手に厚めに塗ったり，回数を増やしたりしてはいけません．

- しかし，**中には例外もあります**．たとえば，熱傷などの創面感染防止に使うスルファジアジン銀（ゲーベン®クリーム）は，2〜3 mm 程度に厚めに塗る必要があります．外界からの刺激を防ぎ皮膚を保護する目的で使う白色ワセリンも厚く塗る方がよいです．

ゲーベン®クリーム

- このように，軟膏薬の種類や使用目的によって，塗る量が変わってくることもあります．しかし，**一般的にいうと，"うすく塗ること"が原則**となります．

- なお，軟膏の量を量る単位に，FTU（finger-tip-unit）があります．1 FTU は，**成人の人差し指（示指）の先から第1関節までに口径5 mm のチューブから軟膏を絞り出して乗せた量**（約 0.5 g）であり，**手掌 2 枚に塗布するのに必要な量**に相当します．

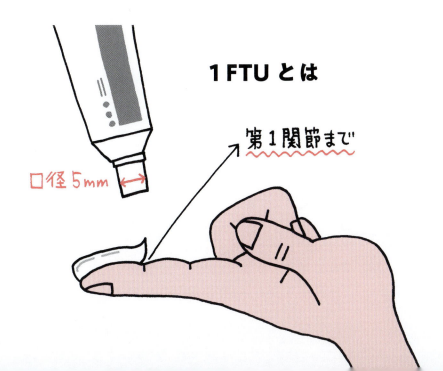

1 FTU とは

口径 5 mm　第 1 関節まで

83

第2章　坐薬・軟膏薬・貼付薬・点眼薬をつかう

❷ 塗る期間について①　長期間使用し続けても（塗っても）大丈夫？

● 軟膏薬を長期間使用すると，**副作用が出やすくなったり，抗菌薬などでは耐性菌の発現につながったりする**ことがありますので，注意が必要です．しばらく使用しても改善しない，もしくは悪化するような場合には，他の治療に変更することも検討する必要があります．**長期間，漫然と使用し続けるべきではありません．**

❸ 塗る期間について②　長期間継続した軟膏薬を急にやめても大丈夫？

● 一方，効き目があらわれて完全に治癒したようにみえる場合には，自己判断で軟膏薬の塗布をやめてもよいのでしょうか？ 軟膏薬の使用は，**皮膚症状が改善すれば中止するのが一般的**ですが，中には，**急に中止してはいけないくすりもあります．**

● たとえば，長期間使用したステロイド薬を自己判断で中止すると，**急性増悪することがあります．**ステロイド薬をやめる場合には，**1～2週間の期間をかけて**，症状を評価しながら**少しずつ弱いランクのくすりに変えていったり，塗る回数を減らしたりして，最終的にゼロにする**ことが必要です．また，水虫薬は，再発しないように，症状がなくなっても，4週間以上はくすりを塗り続ける必要があります．

❹ 化粧との順番はどうすればよい？

● **化粧品**は，軟膏薬の吸収に影響を与えるおそれがあるので，できるだけ使用をひかえるようにすることが望ましいですが，**使用する場合には，なるべく低刺激性のものを使う**のがよいとされています．また，痤瘡（にきび）の上に塗る場合には，油分の少ない化粧品を選ぶようにします．

● 一般的には，**水っぽいものを下に，油っぽいものを上に**と，フタをするような感じで塗っていくことや，**濃度の低いものから先に（下に）塗布する**ことが基本となります．そのため，化粧と軟膏薬を併用するならば，順番としては，**化粧水→軟膏薬→ファンデーション**という順になります．

● ただし，**例外**もあります．たとえば，ステロイド薬やプロトピック®軟膏などは，化粧の上からだとくすりが吸収されなくなり，またファンデーションで密封されるのもよくないくすりです．このように，定説がないのが現状です．使用する順序は，治療の目的によっても異なってくることがありますので，くわしくは医師の指示によることになります．

患者指導のツボ

● 患者の中にはステロイド薬に対する誤った知識から，副作用をおそれて，自己判断で使用量を少なくしたり，中止したりしてしまい，かえって治療を長引かせてしまう人がいます．

● ステロイド薬は，状態や部位に合わせて適切な用量が処方されていますので，**医師の指導のもとに使用すれば，副作用をおそれることはありません．**与薬に関する指導の際には，そのことを患者にしっかり認識してもらうように説明する必要があります．

場面6 軟膏薬を正しくつかう

Q57 塗ってはいけない場所はある？

- **皮膚の状態や使用部位によって，くすりの吸収率は異なります**（図）．したがって，同じくすりであっても，塗る部位によって効き目が異なってくることがあります．とくに**顔面，股部，陰部，肛門周囲**などは，経皮吸収がよく，局所的副作用が出やすいので，弱めのくすりを使用します．そのように，使用部位に応じて，くすりを使い分けていく工夫が必要となります．
- くすりの種類によっても，塗る場所の適応となる皮膚は異なってきます．一つひとつのくすりについて確認していくことが大切です．くわしくは，「薬効別の目」（☞p86）で確認しましょう．

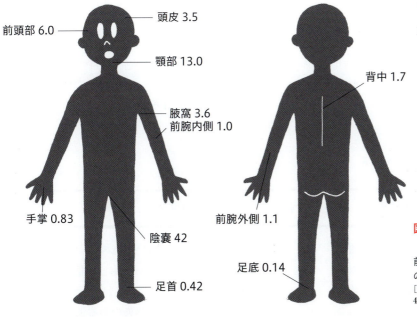

図　部位による外用薬の吸収率（ステロイド薬の場合）
前腕内側の吸収率を1.0としたときの各部位の吸収率を示す．
[Feldmann RJ, et al：J Invest Dermatol 48：181-183, 1967 より作成]

Q58 軟膏薬は，使用期限を過ぎても使用できる？

- 使用期限とは，**未開封の状態**でそのくすりごとに指定されている条件下で保管した場合，安定性や品質を保持できる期限のことです．
- したがって，**すでに開封し使いかけ**の状態の軟膏薬の場合には，**空気による影響や汚染**などを考慮すると，本体に表示されている使用期限まで使えるという考えには問題があります．一般的には，**開封後は6ヵ月以内を使用期限の目安**として考えるとよいでしょう．
- また，**2種類以上のくすりを混合している軟膏薬**については，くすりの効果が低下してしまったり，分離してしまったりしやすいので，**冷蔵庫に保管**します．なるべく**早めに**（この場合は1ヵ月以内に）**使用するようにしましょう．**

具体的にみてみよう！

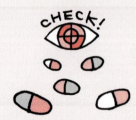

薬効別の目

☞ 軟膏薬を塗ってはいけない場所に関連して，乾癬治療薬，皮膚潰瘍治療薬，ステロイド薬についてみてみましょう．

軟膏薬を塗ってはいけない場所（Q57）についてもっと知ろう！

Q59 乾癬治療薬で，顔に塗ってはいけないものはある？

- 顔は皮膚がうすく経皮吸収のよい部位であり，塗ってはいけないくすりもあります．乾癬治療薬である活性型ビタミン D_3 製剤のカルシポトリオール（ドボネックス® 軟膏）は，海外の臨床試験での副作用例（紅斑や鱗屑）がみられたとの理由により，顔面に使用してはいけないことになっています．

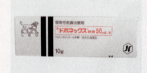
ドボネックス® 軟膏

- 一方，同じ活性型ビタミン D_3 製剤でも，低濃度のタカルシトール（ボンアルファハイ® 軟膏），マキサカルシトール（オキサロール® 軟膏）は，現場での経験からして，よく顔面に使用される軟膏薬です．

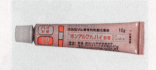
ボンアルファハイ® 軟膏

Q60 皮膚潰瘍治療薬の亜鉛華軟膏は，褥瘡（床ずれ）に塗ると逆効果？

- 褥瘡は，皮膚に持続的に圧力が加わるために血流の障害が起こり，皮膚や皮下組織が死んでしまった状態です．褥瘡の状態や治っていく過程により，治療法や使用するくすりは変わってきます．
- 亜鉛華軟膏の主薬である酸化亜鉛には，皮膚を保護し炎症を抑える作用や，皮膚を軟らかくする作用が

あります．そのため，浅い褥瘡の創面保護や壊死組織を除くのには有用です．しかし，亜鉛華軟膏の基剤が油脂性であるため，水分吸収能が弱く，滲出液が多い段階の褥瘡や，感染のある創面への使用には適していません．

場面 6 軟膏薬を正しくつかう

Q61 ステロイド薬が含まれている外用薬は，塗布に注意する場所がある？

- ステロイド薬には，次のような副作用があります．

局所的副作用	皮膚萎縮，萎縮性皮膚線条，乾皮症または魚鱗癬様変化，創傷修復遅延，ステロイド紫斑，毛細血管拡張，ステロイド潮紅，星状偽瘢痕，多毛，ステロイド痤瘡（にきび），酒皶様皮膚炎，接触皮膚炎，ステロイド緑内障
全身的副作用	消化性潰瘍，糖尿病，発育遅延，クッシング（Cushing）症候群（肥満，満月様顔貌，高血圧，抑うつ状態）

押さえておきたい ★☆☆

皮膚の状態や体の場所により，吸収率が異なるため，皮膚症状（病変の重症度）や使用部位により，くすりの強さを変える必要があります．吸収率の高い部位には，弱めのステロイド薬，吸収率の低い部位には，強めのステロイド薬を使います．

● 参考文献
1) 日本薬剤師会（編）：第十四改訂調剤指針，薬事日報社，2018
2) 五味田裕，荒木博陽（編）：根拠がわかる医薬品Q&A，南江堂，2003
3) 大谷道輝：皮膚外用剤の塗り方—塗布順序，2010
4) 日本皮膚科学会（編）：アトピー性皮膚炎診療ガイドライン2018，2018
5) Feldmann RJ, et al：J Invest Dermatol 48：181-183, 1967
6) 日本褥瘡学会（編）：褥瘡予防・管理ガイドライン（第4版），2015

（芳野 知栄）

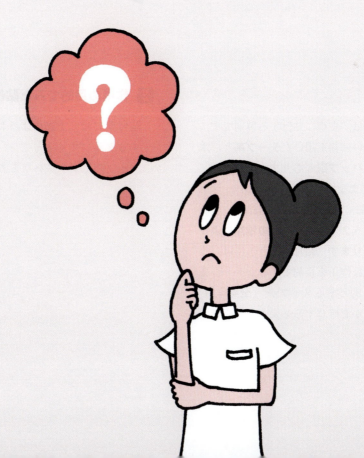

第2章　坐薬・軟膏薬・貼付薬・点眼薬をつかう

場面7　貼付薬を正しくつかう

貼付薬には"局所的な作用"のものと
"全身的な作用"のものがあります．
使い分け，貼る場所，
はがれたときの対処法……
押さえておくべき基本知識が
いくつかあります．

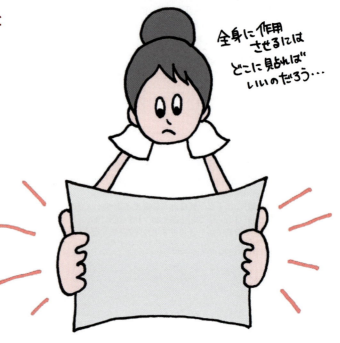

1 貼付薬とは

- **貼付薬**（貼り薬）とは，皮膚に貼付する製剤です．ほとんど水を含まない基剤を用いた**テープ剤**と，水を含む基剤を用いる**パップ剤**があります．
- 貼付薬には，さまざまな種類のくすりがあり，「患部に貼付する」「胸部，背部または上腕部のいずれかに貼付する」というように，**くすりの種類によって，貼る部位が異なります**．貼付するときには，その貼付薬がどのような作用を目的とするか……つまり，「**局所作用**」を目的とするタイプか，「**全身作用**」を目的とするタイプかを確認する必要があります．

2 作用の目的でみた貼付薬の種類

- 貼付薬には，上述のように，「局所作用」を目的とするタイプのくすりと，「全身作用」を目的とするタイプのくすりがあります．

88

場面7 貼付薬を正しくつかう

> **POINT** 貼付薬には，局所作用タイプと全身作用タイプがあり，効果の早さ，強さ，継続時間にちがいがある．

局所作用を目的とするくすり

- 貼付薬は直接患部の皮膚から吸収されるため，局所で有効性を発揮することができます．抗炎症・鎮痛作用をもつ**インドメタシン**などの**非ステロイド性抗炎症薬（NSAIDs）が含まれているもの**などは，**局所的に痛みをとることを目的**としています．

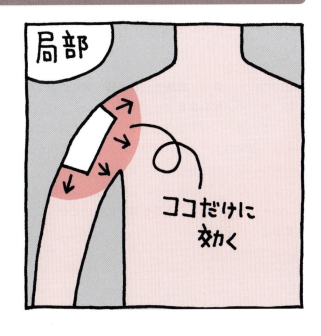

全身作用を目的とするくすり

- 成分が貼付箇所の皮膚から徐々に吸収されるため，全身的かつ持続的な薬効を発揮します．また，**消化管からの吸収や肝臓での代謝を受けることなく効果を発現できる**という利点があります．
- 全身性の作用を期待する貼付薬には，狭心症の発作の予防に1日1回貼付して用いる**ニトログリセリンを含むくすり（硝酸薬）**や，がん性疼痛治療薬で3日に1回貼付して用いる**フェンタニル（オピオイド）を含むくすり**，また，最近では，アルツハイマー病治療薬やアレルギー性鼻炎などに適応を有するくすりなどがあります．いずれも，貼付している間は，安定した血中濃度を得られるくすりです．

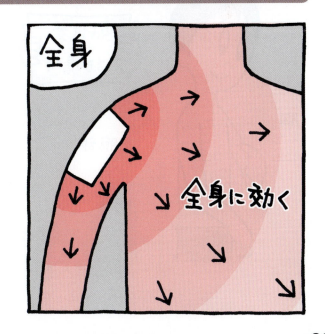

第 2 章　坐薬・軟膏薬・貼付薬・点眼薬をつかう

Q62 貼る場所はどこでもよい？

1 局所作用を目的とするくすりの場合

- 局所作用を目的とするくすりを貼る場所は**患部**です．ただし，**傷口**，**粘膜**または**湿疹・発疹がある部位**，**眼**および**眼のまわり**には**使用しない**ようにします．その理由は傷や湿疹・発疹が悪化するおそれがあり，眼や粘膜では強い刺激を感じたり副作用が出たりするおそれがあるからです．
- 汗をかくなどして皮膚がぬれている場合は，貼付薬ははがれやすいため，**患部を清潔に拭いてから貼付するようにします**．

2 全身作用を目的とするくすりの場合

- 全身作用を目的とするくすりを貼る場所は，**胸，上腕部，腰**などです．これらの部位は，広くて貼りやすい上に，吸収力が安定しているためです．

1）具体的な貼付部位

- 具体的な貼付部位を判断する場合にも，注意が必要です．たとえば，狭心症治療薬である硝酸薬の経皮吸収型製剤は，胸部や上腹部，腰部，上腕部のいずれかに貼ることになりますが，いずれの部分に貼っても効果に差はありません．つまり"心臓のくすり"であるからといって，**心臓の近くに貼らないといけないというわけではありません**．貼付薬の使用目的は多岐にわたり，貼る場所もくすりにより異なります．次ページの**表**で確認してみましょう．

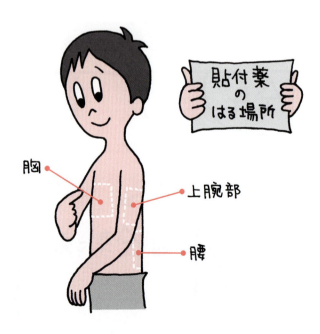

場面7 貼付薬を正しくつかう

表　全身作用を目的とする経皮吸収型製剤の種類と貼付部位

作用	一般名	商品名	貼付回数	貼付部位
狭心症治療薬	硝酸イソソルビド	フランドル®テープ	24時間または48時間ごとに1回	胸部，上腹部または背部のいずれか
	ニトログリセリン	ミリステープ®	1日2回12時間ごと	胸部，上腹部，背部，上腕部または大腿部のいずれか
		ニトロダーム®TTS バソレーター®テープ ミニトロ®テープ メディトランス®テープ	1日1回	胸部，腰部，上腕部のいずれか
高血圧治療薬＋頻脈性心房細動治療薬	ビソプロロール	ビソノ®テープ	1日1回（約24時間）	胸部，上腕部または背部のいずれか
気管支喘息治療薬	ツロブテロール	ホクナリン®テープ	1日1回	胸部，背部または上腕部のいずれか
アレルギー性鼻炎治療薬	エメダスチン	アレサガ®テープ	1日1回（約24時間）	胸部，上腕部，背部または腹部のいずれか
卵胞ホルモンおよび黄体ホルモン薬	エストラジオール	エストラーナ®テープ	2日ごとに1回	下腹部，殿部のいずれか
混合ホルモン	エストラジオール・ノルエチステロン	メノエイド®コンビパッチ	3～4日ごとに1回（週2回）	下腹部
オピオイド（麻薬性鎮痛薬）	フェンタニル	デュロテップ®MTパッチ	3日ごとに1回（約72時間）	胸部，腹部，上腕部，大腿部など
		フェントス®テープ ワンデュロ®パッチ	1日1回（約24時間）	胸部，腹部，上腕部，大腿部など
非オピオイド鎮痛薬（非麻薬性鎮痛薬）	ブプレノルフィン	ノルスパン®テープ	7日ごとに1回	前胸部，上背部，上腕外部または側胸部のいずれか
アルツハイマー型認知症治療薬	リバスチグミン	イクセロン®パッチ リバスタッチ®パッチ	1日1回（約24時間）	背部，上腕部，胸部のいずれか
パーキンソン病／レストレスレッグス症候群治療薬	ロチゴチン	ニュープロ®パッチ	1日1回（約24時間）	肩，上腕部，腹部，側腹部，殿部，大腿部のいずれか
過活動膀胱治療薬	オキシブチニン	ネオキシ®テープ	1日1回（約24時間）	下腹部，腰部または大腿部のいずれか
禁煙補助薬	ニコチン	ニコチネル®TTS	1日1回（約24時間）	上腕部，腹部あるいは腰背部

患者への投与に際しては，必ず最新の添付文書・インタビューフォームを参照する．

2）その他，使用上の注意点

やってはいけない ★☆☆

- 全身作用タイプの場合，処方された**決められた枚数を超えて使用してはいけません．**何枚も貼ってしまうと，その分だけ確実に血中濃度が上昇するため，大変危険です．
- また，局所作用タイプでも，エスフルルビプロフェン配合抗炎症鎮痛薬（ロコア®テープ）は高い吸収性を有するため，同様に注意が必要です．他の抗炎症鎮痛薬（NSAIDsを含有する市販のかぜぐすりなどを含む）と併用すると，過量投与で副作用の発現リスクが高くなる可能性があります．そのため，服用が必要となった場合は必ず医師または薬剤師に相談するように指導する必要があります．
- 全身タイプを**貼り替える際には**，皮膚への刺激を回避するために，**同じ場所に貼らない**ようにすることが大切です．

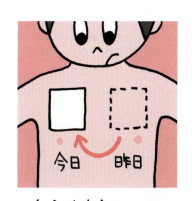

（例）左右交互に貼る

第2章　坐薬・軟膏薬・貼付薬・点眼薬をつかう

Q63 汗をかいて，はがれてしまった……新しいものに貼り直せばよい？

■ はがれたときはすぐに新しいものを貼る

- 粘着力がなくなってしまい，貼り直すことができないときは，速やかに新しいものに貼り替えます．**一度はがしたものは，つきにくくなるので，できる限り貼り直しは避けた方がよいです**（☞ p93「薬効別の目」）．

- なお，**ここで気になるのがくすりの血中濃度**です．古い貼付薬でも，くすりはある程度吸収されているため，さらに新たな貼付薬の成分が吸収されることで，薬効が過剰になるのでは……と心配になります．

- しかし，貼付薬は，**はがしたあとは血中濃度が速やかに下がる**ので，新しいテープに貼り直しても，結果として，急激な血中濃度の立ち上がりがみられることはありません．つまり，**再貼付での過量投与による副作用は発現しにくいと考えられます**．むしろ，**くすりの血中濃度が下がってしまうことの方が心配**ですので，**すぐに貼り直した方がよいでしょう**．

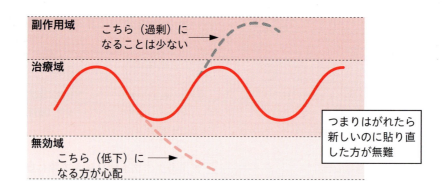

● 参考文献
1）五味田裕, 荒木博陽（編）：根拠がわかるナース・薬剤師のための医薬品 Q&A，南江堂，2003
2）荒木博陽, 野元正弘（編）：医薬品過誤プレアボイド―落とし穴に気をつけて！，南江堂，2008
3）伊賀立二（編）：ナースのためのおくすり相談Q&A，医学書院，1998
4）福井次矢ほか（編）：今日の治療指針2018，医学書院，2018
5）トーアエイヨー株式会社ホームページ〈https://www.toaeiyo.co.jp/〉（2019年1月閲覧）

具体的にみてみよう！

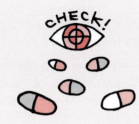

薬効別の目

☞ 硝酸薬（狭心症治療薬）の貼付薬について，具体的にみてみましょう．

Q64 硝酸薬（狭心症治療薬）の貼付薬がはがれたらどうしたらよい？

- 一般に，硝酸薬[メモ]（例：ニトロダーム® TTS，ミリステープ®）がはがれたら，すぐに新しい貼付薬に貼り替えます．内服薬を飲んだときのような急激な血中濃度の立ち上がりはみられませんので，副作用の心配は少ないです．逆に，はがれたあとの血中濃度消失による狭心症発作のおそれがあります．すなわち，貼付薬の場合，**除去後は効果が速やかに消失する**ことを知っておきましょう．つまり，貼付薬の場合，**貼ると血中濃度はゆっくり上がり，はがすと血中濃度は急激に下がる**ということになります．

Q65 硝酸薬（狭心症治療薬）の貼付薬は，発作時にも対応できる？

- 硝酸薬の経皮吸収型貼付薬は，くすりの成分の放出をコントロールしながら，一定時間（12〜24時間）安定した血中濃度を維持するため，狭心症の発作予防に適しています．

押さえておきたい ★★☆

一方で，貼ってから効果が出るまでに，30分〜2時間くらいの時間を要するため，**狭心症の発作時にいきなり使っても間に合いません**．もし，発作が起こった場合は，素早い薬効がみこまれる**舌下錠**や**舌下への噴霧剤（スプレー）**で対応するようにします．

- ちなみに，ニトログリセリン®錠，ニトロペン®舌下錠は1〜2分，ニトロール®錠は舌下で2〜3分，ニトロール®スプレー，ミオコール®スプレーは約1分ほどで効きはじめます（国立循環器病センターホームページより）．

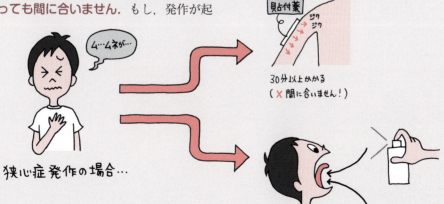

> [メモ] **フランドル®テープは再度貼り直しが可能** 硝酸薬であるフランドル®テープは，角質保護システムを採用したことで粘着剤表面の粘着力が保たれるため，貼り直すことができる．いったんテープをはがして，汗でぬれた肌を清潔なタオルなどで拭きとり，テープのしわを伸ばしてから，部位を変えて貼り直す．貼り直したあとも安定した血中濃度が維持される．

第2章　坐薬・軟膏薬・貼付薬・点眼薬をつかう

> **column** ● 注意が必要なくすり
>
> 🔒 **鎮痛薬貼付薬（ケトプロフェン製剤）**
>
> **なぜ注意が必要か**
>
> - 経皮吸収型抗炎症鎮痛貼付薬の成分により**光線過敏症が起こる**場合があります．外用薬による光線過敏症は，皮膚への貼付（塗布）により経皮吸収されたくすりが，紫外線に照射され，免疫反応を起こす光アレルギー性反応（光接触皮膚炎）によって起こります．
> - ケトプロフェン配合テープ剤（モーラス®テープ）によって発症する光接触皮膚炎は，貼付部位に，紅斑だけではなく，かゆみ，発疹，腫脹，水疱などさまざまな症状があらわれ，全身に広がることがあります．また，**使用中だけでなく，テープをはがしたあとにも日光曝露に対する注意が必要です**．使用中止後でも，少なくとも3～4週間程度は，表皮中に使用薬の成分が沈着（貯留）しています．そのため，テープをはがし，皮膚表面の薬成分を石鹸などでよく洗った場合でも，その後に皮膚障害が生じるおそれがあります．
> - このような光線過敏症を惹起するくすりには，他にニューキノロン系抗菌薬（例：バレオン®），抗ヒスタミン薬（例：ポララミン®），降圧薬（例：ヘルベッサー®）などがあります．
>
>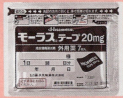
> モーラス®テープ
>
> **リスクを予防する判断とその方法**
>
> - 光線過敏症を予防するには，適切な指導が必要です．患者には貼付している間だけでなく，はがしたあとも日光に当たることには注意が必要であることを確認し，具体的な予防策を説明する必要があります．
>
> **指導のポイント**
>
> ① 紫外線が通りにくい厚手の長袖，長ズボンあるいはサポーターなどを着用することで，**貼付部をおおい**，または，紫外線に当てないように，**サンスクリーン剤を塗布**する．
> ② 屋外スポーツや野外作業など，**紫外線に当たる機会を少なくする**．
> ③ 貼付薬をはがしたあとも，少なくとも**4週間**は，引き続き貼付部を**日光（紫外線）に当てないように注意**を払う．
>
> **もしものとき（副作用発現時）の対処法**
>
> - 実際に光線過敏症が生じた場合には，原因となる**貼付薬の使用を中止**します．また，患部を，衣服，帽子，手袋でおおい，サンスクリーン剤を塗布することによって，日光遮断を厳密に行います．治療としては，通常，**ステロイド外用薬**を塗布しますが，症状に応じて，かゆみが強い場合は，**抗ヒスタミン薬の内服**を併用します．

場面7　貼付薬を正しくつかう

column ● 注意が必要なくすり

アルミニウムを含んだ貼付薬（ニトロダーム®TTS，ニコチネル®TTSなど）

なぜ注意が必要か？

- 一般に，MRI検査時，測定室への磁性金属や導電性金属の持ちこみは，十分な注意が必要です．一部の**経皮吸収型貼付薬を貼付したままMRI検査が実施された場合に，患者に熱傷を引き起こすおそれがあります**．このことについては見過ごされがちです．

- この原因は，貼付薬（ニトロダーム®TTS，ニコチネル®TTSなど）の外層などに支持体として使用されている**アルミニウム**です．アルミニウムには導電性があり，MRIの高周波電磁場により，過度の局所高周波過熱を引き起こすことが考えられています．

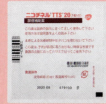

ニコチネル®TTS

- MRIの他にも，ジアテルミー（高周波療法）治療中に，これら貼付薬の温度が上昇することがあります．さらに，電気的除細動（AEDなど）の際，電極パッドが，アルミニウムが使用されている製剤と接触して，製剤が破裂したとの報告もあります．

押さえておきたい　★☆☆

アルミニウムを含有する貼付薬の場合は，これらの検査および治療を受ける前に除去しておく必要があります．

もしものとき（副作用発現時）の対処法

- 先述の熱傷時は通常の熱傷の場合と同様の処置を行います．損傷が表皮のみにとどまり，局所の炎症と疼痛をきたす程度であれば，特別な治療は必要ありません．必要な場合は抗菌薬含有ワセリン基剤軟膏，またはステロイド含有軟膏で開放療法を行うのみでよいでしょう．

- なお，紫外線に曝露されると色素沈着が問題となることがあるので，2～3日は遮光するようにします．また，**水疱ができた場合，水疱を破らずに水疱蓋を被覆に用い，湿潤環境を維持する**ようにします．

（山下 登）

第2章　坐薬・軟膏薬・貼付薬・点眼薬をつかう

場面 8　点眼薬 を正しくつかう

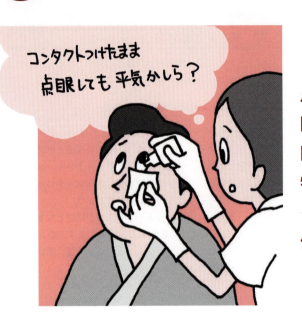

点眼薬の中身は水に近いので，
「流れやすい」とか，
「物に吸着しやすい」といった
特徴があります．
その特徴をふまえて点眼薬の
使い方を考えてみましょう．

■ **投与量，順番，間隔，コンタクトレンズとの関係……迷うことの多い点眼薬**

- **点眼薬は1回に1滴さセば十分です．** 結膜嚢（涙や点眼薬がたまるところ）の容量は約 30 μL であり，点眼薬は，どれも1滴およそ 30〜50 μL になるようにつくられています．そのため，**多くさしてもあふれ出てしまうだけです．** 2滴さすだけでも，必要量の倍量使うことになるので，もったいないことにもなります．

- 点眼薬は，患者の自己管理となるケースが多いくすりですので，使い方をしっかり覚えてもらう必要があります．しかし，同一患者で点眼薬の種類が増えてきたときには，「**使う順番**」や「**どれくらい間隔を空ければよいのか**」など，説明に迷うことも多いと思います．また，一度開封した点眼薬の**開封後の使用期限**にも注意が必要です．

- さて，**コンタクトレンズ**を使っている人はどうしたらよいのでしょうか？　**点眼薬の特徴**によって，そのまま点眼できるものとできないものがあります．それぞれの特徴を知っておくことが大切となります．

96

場面 **8** 点眼薬を正しくつかう

> **POINT** 点眼薬は，1回1滴で十分な量を点眼できる．
> 複数の点眼薬を使用するときには，順番が大切である．
> また，コンタクトレンズをつけたまま使用できる点眼薬と，
> できない点眼薬がある．

Q66 複数の点眼薬……点眼する順番はどう決める？

① 点眼する順番を決めるものはなに？

- 点眼薬は，以下の点を考慮して，点眼する順番を決めていくことになります．
- 点眼薬は，その性質によって，**水溶性**，**懸濁性**（濁っている），**ゲル化点眼薬**に分けられます．その中で**懸濁性点眼薬**は，水に溶けにくいため吸収が遅く，また，**眼軟膏**は，疎水性（水に溶けにくい性質）のため水溶性点眼薬と同時に使用するとはじいてしまう性質があります．**ゲル化点眼薬**も，懸濁性点眼薬と同様に，角結膜上への滞留時間が長くなります．
- そのため，複数の性質の点眼薬を使用するときには……

押さえておきたい ★★☆

とくに指示がある場合を除いて，**水溶性点眼薬→懸濁性点眼薬→ゲル化点眼薬**の順番で点眼します．それぞれの具体的なくすりの名前を**表**に示します．

- 同じ性質の点眼薬を複数使用するときには……

押さえておきたい ★★☆

もっとも効果を期待する点眼薬を，他の点眼薬で洗い流される心配のない**最後とする順番で点眼します**．

表　点眼薬の種類

点眼薬の種類		商品名
水溶性点眼薬		アイファガン®，アレジオン®，インタール®，ガチフロ®，キサラタン®，グラナテック®，クラビット®，ザジテン®，ザラカム®，サンコバ®，ジクアス®，ジクロード®，タプコム®，タプロス®，チモプトール®，デタントール®，デュオトラバ®，トブラシン®，トラバタンズ®，トラメラス®，ニフラン®，ハイパジール®，パタノール®，ブロナック®，ベガモックス®，ベストロン®，リンデロン® A，ルミガン®，レスキュラ®
水溶性点眼薬	わずかに粘性あり	コソプト®，トルソプト®
	粘性あり	ヒアレイン®，ミケラン® LA，ミケルナ®
懸濁性点眼薬		アゾルガ®，エイゾプト®，カリーユニ®，ネバナック®，フルメトロン®，ムコスタ®点眼液 UD，リボスチン®
ゲル化点眼薬		リズモン® TG，チモプトール® XE

抗菌
がん
免抑
ステ
解鎮
糖尿
イン
脂質
栄養
降圧
抗凝
不整
昇圧
狭心
睡眠
うつ
てん
骨粗
麻劇
喘息

97

第2章　坐薬・軟膏薬・貼付薬・点眼薬をつかう

- カルテオロール（ミケラン®LA）やカルテオロール・ラタノプロスト配合（ミケルナ®），ヒアルロン酸（ヒアレイン®）などは，粘性があるので，最後に使用します．

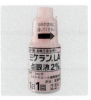
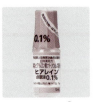

ミケラン®LA　　ヒアレイン®
点眼液　　　　　点眼液

- ゲル化点眼薬は，最後に点眼します．ゲル化点眼薬は，涙や温度に反応して膜をつくることにより，効果を持続させる性質をもちます．このことは，この膜の影響で他の点眼薬の効果が弱まるのを防ぐことにつながります．

- <u>刺激性のある（しみる）点眼薬</u>メモは，最後に点眼します．その理由は，涙腺を刺激して涙が出て，あとから点眼するくすりを洗い流してしまうおそれがあるからです．

- では，"粘性のある点眼薬"や"ゲル化点眼薬"と"刺激性のある点眼薬"を両方使用しなければならないとき，その順番はどうなるでしょうか？　その場合は，"刺激性のある点眼薬"を先に使用して，10分以上経ってから"粘性のある点眼薬"や"ゲル化点眼薬"を使用します．なお，さらに"眼軟膏"を使用する必要がある場合は，いちばん最後に使用します．**前の点眼薬の使用から5～10分後に使用する**のが適当です．

2　間隔はどれくらい空ければいい？

- 定常状態では，結膜嚢内には常時約7 μLの涙液があり，比較的無刺激の状態で，1.2 μL/分の割合で涙液は産生されています．したがって，**結膜嚢内の涙液が完全に入れ替わるのには，約5分強程度かかる**ことになります．そうだとすれば……

押さえておきたい　★★☆

5分以上の点眼間隔を空けることで，点眼薬の相互の影響は少なくなると考えられます．また，**ゲル化点眼薬，懸濁性点眼薬であるアゾルガ®とエイゾプト®，粘性のある水溶性点眼薬であるミケラン®LAとミケルナ®の場合は，点眼前に10分間の間隔が必要**です．なぜならば，前に使用した点眼薬の影響で，ゲル化点眼薬のゲル化が妨げられる，または滞留性に影響が出るのを防ぐためです．

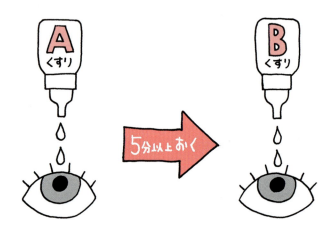

メモ　**点眼薬が眼にしみるのはどうして？**　点眼薬による刺激は，pH，浸透圧比，刺激成分などに原因があると考えられている．多くの点眼薬では，pHは中性になるように調節されている．しかし，中性では溶解しない成分もあり，**酸性やアルカリ性の溶液が用いられるため，刺激性がある場合がある**．浸透圧も，多くの場合で等張になるように調節されているが，薬効や安定性を維持するために，くすりの主成分や添加物の濃度が高くなり，浸透圧が高まって，結果的に刺激性につながる場合がある．

場面 8 点眼薬を正しくつかう

● ここで，正しい点眼薬・眼軟膏の使い方を確認しておきましょう！

☆ 正しい点眼薬の使い方

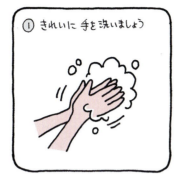
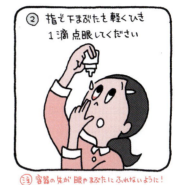
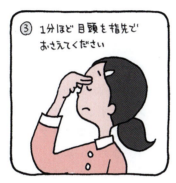
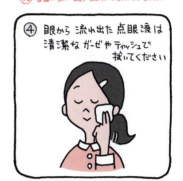

☆ 正しい眼軟膏の使い方

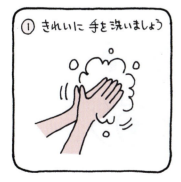
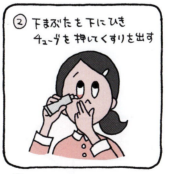
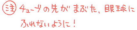
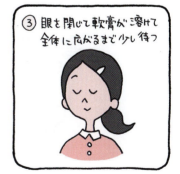

メモ **点眼後に味がするのはどうして？** 　点眼後に薬液は涙点から排出され，鼻腔から咽頭部を伝わり，口腔内へと流れていく．そのために，点眼後に口の中が苦くなることがある．これは，点眼後すぐに目頭を圧迫することにより軽減させることができる．眼と点眼薬の接触時間を長くし，鼻涙管への点眼薬の排出を減らすことができるからである．

第2章　坐薬・軟膏薬・貼付薬・点眼薬をつかう

Q67 コンタクトレンズを使用したまま点眼できないのは，どのような場合？

1 相性のわるい「点眼薬」と「ソフトコンタクトレンズ」

やってはいけない ★☆☆

- ソフトコンタクトレンズや酸素透過性ハードコンタクトレンズを装着したままで，点眼してはいけません．それは，点眼薬の成分が，ソフトコンタクトレンズ（あるいは酸素透過性ハードコンタクトレンズ）に吸着・蓄積することによって，**眼表面が長時間くすりにさらされることとなり**，さまざまな影響が出現する可能性があるためです．
- 実際に，点眼薬の成分の中には，**角膜，結膜表面で上皮障害を起こすおそれのある物質**が含まれています．その代表的なくすりとして，緑内障治療薬や抗炎症点眼薬などがあります．また，ほとんどの点眼薬に添加剤として用いられているベンザルコニウム（塩化物）に代表される**防腐剤も，角膜上皮障害を起こす**ことが知られています．そのため，点眼薬の眼内からの消失時間を考慮して**コンタクトレンズをはずしたあとに点眼するか，点眼後15分以上待ってからコンタクトレンズを装着する**ようにします．なお，一般のハードコンタクトレンズであれば，装着したままで点眼薬を使用しても問題ないと考えられています．

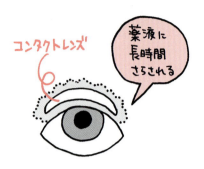

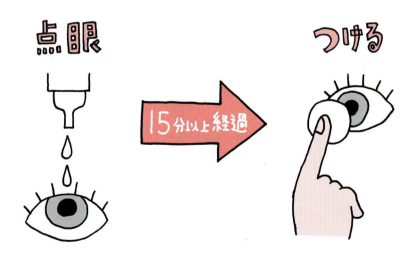

場面8 点眼薬を正しくつかう

2 中にはコンタクトレンズ装着時に適応した点眼薬もあるが……

- コンタクトレンズ装着中に点眼することを目的とした点眼薬もあります．コンタクトレンズによる眼の乾燥症状に対して使用する**人工涙液点眼薬**です．
- しかし，コンタクトレンズ装着中の不快感や充血の改善を目的とした**市販のほとんどの点眼薬に，防腐剤が含まれており**，その影響が出る可能性があるので注意が必要です．これらの点眼薬は**ソフトコンタクトレンズや酸素透過性ハードコンタクトレンズの装着中は，点眼しないようにする**のが原則です．
- 一方，抗アレルギー点眼薬であるアレジオン®は，防腐剤を含まないので，ソフトコンタクトレンズ装着中に使用することができます．

Q68 寝る前の点眼は大丈夫？

- 以前，防腐剤としてエチル水銀チオサリチル酸ナトリウム（チメロサール）を含有する点眼薬では，就寝前に点眼すると，角膜などに吸着して悪影響を及ぼすことから，就寝前の点眼は避けるとされていました．しかし，現在では，チメロサールは，点眼薬の添加物として使用されていないため，**多くの点眼薬では，就寝前の点眼に問題はない**とされています．
- しかし，硫酸亜鉛水和物点眼液である**サンチンク®点眼薬**の場合は，刺激性が強いため，就寝前の点眼は避ける必要があります．

Q69 点眼薬開封後の使用期限はある？

1 「使用期限」はあくまで"未開封"時の目安

- 点眼薬の使用期限は，一般的に有効成分が基準値の90％以上あること（規格内）とし，それを未開封の状態で保てる期間を定めています．開封後の取り扱いについて細菌などの汚染の危険性があるため，ほとんどの点眼薬は開封後の使用期限が定められていません．したがって「使用期限」は，あくまでも"未開封"時であることが前提条件となるため，**開封後の場合は「使用期限」を参考としてはいけません**．

---

column● プラスアルファの豆知識

防腐剤を含まない点眼薬

- 防腐剤による刺激を避けるために，防腐剤を含まない点眼液が開発されています．これらは，**防腐剤が含まれていない分，感染予防の工夫がなされています**．
- ドライアイに使用される**ヒアルロン酸（ヒアレイン®ミニ点眼液）**やレバミピド（**ムコスタ®点眼液UD**），アレルギー性結膜炎などに使用される**クロモグリク酸（インタール®点眼液UD）**は，1回使い切りタイプです．また，炎症性疾患に使用される**ベタメタゾンリン酸エステル（リンベタ®PF眼耳鼻科用液）**は，点眼容器にフィルターや弁などがついているタイプの点眼薬であり，薬液が出てくるのに時間がかかります．そのため，これらの点眼薬は，**従来の点眼薬とは使用法が異なる点に注意が必要です**．

ヒアレイン®ミニ点眼液

第2章　坐薬・軟膏薬・貼付薬・点眼薬をつかう

❷ 開封後の使用期限はどう考えるか？

- 製薬会社側では，はじめから溶けている点眼薬（溶解型）の場合，医療用点眼薬の大部分が，内容量が5mLであること，また1滴の量が30〜50μLであること（つまり約100滴分＝100回分入っており，1日3回使用するとして約33回分の分量）を目安にして，**開封後の期限を"1ヵ月"**と定めています．
- 溶かしてから用いる点眼薬（用時溶解型）の場合は，添付文書に「適応上の注意」として**溶解後の使用可能な期間**が記載されていますので，使用時に確認する必要があります．
- また，これらの期限内であっても，懸濁性点眼薬以外で，薬液中に**にごり**や**浮遊物**が認められた場合には，**使用を中止**し，新しいものを使用するようにします．いずれの種類の点眼薬も微生物による汚染を防ぐために，**点眼薬の使用前に必ず手洗いを行う**ことが重要です．
- その他，「使用期限」に関する考え方については，p194を参照してください．

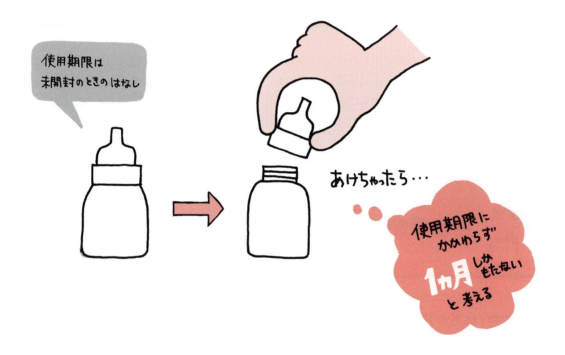

● 参考文献
1) 大阪府病院薬剤師会（編）：新 困ったときのくすり Q&A，薬事日報社，2003
2) 静岡県薬剤師会（編）：スキルアップのためのおくすり相談 Q&A100，南山堂，2003
3) 五味田裕，荒木博陽（編）：根拠がわかるナース・薬剤師のための医薬品 Q&A，南江堂，2003

（田坂 祐一）

第3章
注射・輸液を準備する／実施する

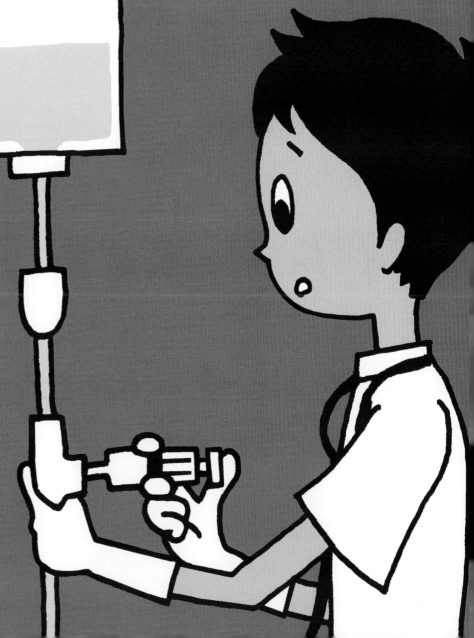

注射・輸液は，血管内に直接くすりを注入するため，効き目がより早く・作用が強いという特徴があります．疾患に対する即効性が期待される反面，副作用が起きたときには，その程度が重篤になります．準備の段階では，何に気をつけるべきでしょうか（**場面⑨**）？　また，複数のくすりを使用する場合，配合変化・相互作用について，具体的にどう配慮すればよいでしょうか（**場面⑩**）？　さらに，抗がん薬など劇薬を扱う場合は，血管外漏出を気にしなければなりません（**場面⑪**）．加えて，使用後の余った注射薬・輸液の扱い方（保管していてよいか，捨てた方がよいかなど）について（**場面⑫**）も確認しておきましょう．

第3章　注射・輸液を準備する／実施する

場面 9　くすりの調製と注入速度の設定
注射・輸液を準備する

注射・輸液の特徴とは

■ くすりを準備する前に確認しよう

- 注射[コラム]は，身体に針を直接挿入してくすりを注入するという医療行為をともなう治療法です．くすりの投与方法にもいろいろありますが，たとえば「静脈内注射（静注）」は，直接静脈血管内にくすりを注入する方法です．「経口」や「外用」は，消化管や皮膚から"吸収"という過程を経て，血管内に移動し，全身または特定の組織に到達して，効果が発現するのですが，「静脈内注射」には，"吸収"という過程がなく，直に全身に"分布"されます．したがって，他の投与方法と異なり，素早く作用が出現します．

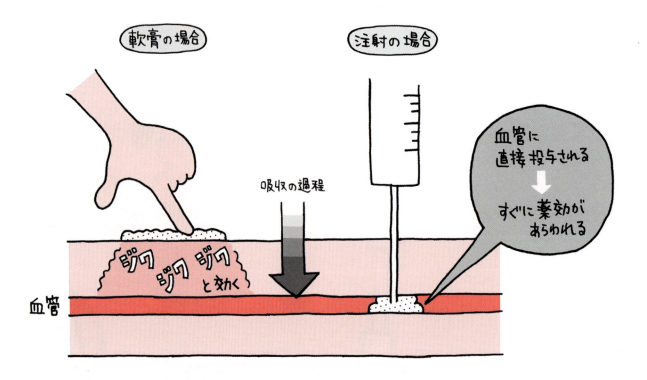

場面9 注射・輸液を準備する

- また，「**点滴静脈注射（点滴）**」は，"効果の素早さ"という注射と同様の特徴に加えて，症状・病態に応じた投与量の変更が容易です．また，持続的な投与が可能であるという特徴があります．大量のくすりを素早く注入することができますし，また，血中濃度を一定濃度に，かつ一定時間効果が維持するように調整しながら，継続的に投与することもできます．

- 注射には，「静脈内注射」以外にもいくつかの投与方法があり，その方法の**種類**によって，**投与できる量，吸収速度，作用持続時間**，などにちがいがあります．

- なお，注射・輸液は，一般的に，**薬効の発揮が早い反面，副作用も出やすくなります**．また，**感染症**や**血管外漏出**といった問題も起こりやすくなります．

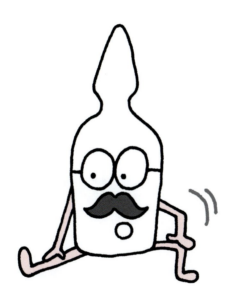

> **column** ● プラスアルファの豆知識
>
> **その他の各種注射の比較**
> - 投与できるくすりの量としては，①「点滴静脈注射」がより大量の投与が可能であり，続いて，②「静脈内注射」，③「筋肉内注射（筋注）」，④「皮下注射（皮下注）」，⑤「皮内注射」の順です．
> - 各種注射の「くすりの量」「吸収速度」「作用持続時間」についても比較してみましょう．
> - 吸収速度としては，①「静脈内注射」がいちばん速く，続いて，②「点滴静脈注射」，③「筋肉内注射」，④「皮下注射」，⑤「皮内注射」の順になります．
> - 作用持続時間としては，①「点滴静脈注射」がいちばん長く，続いて，②「筋肉内注射」，③「皮下注射」，④「静脈内注射」，⑤「皮内注射」の順になります．
>
> ［上田裕一，真弓俊彦（編著）：安全・上手にできる注射マニュアル，p5，中山書店，2007より作成］

第3章　注射・輸液を準備する／実施する

注射薬のラベルの表示の見かた

- 注射薬・輸液の"ラベルの表示の見かた"について考えてみましょう．注射薬・輸液のラベルには，小さいスペースにいろいろと細かく記載されています．一見とても"面倒な"イメージもありますが，基本的に**確認すべき事項は2つだけ**ですので，決して難しくはありません．すなわち，①**施用部位**の表示，②**貯法（保管温度・方法）**の表示です．まずはこの2つを確認するだけで大丈夫です．

- 実際にラベルを見て，くわしく確認してみましょう．ここに，架空の薬液"エヒメン®"のラベルがあるとします．

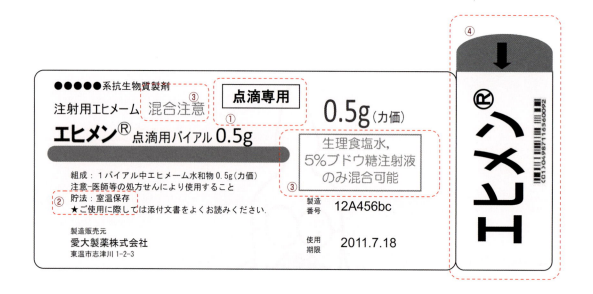

- ラベルには，よく確認すべき要件である，①注射部位，②貯法（保管温度・方法）の表示だけでなく，その他，③**溶解液・溶解方法**，④**副片**などの表示もあります．

- くすりの種類によっては，さらに他の情報を読みとる必要があります．その代表的なものをあげると，(1)"薬機法に特別の規制区分が設けられているくすり（たとえば毒薬，麻薬など）の場合の表記"，(2)"インスリン製剤の「単位」表記"などです．

- それぞれのくわしい内容については，次ページの一覧で確認しましょう．

一覧 1
注射薬のラベルの表示の見かた

表示① 注射（点滴）部位

- 注射薬の容器には，次の例示のような略語を使用して，**製剤ごとに該当する注射・点滴部位が表示**されています．

ラベルの表示
- 「静」「静注」「静注用」⇒静脈内注射
- 「点滴」「点滴専用」（「静」の文字は禁止）⇒点滴静脈内注射
- 「筋」「筋注」「筋注用」⇒筋肉内注射
- 「皮」「皮下注」「皮下注用」⇒皮下注射
- 「他」「その他」⇒具体的に表示していない施用部位があり，添付文書にて確認を求める．
- 「特」「特殊」⇒特殊な施用部位で，添付文書にて確認を求める．
- 上記以外⇒略語は，とくに定めないが，取り扱い方法が理解できるように表示する．

[厚生労働省医薬食品局安全対策課 事務連絡平成 20 年 3 月 25 日「注射薬の容器への施用部位等表示について」より作成]

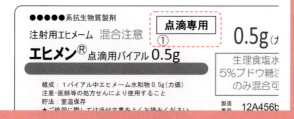

表示② 貯法（保管温度・方法など）

- 薬液のラベルの多くには，そのくすりの貯法……つまり保管温度・方法などが表記されています．「日本薬局方」の通則では，**標準温度：20℃，常温：15～25℃，室温：1～30℃，冷所：**（とくに規定のない場合）**1～15℃**と規定されています．上のラベルにあるように，「**室温**」と記載されている場合は，**常温と考えて，15～25℃で保管する**ようにしましょう．また，温度の他にも，保管方法として，「**遮光**」保管しなければならないくすりもあります．

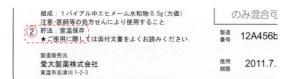

表示③ 溶解液・溶解方法

- 溶解液の選択，溶解方法に注意しなければならないくすりの場合，**使用しても問題のない溶解液名が，ラベルに記載されている場合があります**．しかし，すべてのくすりに記載されているわけではないので，一度添付文書で確認することが大切です．

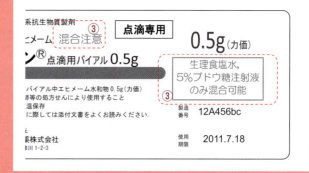

表示④ 切り離して注射器などに貼れる「副片」/「分離片」

- ラベルには，誤薬などの間違いをなくすための工夫がなされていることがあります．「副片」/「分離片」つきラベルもその一つです．アンプルやバイアルからくすりを注射器に採取したり，点滴ボトル内へ混注したりしてしまうと，その**液体の見た目のみでは，ほとんどのくすりは判別できなくなってしまいます**．
- 「副片」/「分離片」つきのラベルは，**ラベルの一部を切り離すことのできるシール**（副片や分離片）で，**くすりを他の容器などに移した先の輸液ボトルや注射器に貼りつけて常に確認ができる**ようになっています．調製後，注射器や点滴ボトルにこのシールを貼っておくと，調製後の確認作業が非常に便利です．製薬会社も，安全なくすりの使用のために，いろいろな改善に取り組んでいます．

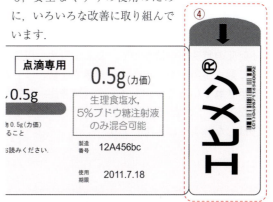

一覧1

注射薬のラベルの表示の見かた（続き）

プラスアルファで確認する事項①
薬機法上の医薬品規制区分

- 規制区分の表示があるくすりの場合，たとえば**「毒薬」「劇薬」「麻薬」「向精神薬」**などでは，**特別な取り扱いが必要になります**．くすりのラベル表示で，規制区分の決まりのあるくすりかどうかを確認し，必要に応じて決められた方法で取り扱う必要があります．つまり，ラベルに**「毒」「劇」「麻」「向」**といった表示があるかどうかを確認する必要があります．

毒薬
- 黒地に白枠，白字で薬品名と「毒」の文字表記．
  ⇒**取り扱い**：鍵のかかる設備で保管します．

劇薬
- 白地に赤枠，赤字で薬品名と「劇」の文字表記．
  ⇒**取り扱い**：他のくすりと区別して保管します．

麻薬
- 「麻薬及び向精神薬取締法」により指定．「麻」の文字表記
  ⇒**取り扱い**：麻薬以外のくすりと区別して，専用の鍵をかけた堅固な設備に保管します．空容器・残液も返却義務があるので，取り扱いに注意しましょう．

向精神薬
- 「麻薬及び向精神薬取締法」により指定．「向」の文字表記．第1種，第2種，第3種に分類されます．
  ⇒**取り扱い**：鍵のかかる設備で保管します．

その他
- その他，要指示薬品（「要指」と表記），特定生物由来製品（「特生物」と表記）などがあります．
  ⇒**取り扱い**：使用した製造番号（ロット）を記録します．

プラスアルファで確認する事項②
特別な注意が必要な注射薬

- とくに注意が必要な事柄について，特別な表示がなされている注射薬があります．

①「要希釈（きしゃく）」「薄めて点滴」
- たとえば，カリウム（K）製剤は**誤投与防止**のため，「点滴専用（**要希釈**）」や「点滴専用（**薄めて点滴**）」の文字が表示されています．このような表示のあるくすりは，死亡事故も発生するおそれもあり，過誤防止のために，とくに十分な確認が必要となります．

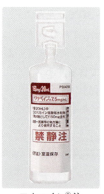

K.C.L.® 点滴液

②「禁○○」
- 注射薬の特殊な事情として，とくに用法・用量などで禁止事項がある場合は，**赤字で「禁○○」と表示されている**ことがあります（禁静注，禁髄腔（ずいくう）内など）．この表記にも注意が必要で，決して○○はしないようにしましょう．

アナペイン® 注

108

場面9 注射・輸液を準備する

プラスアルファで確認する事項③
インスリン製剤の単位

- ラベルに記載されている間違いやすいものとして，**インスリン製剤の「単位」**があります．インスリン注射は，「単位」または「UNITS」と表示してある**インスリン専用注射器**が使用されています．単位と実際の分量との対応関係ですが，現在のインスリン製剤は，ほとんどが**「100単位/mL」に統一されています．**たとえば，1単位は0.01 mL，10単位は0.1 mL……というようになります．
〈例外〉ランタス®XR注ソロスター 450単位/1.5 mL

押さえておきたい★★★

インスリンの単位換算（「単位」⇔「mL」）を間違うと，患者に重大な副作用を引き起こすことがありますので，取り扱いには十分な注意が必要です．

- たとえば，インスリン0.1 mLを指示された場合，0.1 mLを1単位だと思いこんでしまうと，くすりの量が足りず（本来10単位必要です），患者が高血糖になってしまうというような例があります．また，インスリン4単位を指示された場合に，4単位は0.4 mLというふうに思いこむと，結果として，40単位分を投与してしまい，患者が低血糖になるという例があります．

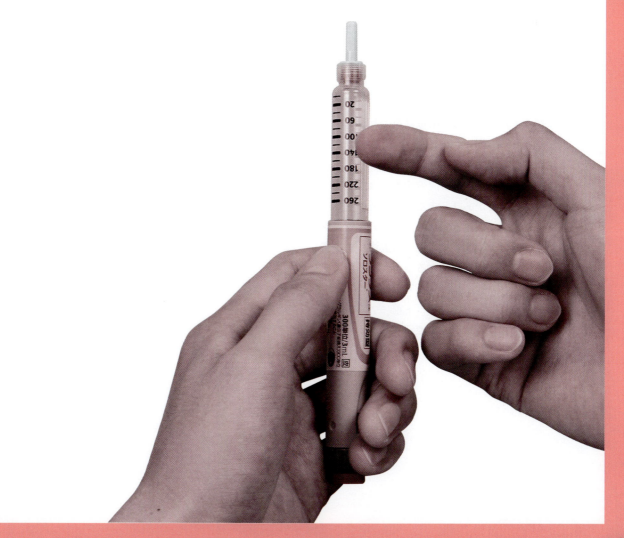

第3章　注射・輸液を準備する／実施する

注射薬を投与するまでの調製

注射薬の調製では，くすりの正確性はもちろん重要です．それとともに**感染予防としての清潔操作が大切なポイント**となります．注射薬剤・点滴ボトルを準備して，点滴セットに接続する過程についてみていきましょう．

①調製者の防護具（服装・装備）

● 注射薬の調製でいちばんの汚染源は，調製者の手指の汚染です．**調製前の手指洗浄**は，徹底的に行ってください．調製者の手洗いと**手袋装着は基本です**．また調製者へのくすりの曝露が問題となる抗がん薬については，調製者の防護も考慮し，マスク・ガウンも含めた防護具の装着が必要となります（☞p122）．

②バイアル・アンプルの消毒：くすりの容器を開封して混合していきますが，その際にバイアル製剤や輸液のゴム栓部分の消毒はどうすればよい？

● 注射薬の製造過程では，ゴム栓シールやキャップで密封した状態で滅菌しているので，開封されるまでは滅菌状態を保っているくすりもありますが，中には容器やバイアルのゴム栓の消毒は不要としている（または製造手順に入っていない）説明書も多くみられます．

● しかし，キャップとゴム栓の間のすき間は，通気可能となっていることがあり，また作業環境の空中に浮遊している細菌などを考慮して，**バイアル製剤や輸液のゴム栓部分は，くすりを混合（混注）する直前に消毒用エタノールで消毒する**ことが推奨されています．

● また，アンプルについては，カット前にアンプル頸部分を一回り消毒用エタノールで消毒します．

③調製後の空容器・残液はどうすればよい？

● 点滴ボトルに指示どおりの薬品の混注が終了したのち，空になったバイアル・アンプルや，また，一部を使用した場合の残液については，再度，薬品名，調製量に間違いがないことを確認してから捨てます（くわしくは，施設内のルールを確認しておいてください）．

④調製後のくすり本体への内容表記：容器に直接油性マーカーで記載しても大丈夫？

● プラスチック容器の表面に，油性マーカーで文字などを書きこんだ場合，キシレンなどの溶媒が，プラスチックを透過して容器内に移行することがわかっています．検出された成分は，微量で，人体への毒性は問題ないと考えられますが……

押さえておきたい ★★☆

直接容器に記載することは，できるだけ避け，ラベルなどを貼りつけ，その上から油性マーカーで書きこむことを推奨します．

容器の表記例

ABC 病棟	
愛媛　花子　さま	
末梢点滴	
エヒメン	1g
生食	100 mL
14 時	
100 mL/時間	

場面9 注射・輸液を準備する

⑤点滴セットと注射薬の相互作用

- 点滴容器を点滴セットにつなぎますが、ここで、くすりと「点滴セット」などの注射用器具との相性があることを知っていますか？ いわゆる**吸着，収着，溶出**[用語]の問題です．

- 薬剤によっては、くすりがPVC（塩化ビニル）製の輸液チューブや輸液バッグに吸着・収着し、くすりの含有量が低下してしまい、十分な治療効果が得られなくなってしまう場合があります．これらの原因については、PVC製輸液セットに柔軟性を高めるために可塑剤として添加されている**DEHP**［フタル酸ビス（2-エチルヘキシル）］が、くすりと複合体をつくり、くすりが輸液セットに取りこまれてしまうことなどが考えられています．

- また、このDEHP自身が、薬液中に溶出してしまう場合もあります．これらのくすりの場合は、**素材に注意して輸液セットを選択する必要があります**．

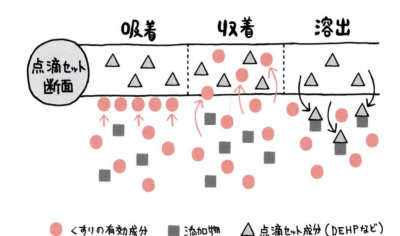

- 他にも、たとえば**オレンシア®点滴静注用**[メモ]は、注射器の滑り剤として塗布されているシリコーン油とは併用禁忌で、そのため注射薬の箱の中にシリコーン油の塗布していない注射器が添付されています．また、最近、**油性のバイアル薬剤から薬液を採取する際に、針のコーティング剤が混入する**ということも報告があります．したがってコーティングされていないプラスチック針で採取するなど、**くすりの種類によって、使用する器具を変えないといけない場合があります**．

- 注射薬以外でも、経腸栄養剤（ラコール®NF、エンタール®など）もDEHPの溶出が起こるといわれています．

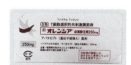

オレンシア®点滴静注用

用語 吸着・収着・溶出 **①吸着** くすりの有効成分が点滴チューブや点滴バッグの表面にくっつく現象．**②収着** くすりの有効成分が、点滴チューブや点滴バッグの表面だけでなく、内部にまでくすりが溶けこんでいく現象．**③溶出** 点滴チューブや点滴バッグの成分が、くすりの添加物などと複合体をつくって、くすりに溶け出してしまう現象．

メモ 「オレンシア®点滴静注用」添付文書より
(1) 調製方法
　1）（略）
　2）本剤に使用されたシリコーン油を塗布していない専用のディスポーザブルシリンジ及び18〜21Gの注射針を用いて、本剤1バイアル当たり10 mLの日局注射用水（日局生理食塩液も使用可）で溶解し、日局生理食塩液で希釈する〔シリコーン油が塗布されたシリンジを用いて調製した場合、本剤の溶液中に浮遊物が生じることがあるため廃棄すること．〕

第3章　注射・輸液を準備する／実施する

● なお，点滴セットの商品名に「PVC フリー」「DEHP フリー」と記載されているものは，このような薬液の変質の
おそれがないことを示しています．一度，使用している輸液セットを確認してみるとよいでしょう（**表**）．

表　PVC 製輸液セットに注意するくすり（吸着・溶出）

輸液セット注意点（問題点）	一般名	商品名
1.「PVC フリー」を使用すべきくすり		
DEHP の溶出，くすりの吸着	タクロリムス	プログラフ®注射液
	シクロスポリン	サンディミュン®点滴静注用
	ミコナゾール	フロリード F 注　など
くすりの吸着	ニトログリセリン	ミリスロール®注　など
	硝酸イソソルビド	ニトロール®注　など
	ミダゾラム	ドルミカム®注射液　など
	フルニトラゼパム	サイレース®静注　など
	ニカルジピン	ペルジピン®注射液　など
2.「DEHP フリー」であれば PVC 製でも使用可能なくすり		
DEHP の溶出	パクリタキセル	タキソール®注射液　など
	エノシタビン	サンラビン®点滴静注用　など
	エトポシド	ラステット®注　など
	テムシロリムス	トーリセル®点滴静注用
	静注用脂肪乳剤	イントラリポス®輸液　など
	アルプロスタジル	リプル®注　など
	フルルビプロフェンアキセチル	ロピオン®静注
	高カロリー輸液用総合ビタミン剤	ビタジェクト®注キット，オーツカ MV 注，ネオラミン・マルチ V®注射用　など
	メナテトレノン	ケイツー®N 静注　など
	プロポフォール	ディプリバン®注　など
3.「PVC」「PVC フリー」いずれのチューブでも吸着が問題となるくすり		
	ブロムヘキシン	ビソルボン®注　など
	ジアゼパム	セルシン®注射液　など

● **参考文献**
1) 上谷いつ子ほか（編著）：安全・確実に行うための最新注射・輸液マニュアル，日本看護協会出版会，2005
2) 田中　勧（編）：最新・静注マニュアル（エキスパートナース MOOK23），照林社，1996
3) 上田裕一，真弓俊彦（編著）：安全・上手にできる注射マニュアル，中山書店，2007
4) 日本病院薬剤師会（監）：抗悪性腫瘍剤の院内取り扱い指針 抗がん薬調製マニュアル，第 3 版，じほう，2014
5) 荒木博陽，野元正弘（編）：医薬品過誤プレアボイド―落とし穴に気をつけて！，南江堂，2008
6) 大塚製薬：病院薬剤師さんのための情報誌 Pallette **55**，2006

（髙田　裕介）

場面9 注射・輸液を準備する

くすりの調製① くすりを溶解する

注射薬・輸液は，血管内にくすりを
直接注入するため，
効き目が大きく，早いという
特徴があります．
その分，副作用にも
注意しなければなりません．

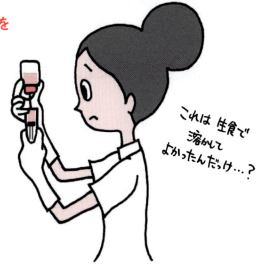

こんな生食で溶かしてよかったんだっけ…？

■ 注射薬を溶解できるのは，生理食塩液，ブドウ糖液，注射用水

- 固形注射薬は，<u>生理食塩液，5％ブドウ糖液，注射用水</u>〔メモ〕などで溶解する必要があります．どのような溶解液を用いても溶解できるくすりもあれば，**使用される溶解液が決められているくすりもある**ので，注意が必要です．

- 臨床現場においては，業務手順の関係から**事前に注射薬を準備しなければならないことがあります**．また，投与時間の変更によって，やむをえず**準備した注射薬を保管しなければならないことも少なくありません．調製してから時間が経ってしまった注射薬を使用してよいのか？** 判断に悩むことがあります．

- 透明な溶液に見えても，時間とともに化学反応が進んでいますので，溶解直後と比べて**力価（薬効）が低下**していたり，**分解物が生成**されていたりする可能性があります．一般に，用時溶解が必要なくすりは，溶解後の安定性がよくないため，**溶解後は，なるべく速やかに使用する**必要があります．

メモ　溶解液はどうちがう？　各溶解液の特徴は以下のとおり．
① **生理食塩液**　0.9％塩化ナトリウム液であり，電解質としてNaとKを含む．体液とほぼ同じ浸透圧（等張）であるため，刺激が少ない．電解質で配合変化を受けるくすりの溶解には適していない．
② **5％ブドウ糖液**　体液と等張であるブドウ糖液．ナトリウム投与を避けたい場合などの溶解液として選択される．
③ **注射用水**　浸透圧物質を含まないため，体液より浸透圧がきわめて低い溶解液．大量投与した場合は，赤血球内に水が流入し，溶血する（赤血球の膜が破壊される）危険がある．

第3章　注射・輸液を準備する／実施する

Q70 使用する注射薬に溶解液がついている場合，必ず使用しなければならない？

1 専用溶解液にはどんなものがある？

- 特殊な**専用溶解液**が添付されているものと，**生理食塩液**や**注射用水**などが添付されているものがあります．

押さえておきたい ★★★

添付されている溶解液がある場合は，**必ずその溶解液を用いる必要があります**（表）．

表　溶解液が添付されている注射薬

薬効	一般名	商品名	溶解液
抗がん薬	ミリプラチン	ミリプラ® 動注用	専用溶解液
プロスタグランジン製剤	エポプロステノール	フローラン® 静注用	専用溶解液
ステロイド薬	メチルプレドニゾロン	ソル・メドロール® 静注用	注射用水
G-CSF製剤	レノグラスチム	ノイトロジン® 注	注射用水
全身麻酔薬	チアミラール	イソゾール® 注射用	注射用水
抗がん薬	トラスツズマブ	ハーセプチン® 注射用	注射用水
胎盤性性腺刺激ホルモン製剤	ヒト絨毛性性腺刺激ホルモン	HCGモチダ筋注用	生理食塩液
抗がん薬・リンパ管腫治療薬	溶連菌抽出物	ピシバニール® 注射用	生理食塩液

- また，溶解液としてくすりとは別々の容器に入っていると，**誤って溶解液だけを使用してしまうことがあり**，どれが主薬でどれが溶解液か，くすりのラベルをよく確認する必要があります．
- なお，注射薬の混合の負担を軽減するものとして，**キット製品**^{メモ} があります．

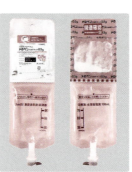

ダブルバッグキット
（メロペン® 点滴用キット）

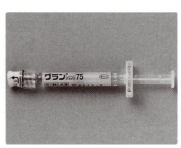

プレフィルドシリンジ
（グラン® シリンジ）

メモ　キット製品　注射薬の混合の負担軽減，細菌汚染や異物混入の防止を目的として開発された，**主薬と溶解液が一体となっている製剤**．くすりと溶解液を組み合わせたバッグタイプのものや，注射器にあらかじめくすりが充填された製品（プレフィルドシリンジ）などがある．間違いをおかすリスクや感染のリスクはなくなるが，バイアル・アンプル製剤と比べて，コスト高になることがデメリットである．

場面 9 注射・輸液を準備する

2 溶解液の選択に注意が必要なくすりとは？

● 一般的に溶解液は，主薬を溶解したあとの浸透圧が**体液の浸透圧と同程度**であることが望ましく，そのため「生理食塩液」や「5％ブドウ糖液」や「注射用水」などで溶解します．

● とくに溶解液が添付されていない場合，これら3つのうちの**どれでもよいかといえば，そうではありません**．たとえば，「とりあえず生理食塩液で……」という判断は危険です．生理食塩液は，電解質を含むくすりであり，くすりによっては，うまく溶解できなかったり，主薬と化学反応して沈殿物を生成したりすることがあります．

● **くすりの溶解方法は，添付文書に記載されている**ので，溶解時には確認する必要があります．主なものを確認してみましょう（**表**）．

表　溶解液に注意が必要な注射薬

	一般名	商品名	調製時の注意点	薬効
生理食塩液で溶解できない注射薬				
注射用水で溶解する	エリスロマイシン	エリスロシン®点滴静注用	注射用水で5％溶液をつくり，これをブドウ糖液や生理食塩液で希釈する	抗菌薬
	ダントロレン	ダントリウム®静注用	生理食塩液，5％ブドウ糖液で溶解すると沈殿・混濁が生じる	悪性高熱症治療薬，悪性症候群治療薬
	ペンタミジン	ベナンバックス®注用	注射用水で溶解後，ブドウ糖液や生理食塩液で希釈する	カリニ肺炎治療薬
	カルペリチド	ハンプ®注射用	注射用水に溶解後，生理食塩液または5％ブドウ糖液で希釈する．生理食塩液での直接溶解により，塩析が生じる	α型ヒト心房性ナトリウム利尿ポリペプチド製剤（心不全治療薬）
	ガンシクロビル	デノシン®点滴静注用	注射用水で溶解後，生理食塩液，5％ブドウ糖液，リンゲル液あるいは乳酸リンゲル液で希釈する	サイトメガロウイルス治療薬
	アムホテリシンB	アムビゾーム®点滴静注用	注射用水で溶解後，5％ブドウ糖液で希釈する．生理食塩液などの電解質溶液を使用すると，沈殿が生じる	抗真菌薬
注射用水かブドウ糖液で溶解する	ナファモスタット	注射用フサン®	注射用水または5％ブドウ糖液で溶解後，5％ブドウ糖液で希釈する．生理食塩液や無機塩類を含有する溶液で溶解すると，白濁あるいは結晶が析出する	タンパク分解酵素阻害薬
	L-アスパラギナーゼ	ロイナーゼ®注用	生理食塩液で直接溶解すると，塩析のため白濁することがある	抗がん薬
ブドウ糖液で溶解できない注射薬				
生理食塩液か注射用水で溶解する	ヒドララジン	アプレゾリン®注射用	ブドウ糖液に溶解した溶液は，不安定であるので，ブドウ糖では溶解しない	降圧薬

抗菌
がん
免抑
ステ
解鎮
糖尿
イン
脂質
栄養
降圧
抗凝
不整
昇圧
狭心
睡眠
うつ
てん
骨粗
麻劇
喘息

115

第3章　注射・輸液を準備する／実施する

Q71　くすりに「溶解後は速やかに使用する」とあるけど，「速やかに」ってどれくらいのことをいうの？

❶ 「溶解後は速やかに使用する」理由とは

● 固形の注射薬は，溶解により液体となると固形の状態に比べて有効成分の分解が速く進みます．

> **押さえておきたい ★★★**

　そのため，**注射薬は，使用する直前に溶解することが原則**^{メモ}となります．

● 注射薬を溶解・希釈したあとは，その安定性に注意して保管し，分解による不純物が生成される前に，投与を終える必要があります．

❷ 具体的に時間はどれくらい？

● くすりによって，**「速やかに」の言葉の意図する具体的な時間は異なります**．たとえば，6時間まで含量（有効成分の量）が保たれているくすりもあれば，3時間までとされているくすりもあります．また，同じくすりでも，生理食塩液で溶解した場合と5%ブドウ糖液で溶解した場合とでは，分解の進みぐあいが異なることがあります．さらに，室温で保管した場合と冷暗所で保管した場合とでも異なることがあります．

● 結局，**「速やかに」という言葉の意味は多様であることを認識する**ことが大切です．種類豊富なくすりについて，共通の時間を特定することはそもそも難しいのです．ただし，すべてのくすりにいえることは，くすりの変質を避けるためには，できるだけ速やかに使用するに越したことはない，ということです．「速やかに」という表記は，このことを確認するための記述であると考えましょう．

メモ　**直前に溶解し，細菌汚染を防止する**　注射薬の調製操作は，クリーンベンチで無菌的に行う必要があるが，実際はナースステーションの一角などで調製が行われているのが現状である．主薬の安定性が保たれていても，調製環境や手技によって，細菌汚染が起こっている可能性がある．そのため，細菌汚染防止の観点からしても，注射薬は，溶解後速やかに投与することが必要である．

116

場面9 注射・輸液を準備する

❸ 溶解後の安定性を左右する要因とは

- 溶解後の分解の進みぐあいは，調製した条件（溶解液・希釈液の条件）と保管条件によって異なります．そして，その影響は，**溶解後の濃度，pH，温度，光**などにより左右されます．
- 通常，**化学反応（くすりの分解）は，高温の環境下で速く進みます．**したがって，溶解後やむをえず保管する場合は，**冷所保存の方がより長い時間保管可能であることが多いのですが，**凍結による変質や沈殿物の生成により使用できなくなる場合もあり，注意が必要です．
- **光に不安定なくすりは，**光によって分解が進むことにより，**薬効の低下**ばかりでなく，着色や退色，沈殿などの**外観の変化がみられる**ことがあるので，溶解後も遮光された環境の中で保管する必要があります．
- 溶解後の安定性については，各製薬会社が安定性試験を実施しており，その情報は，医薬品インタビューフォーム（☞ p45の用語）から入手できます．

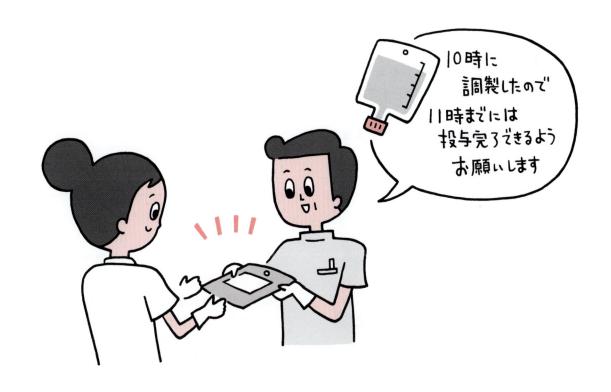

具体的にみてみよう！

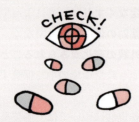

薬効別の目

☞ **溶解液の選択**に関連して，抗がん薬，抗菌薬，**溶解後の時間**に関連して，抗がん薬についてみてみましょう．

溶解液の選択（Q70）についてもっと知ろう！

Q72 抗がん薬の溶解液について

- 抗がん薬においても溶解液が指定されているくすりがあります．そこでは適切な溶解液・希釈液を選択する必要があります．なお，抗がん薬の中には，細胞毒性があるものがあり，また高価なものが多いので，調製時も含めて取り扱いに十分注意する必要があります．

溶解液の選択に注意が必要な抗がん薬がある

- シスプラチン（ランダ®注）は，5％ブドウ糖液など，クロールイオンを含まない溶液に溶かすと**不安定となる**ため，**生理食塩液またはブドウ糖-食塩液**に混和する必要があります．

- 一方，ランダ®注と同じプラチナ製剤でも，**オキサリプラチン（エルプラット®点滴静注液）**は，塩化物含有溶液により分解してしまうので，**生理食塩液で溶解することは禁忌**となります．5％ブドウ糖に溶解する必要があります．

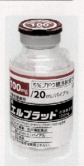
エルプラット® 点滴静注液

Q73 抗菌薬の溶解液について

生理食塩液で溶解できない抗菌薬がある

- **アムホテリシンB（アムビゾーム®点滴静注用）**は，生理食塩液などの電解質を含有した溶液で溶解すると，沈殿物が生成されます．そこで電解質を含まない**注射用水で溶解し，5％ブドウ糖液で希釈する**必要があります．

患者の状態によっては，生理食塩液で溶解しない方がよい抗菌薬がある

- 抗菌薬の中には，ナトリウムが含まれているものがあります．生理食塩液で溶解し，大量投与する際は，ナトリウムが過剰となってしまうことがありますので，**心不全や腎不全，高血圧症などのナトリウム摂取制限を要する患者に投与する場合には，注意が必要**です．中でも，**ホスホマイシン（ホスミシン®S静注用）**は，ナトリウム含有量が高く（1gあたり14.5 mEqのナトリウムを含有），**注射用水や5％ブドウ糖液で溶解する**必要があります．

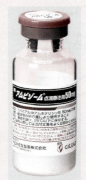
アムビゾーム® 点滴静注用

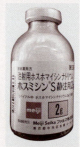
ホスミシン®S 静注用

メモ エルプラット® 点滴静注液のオキサリプラチン（有効成分）残存率
溶解後の有効成分の量は，「ブドウ糖液」と「生理食塩液」とでは，大きく変わる．

保管期間	有効成分残存率（％）	
溶解液	3時間	6時間
5％ブドウ糖液	100.34	100.31
生理食塩液	84.62	80.37

［エルプラット®注インタビューフォームより作成］

溶解後の時間（Q71）についてもっと知ろう！

> **Q74** 抗がん薬溶解後の経過時間に注意する

- **アザシチジン（ビダーザ®注射用）** は溶解後，室温でも安定性が低下するため **1時間以内に投与を終了** する必要があります．アザシチジンは皮下と点滴静注の投与法があります．皮下投与では，懸濁液を冷蔵条件下（2～8℃）で8時間まで保存することができます．その場合，冷蔵条件から取り出した懸濁液は，30分以内に投与する必要があります．

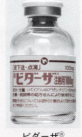
ビダーザ®注射用

- **ベンダムスチン（トレアキシン®点滴静注用）** は溶解後，加水分解にて活性が失われていくため，**溶解後3時間以内に投与を終了** する必要があります．

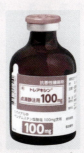
トレアキシン®点滴静注用

- **メルファラン（アルケラン®静注用）** は溶解後，室温では経時的に安定性が低下するので速やかに使用し，**少なくとも調製から1.5時間以内に投与を終了** する必要があります．

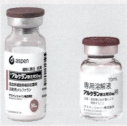
アルケラン®静注用

- 光により分解が促進されてしまう薬剤もあります．**ダカルバジン（ダカルバジン®注用）** は，光，熱に不安定な薬剤であり，溶解後はとくに分解が促進されます．光で分解してできた生成物質は，投与時に血管痛を引き起こす可能性があります．そのため，投与時は遮光を行うとともに，溶解後は速やかに投与する必要があります．

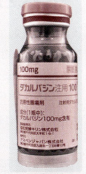
ダカルバジン®注用

- また，**アムルビシン（カルセド®注射用）** は，**25℃で溶解後3時間を超えた場合** は，薬効の低下はみられないものの，**分解物の増加があり**，"白濁"などの外観の変化がみられることがあります．たとえ変化がなくても使用してはいけません．

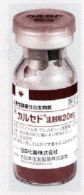
カルセド®注射用

●参考文献
1) 荒木博陽，野元正弘（編）：医薬品過誤プレアボイド―落とし穴に気をつけて！，南江堂，2008
2) 日本病院薬剤師会（監）：抗悪性腫瘍剤の院内取扱い指針 抗がん薬調製マニュアル，第3版，じほう，2014
3) 山口県病院薬剤師会注射調剤特別委員会：注射薬調剤監査マニュアル，第4版，エルゼビア・ジャパン，2012
4) 川村治子（編）：注射・点滴エラー防止―「知らなかった」ではすまない！事故防止の必須ポイント，医学書院，2007
5) 松山賢治，東海林徹（監）：注射薬Q&A―注射・輸液の安全使用と事故防止対策，改訂第2版，じほう，2013
6) 高田早苗，川西千恵美（編）：エビデンスに基づく注射の技術，中山書店，2006
7) 徳島裕子：抗がん剤の溶解液，希釈液に注目しよう．月刊薬事 50：135-138，2008

（田坂 友紀）

第3章　注射・輸液を準備する／実施する

くすりの調製② 劇薬・毒薬の準備で注意すること

● 細胞毒性が問題となるくすりは，ほとんどが"抗がん薬"

- 劇薬・毒薬の中には，変異原性，催奇形性などの細胞毒性のあるくすりがあります．現在，臨床で使用されている細胞毒性のあるくすりは，ほとんどが抗がん薬といっても過言ではありません．

- 抗がん薬を使用する際には，くすりの特性（配合変化，溶解度，溶解後の安定性，毒性の把握など）や汚染時・曝露時の対応方法を十分に理解して，調製する必要があります．

劇薬・毒薬（たとえば，抗がん薬）の準備をするとき，素手で扱ってはいけない？

- 抗がん薬はとても危険なくすりです．まず，患者への影響ですが，一般的に治療域と副作用域が非常に近く，わずかな用量などのちがい（誤り）でも，患者へ重篤な障害をもたらす危険性があります．

- また，抗がん薬を取り扱う医療従事者にとっても危険です．それは抗がん薬の細胞毒性は，とても有害で，皮膚，手指などに付着したときは，体内に吸収されるばかりでなく，皮膚炎やアレルギーの原因となります．そのため，ただちに流水で洗い流すとともに，石鹸を用いて洗浄することが必要です．

- 抗がん薬を取り扱う際は，抗がん薬に直接触れないよう，さまざまな工夫をすることが大切です．また抗がん薬の調製には，①細菌による汚染を防ぐための**無菌的な環境**と微粒子の混入防止，②抗がん薬調製による環境汚染と調製者の抗がん薬**曝露を防止するための設備および用具の整備**が必要であり，かつ，③**適切な調製手技の習得**も要求されます．

- 以下，とくに，②曝露防止のための設備・用具について，くわしくみていきましょう．

120

場面9 注射・輸液を準備する

抗がん薬の曝露を防止するための設備および用具の整備

1 設 備

- 抗がん薬の調製は，無菌的な環境を保ちつつ，調製者の曝露防止と調製環境の汚染防止のために，**隔離された部屋で調製する必要があります**．具体的には，クラスⅡ以上の**安全キャビネット**〔メモ〕で調製を行う必要があります．キャビネット内のエアバリアで，内部の汚染空気が調製者側に流れ出るのを遮断し，かつキャビネット内の空気は，吸引後，**HEPAフィルター**を通して排気されるしくみとなっています．また，安全キャビネット内ではHEPAフィルターを介して清浄な空気が供給されており，無菌状態にしています．

> **やってはいけない ★★★**
> **抗がん薬の調製にクリーンベンチを使用してはいけません**．クリーンベンチは，HEPAフィルターを介して清浄な空気を供給し，**ベンチ内を陽圧に保つ**ことで，**くすりの無菌性を確保**しています．しかし，**ベンチ内の空気が調製者に直接向かう**ことから，抗がん薬調製時，**調製者が曝露される**危険性があります．

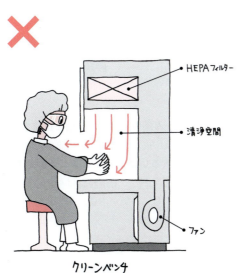

クリーンベンチ

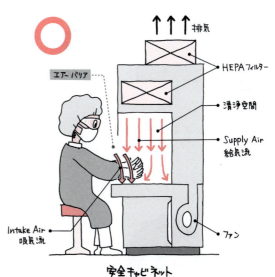

安全キャビネット

2 器具・用具

- 抗がん薬の調製に使用する器具および用具は，曝露および汚染防止のため，原則として，**ディスポーザブル製品を使用**します（☞次ページの**一覧2**）．

● 参考文献
1) 日本病院薬剤師会（監）：抗悪性腫瘍剤の院内取扱い指針抗がん剤調製マニュアル，第3版，p73-88，じほう，2014
2) 日本がん看護学会ほか（編）：がん薬物療法における曝露対策合同ガイドライン 2015年版，p9-69，金原出版，2015

メモ 安全キャビネットの区分 安全キャビネットは，構造と性能のちがいにより，クラスⅠ・Ⅱ・Ⅲの3種類に分類される．**クラスⅠ**は，作業者と環境に対する安全対策で，無菌操作を必要としない作業に適している．**クラスⅡ**は，キャビネット内の空気はHEPA（high efficiency particular air filter）フィルターで排気・清浄換気され，その空気によって前面開口部にエアバリアをつくる構造となっており，曝露および感染を防止し，無菌操作を行える．**クラスⅢ**は，完全に密閉され，外気から遮断された装置で，作業者および環境を危険物から完全に隔離することができ，感染率が高く，治療手段の確立されていない病原体の実験など，最高危険度の操作を行うことができる．

一覧 2
抗がん薬の調製に必要な器具・用具

- 抗がん薬の曝露防止のため，器具を装着する際に有効なのが，**ガウンテクニック**です．ガウンテクニックとは，そもそも感染管理の面から，患者と医療従事者間，患者間の交差感染を予防し，また，感染の拡散を防止するために，ガウン着脱の手順に関して標準化を図ったものです．

- このガウンテクニックは，**注射薬の混合調製においても，調製者への曝露と汚染の拡散を防止する方法として活用することができます．**

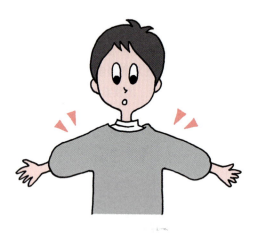

ガウン
ガウンは，**抗がん薬による汚染防止**のために着用します．くすりが多く付着した場合は，すぐに新しいものと交換します．

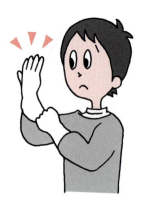

手袋
手袋は，**抗がん薬の接触から手指を保護する**ために着用します．一般に抗がん薬の手袋透過性を考慮して，**ニトリルゴム製あるいはラテックスゴム製のものを2重にして用います．**また，着用時には袖口の皮膚が露出しないようにします．手袋が汚染あるいは破損した場合は，ただちに交換します．

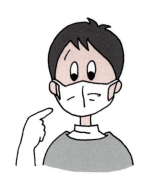

マスク
マスクは，**抗がん薬のエアロゾルや微粉末の吸入を防止する**ために顔に着用します．N95規格（N＝耐油性なし［Not resistant to oil］，95＝0.3μmの粒子の捕集確率95％以上の機能を有する密着性の高いマスク）を満たすものが望ましいですが，着用者の呼吸困難感をともなうため，実際には，**サージカルマスク**などが使用されています．

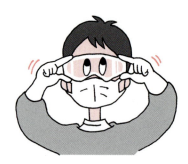

保護メガネ
保護メガネは，**抗がん薬の飛沫から目を保護する**ために用います．防塵用保護メガネ，ゴーグル，ディスポーザブルの透明プラスチック製シールドがあります．

場面 9 注射・輸液を準備する

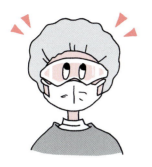

キャップ
キャップは、**頭髪を抗がん薬の飛沫から保護し、また調製液に頭髪を落とさない**ために着用します。頭髪が完全におおえるディスポーザブルのものを使用します。

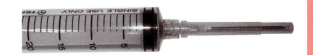

ルアーロック式注射器・注射針
注射器は、ディスポーザブルのルアーロック式の注射器を使用します。先端にテフロンチップがついていて、**注射器の気密性を高めています**。もれを防ぐ注射針は、注射器内が高圧にならないように、18Gあるいは21Gを使用します。

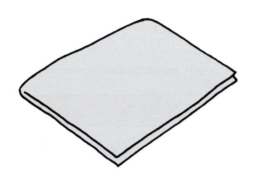

作業用シート
作業用シートは、安全キャビネット内で、くすりの**飛沫やこぼれた薬液を捕捉する**ために用います。

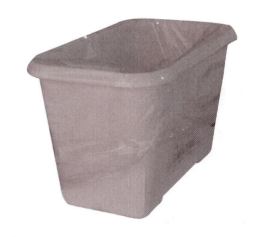

廃棄物用容器，ニードルケース
廃棄物用容器は、使用ずみの注射器、空容器など**抗がん薬に汚染されたものを廃棄する**ために用います。抗がん薬が容易に漏出しない構造の、プラスチック製のものを用います。

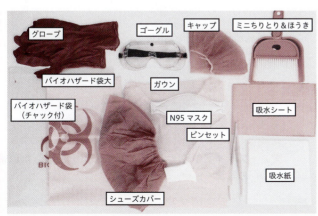

スピル・キット
スピル・キットは、抗がん薬の飛散や漏出が発生した場合、**薬液の汚染拡大を防止し、調製者への曝露を抑える**ための処理用具をまとめたセットです。

［株式会社日本医化器械製作所ホームページ http://www.nihonika.co.jp/kou/spl.html（2019年1月閲覧）より許諾を得て転載］

（中井 昌紀）

第3章　注射・輸液を準備する／実施する

ファシールの取り扱い，プライミングの注意点

- プライミングセットを使うことで，調製から投与終了までの抗がん薬の曝露対策が行えます（図1）．

1 プライミングセットの正しい操作方法を修得する

- 強引な操作は，接続部分を壊してしまい，接続部分の針が飛び出すような危険な状態にもなります（図2の点線内①）．

2 プライミングセットがプライミング実施ずみかどうか確認する

- プライミングとは，調製時にプライミングセットのルート内を生理食塩液など希釈液で充填することをいいます．プライミング忘れの場合は，ルート内に空気が残り，患者の血管内へ大量の空気が入ることになり，重大な医療事故になりかねません[1]．

3 プライミングセットの抗がん薬を可能な限り投与する

- プライミングセットはルートごとの交換となります（図1）．ルート内に抗がん薬が残っている状態では（図2の点線内②），正しい量が投与されず，患者の不利益になります．

●参考文献
1) 沖野真季ほか：全入院患者に対する抗がん剤の閉鎖式薬物移送システム導入とその評価. 医療薬学 44：37-48, 2018

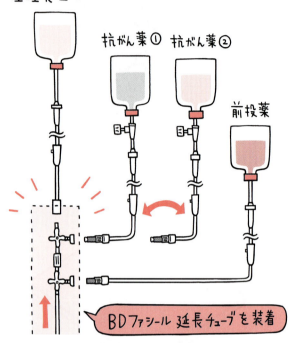

図1　プライミングセットを用いた投与例

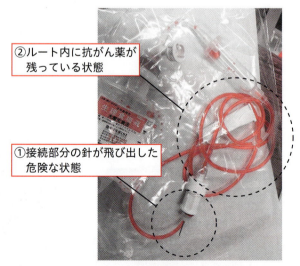

図2　プライミングセットで抗がん薬を投与した直後の写真

（河添 仁）

> **場面9** 注射・輸液を準備する

静注・点滴の速度（時間）を設定する

■ 緩徐に，できるだけ緩徐に

- 現場で迷うのが静注・点滴の「**投与速度**」です．各くすりとも投与速度が決まっていると思います．しかし，添付文書をみると，「**緩徐に**」「**できるだけ緩徐に**」などと書いてあり，実にあいまいな表現です．

- 静脈内注射（静注）や点滴静脈内注射（点滴）には，**投与速度（時間）が速すぎても，遅すぎても副作用が起こる**ことがあります．したがって，看護師には投与にかける時間を具体的に判断することが求められます．しかし，添付文書の表現があいまいなので，多くの看護師が迷ってしまいます．

- また，同じ「緩徐に」の表現でも，くすりには効果や副作用が種類によって「強い」ものと「マイルドな」ものがあります．そのため，実際面で厳格に「緩徐に」投与しなければならないものと，そうでもないものがあり，注意が必要です．しかし，そのような微妙な判断についての表現は添付文書には載っていません．

- 投与速度を間違えた場合の副作用には，深刻なものもありますので，**投与速度のズレが許容できない"危険な"くすりを確認する**必要がありそうです．

Q75 投与の速度は，忠実に守らなければならない？許容範囲はどこまで？

❶ 速度の目安はどう考えるか

- 添付文書^{メモ}では，「緩徐に」「できるだけ緩徐に」「緩徐に点滴静注」などの表現があります．これらについては，①「**緩徐に**」：3～5分，②「**できるだけ緩徐に**」：1分以上，③「**緩徐に点滴静注**」：1mL/分程度を目安にするとよいでしょう．

- また，点滴セットや輸液ポンプを用いて注入する方法（点滴）では，通常200～300 mL/時程度を目安に考えるとよいようです．

| **メモ** | **速度に関する添付文書の例**　カイトリル®（制吐薬）とレミケード®（抗リウマチ薬）の添付文書をみてみよう. |

カイトリル®注
〈用法・用量に関連する使用上の注意〉
1．本剤を静注する場合は，緩徐に投与すること
レミケード®点滴静注用
〈用法・用量に関連する使用上の注意〉
1）（略）
2）投与方法
本剤は独立した点滴ラインにより，原則，2時間以上をかけて緩徐に点滴静注すること.

カイトリル®注

125

第3章 注射・輸液を準備する／実施する

> **POINT** 静脈内注射（静注）や点滴静脈内注射（点滴）は，投与時間・投与速度が速すぎても，遅すぎても副作用が起こることがある．とくに，投与速度のズレが許容できない危険なくすりの見極めが重要である．

2 ズレの許容範囲は，どの程度か

- 点滴の速度は，常に厳密に守らなければならないかというと**そうでもありません**．たとえば，低張電解質輸液（1～4号）の添付文書では，「通常成人あたり300～500 mL/時」と，幅のある表現となっています．

- しかし，**くすりの中には，デリケートな性格のものがあります**．ある程度正確に速度を守らなければ**深刻な副作用**をもたらすものもあります．デリケートさの程度は，くすりそれぞれ異なりますので，院内の薬剤師に問い合わせたり，先輩の看護師に聞いたりして，こまめに確認していくことが大切です．

Q76 絶対に速さを間違えてはいけないくすりは，どういうくすり？

- 速さを間違えてはいけないくすりとして，投与時間が「**短い**（＝投与速度が速い）**とダメなもの**」「**長い**（＝投与速度が遅い）**とダメなもの**」に分けて考えてみましょう．

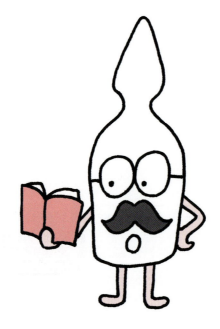

場面 **9** 注射・輸液を準備する

1 速度の不適正による副作用と対応①
短い（投与速度が速い）とダメなもの

- 静注の速度不適正によって，**4割で血管痛，血栓性静脈炎**などが出現し，その後に，**血圧低下，脳・末梢浮腫，悪心，頭痛，ショック，不整脈**の順に起こる可能性があります．
- 一般的にくすりは，「**ゆっくり**」あるいは「**緩徐に**」投与すべきものを，誤って急速に投与したときに，副作用が起こりやすい傾向にあります．したがって……

押さえておきたい ★☆☆

血管痛，血栓性静脈炎などの副作用の多くは，一般的に，**投与速度を遅くする**方法で対処できます．

やってはいけない ★★★

とくに，以下のくすり（表）については，急速な静注により重篤な副作用を起こすおそれがあります．必ず投与速度を遅く設定する必要があり，間違っても**ワンショットで投与してはいけません．**

患者指導のツボ

- 患者の中には，「点滴を早く終わらせたい」「早く帰りたい」という思いから，自分の判断で，投与の速度を速める人がいます．**くすりには決められた速度がありますので，それを守らないと重大な副作用があらわれる**可能性があります．患者にはそのことを**具体的な内容も含めてしっかり伝える**ことが大事です．
- 結局は自分がつらい思いをすることに気づけば，多くの患者が自分で設定をいじるようなこともありませんし，おそらく適切な方法にしたがってくれるはずです．

表　投与速度を遅く設定すべき主なくすり（急速静注で重篤な副作用を引き起こす）

一般名	商品名	想定される副作用	対応策
L-アスパラギン酸カリウム	アスパラ®カリウム注	心停止，不整脈	希釈してカリウムとして40mEq/L以下で，8mL/分を超えない速度で点滴
アミノフィリン	ネオフィリン®注	ショック，不整脈，過呼吸　など	希釈して5〜10分かけて静注⇒必要に応じて点滴
アルベカシン	ハベカシン®注射液	第8脳神経障害，腎障害	30分以上かけて点滴
塩化カリウム	K.C.L.®注	高K血症，心停止	希釈してカリウムとして40mEq/L以下で，20mEq/時を超えない速度で点滴
クリンダマイシン	ダラシン®S注射液	心停止	30分〜1時間かけて点滴
グルコン酸カルシウム	カルチコール®注射液	心悸亢進，徐脈　など	緩徐に静注（カルシウムとして0.68〜1.36mEq/分＝本剤1.7〜3.5mL/分）
ケタミン	ケタラール®静注用	呼吸抑制　など	1分以上かけて緩徐に静注
テイコプラニン	注射用タゴシッド®	ショック，レッドネック（マン）症候群	30分以上かけて点滴
バンコマイシン	バンコマイシン点滴静注用	レッドネック（マン）症候群，血圧低下	60分以上かけて点滴
ヒドロコルチゾン	ソル・コーテフ®静注用	心停止，循環性虚脱，不整脈，血管痛，静脈炎	緩徐に静注または点滴（できるだけ遅く）（投与量が500mgを超えるときは，少なくとも10分間以上かけて投与）
フェニトイン	アレビアチン®注	心停止，血圧低下，呼吸抑制　など	1mL/分を超えない速度で静注
フロセミド	ラシックス®注	難聴	緩徐に静注（4mg/分以下で静注）

患者への投与に際しては，必ず最新の添付文書・インタビューフォームを参照すること（ここには，添付文書にしっかりと記載があるものを記載している）．

抗菌
がん
免抑
ステ
解鎮
糖尿
イン
脂質
栄養
降圧
抗凝
不整
昇圧
狭心
睡眠
うつ
てん
骨粗
麻劇
喘息

第3章　注射・輸液を準備する／実施する

2 速度の不適正による副作用と対応② 長い（投与速度が遅い）とダメなもの

ケース❻

抗がん薬投与時に血管痛を訴えたので，ゆっくりな投与速度に変えたけど，痛みが止まらない……　なぜ？

押さえておきたい ★★☆

● 前述したように，一般的には，投与速度を遅くすることで，多くのくすりは問題ありません．しかし，くすりによって逆に**投与時間が長すぎたり，投与速度が遅すぎたりすることで，血管痛などの副作用が起こる**可能性があることにも注意する必要があります．つまり，投与速度が「**遅ければよい**」とやみくもに考えるのも危険です！！

やってはいけない ★★☆

とくに，下の**表**のくすりについては，**むやみに遅く設定してはいけません**．

ケース6の考え方

● 抗がん薬の中で，たとえばエピルビシンは，添付文書上『血管痛，静脈炎，血栓を起こすことがあるので注射部位・注射方法等に十分注意し，注射速度をできるだけ遅くすること』との記載があります．

● しかし，エピルビシンなどのアントラサイクリン系抗がん薬は，長時間にわたってくすりと血管が接触することで，血管が障害され，血管痛，血栓性静脈炎，血管外漏出のリスクが高まるといわれています．そのため，短時間で静注する方がよいとする報告もあります．

● 安易にくすりを取り扱うことを防ぐためにも，まずは，速度を遅くしても症状を軽減できない（どころか悪化させる）場合（くすり）もあるということを認識しておく必要があります．

表　投与時間が長い・投与速度が遅いことで注意すべき主なくすり

一般名	商品名	副作用	対応策
イダルビシン	イダマイシン® 静注用	血管痛，静脈炎血栓 など	1バイアル5mgに5mLの注射用水で溶解後，5〜10分かけて静注
ゲムシタビン	ジェムザール® 注射用	骨髄抑制，肝障害 など	週1回投与で，30分点滴（海外：週2回以上または60分点滴にて副作用が増強した例が報告）
ビノレルビン	ナベルビン®注	血管痛，静脈炎など	約50mLの生理食塩液，5％ブドウ糖液または（乳酸）リンゲル液にて希釈後，10分以内に静注

患者への投与に際しては，必ず最新の添付文書・インタビューフォームを参照すること．

3 血管痛，静脈炎が起こった場合の対策

● 血管痛，静脈炎は，投与速度のほか，**浸透圧やpHの影響によっても起こります**．くすりの浸透圧を体内の浸透圧に，また，pHを血液のpHに近づけることで，血管に対する刺激が軽減されます．

● ちなみに，欧米では，輸液の浸透圧が500mOsm/L以上，輸液のpHが5以下または9以上のときは，末梢静脈からの投与ではなく，**TPN（中心静脈栄養法）**による投与が推奨されています．

具体的にみてみよう！

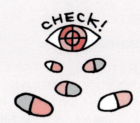

薬効別の目

☞ **注射・輸液の投与速度**に関連して，抗不整脈薬，抗菌薬についてみてみましょう．

投与速度の目安（Q75）についてもっと知ろう！

Q77　キシロカイン®（抗不整脈薬）の投与速度は？

- キシロカイン®は，静脈内1回投与の際には，成人1回50〜100 mg（1〜2 mg/kg）とし，ただし，突然の不整脈発生時には体重を考慮せず，25〜75 mgを1〜2分間で緩徐に注射します．
- 効果が認められない場合は，5分後に同量を投与し，**効果が認められるまで，副作用や血中濃度測定などで副作用域に入っていないことを確認しながら，これを繰り返します**．効果の持続を期待する際には，10〜20分間隔で同量を追加投与してもよいとされています．ただし，**1時間内の基準最高投与量は300 mgまで**とされています．

- 点滴静脈内投与の際には，通常，**1分間に1〜2 mg（静注の1/50）の速度**で注射します．必要な場合には，投与速度を増してもよいですが，**1分間に4 mg以上の速度では，重篤な副作用**があらわれますので，4 mgまでに留めなければなりません．ブドウ糖液などで希釈し，ポンプを利用して正確に投与します．
- 心電図の連続監視を行うこと，頻繁に血圧測定を行うこと，血中のリドカイン濃度を測定することで，過量投与を避け，安全確保を行うことが必要です．

速さを間違えてはいけないくすり（Q76）についてもっと知ろう！

Q78　抗菌薬の投与速度は？

- 抗菌薬は，一般的に，治療濃度範囲にくすりの血中濃度（または各組織中濃度）を維持することにより効果を発揮します．しかし，**急激に血中濃度が上がると，血管痛や静脈炎などを起こすことがあります**．そのため，投与速度には，十分な注意が必要です．各種抗菌薬と，投与時間を間違うことによって起こりうる副作用を**表**に示します．

表　ゆっくり投与すべき抗菌薬とその理由

ゆっくり投与すべき抗菌薬	30分〜1時間以上かけて投与する理由
ゾビラックス®点滴静注用	血中濃度が上昇すると，腎に吸着して障害が発生する
バンコマイシン点滴静注用	血中濃度が急激に上がると，腎障害が出やすい．ヒスタミン遊離作用［レッドネック（マン）症候群］があり，アレルギーが出やすい
ダラシン®S注射液	急速投与で心停止をきたすことがある．直接静注は禁
フロリードF注	急速に注射した場合，一過性の頻脈や不整脈があらわれることがある
アミノグリコシド系抗菌薬（トブラシン®注，アミカシン硫酸塩®注，ゲンタシン®注）	常用量と中毒量の差が小さく，血中濃度が高まると，聴力障害や腎障害の出現頻度が増加する．急速に血中濃度が上昇する静注は危険であり，主に点滴静注で投与する

（飛鷹 範明）

第3章　注射・輸液を準備する／実施する

> **column** ● プラスアルファの豆知識
>
> ## 輸液の外袋の工夫
>
> ### ①酸素の透過を防止する外袋
>
> 輸液製剤の中には，長期間，品質を維持するために，酸素の透過を完全に防止しなければならない製剤があります（例：アミノ酸輸液，脂肪乳剤）．そのような輸液製剤は，1本ごとガス不透過性の外袋に，脱酸素剤によって内部の酸素が除去された状態で封入され，輸液の安定性を保つように工夫されています．そのため，**実際に使用するまでは，外袋は開封しないように注意する**必要があります．そのことが添付文書に書かれている場合もあります．
>
> ### ②紫外線の透過を防止する外袋
>
> また，光で分解されやすいくすり（ビタミン B_1 製剤など）が入っている輸液では，一見透明な外袋であっても紫外線（UV）をカットするはたらきのある外袋に封入されている製品もあります．この場合も，やはり**使用直前に開封する**ことが適切です（☞ p201）．
>
> ---
>
> 4. 適用上の注意
>   (1)調製前
>   1) 本剤は品質保持のためガス不透過性の外袋に封入されているので，外袋は使用直前まで開封しないこと．
>   2) 容器表面に水滴や結晶が付着している場合には使用しないこと．
>   3) 開封前にインジケーター（酸素検知剤）が比較色よりも濃い緑色に変色しているときは，外袋にピンホールが発生し品質が劣化している可能性があるので，使用しないこと．
>
> ［ビカーボン®輸液 添付文書より転載］
>
> （乗松 真大）

●参考文献
1) 荒木博陽，野元正弘（編）：医薬品過誤プレアボイド―落とし穴に気をつけて！，南江堂，2008
2) 小野川雅英ほか：血管痛の軽減を目的としたエピルビシン塩酸塩投与方法の改善．医療薬学 36：680-683, 2010
3) 松山賢治，東海林徹（監）：注射薬Q&A―注射・輸液の安全使用と事故防止対策，第2版，じほう，2013

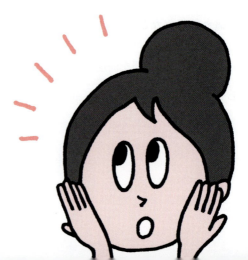

場面 10 複数のくすりをつかうとき
配合変化・相互作用に注意する

事前に混ぜ合わせるときは
「配合変化」に,
別々に投与するときは
「相互作用」に,
気をつけなければなりません.
あてずっぽうな知識は
危険です.

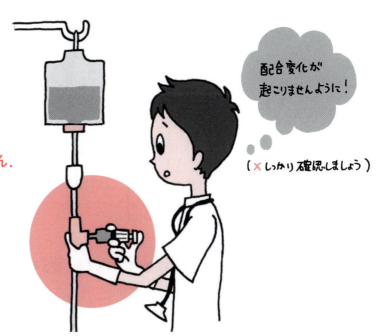

事前に混ぜ合わせる場合

■ 配合変化の組み合わせは, すべて把握すべきか

- 複数のくすりを点滴ルートから投与する必要がありますが, これはいわゆる混注［用語］です. 多くの患者は, 点滴ルートが限られているため, 複数の注射薬を一つの輸液に一体化して混注することになります. その場合, **よく現場で迷うのが, 複数の注射薬を混ぜ合わせても問題がないか, つまりくすりの配合変化**［用語］**が起きないかどうかということです**. 配合変化が生じた場合, 本来のくすりと異なる物質が投与されることになります. その際, 期待した効果が得られず, 場合によっては有害にもなりかねません.

- したがって, 配合変化をもたらす"相性のわるい"くすりの組み合わせを, 事前に知っておく必要があります. ところが, **配合変化の組み合わせは膨大な数にのぼり, 医療従事者がすべてを把握しておくことは, 実際には不可能です**.

【用語】　**混注**　混合注射の略称であり, よく現場で使われている呼び方. 複数のくすりの投与が必要となる場合に, あらかじめそれらを混ぜ合わせた上で注射・点滴を行うことをいう.
　　　　配合変化　複数のくすりを混ぜ合わせ投与する際に, くすり同士が反応し, くすりが物理的・化学的に変質してしまうこと. 配合変化によって, 期待した効果が得られず, 場合によっては有害となる.

第3章　注射・輸液を準備する／実施する

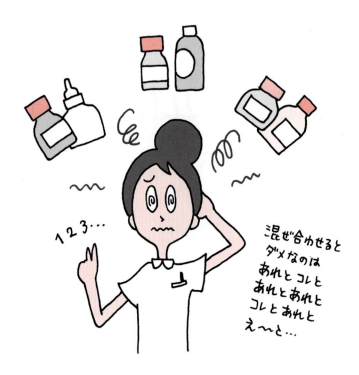

- では，どうすればよいでしょうか？ そのアプローチ方法としてはいくつかありますが，ここでは2つあげます．すなわち，①"より重篤な副作用をもたらすもの"に限定して配合変化の組み合わせを個別に覚えておくこと，②配合変化を生じやすい法則を把握しておくことです．
- ②の「法則」とは何でしょうか？ たとえば，**酸-アルカリ反応に代表される配合変化**が問題となります．これらは混ぜ合わせてはいけません（禁止される場合を指して，"**配合禁忌**"といいます）．これらのくすりは，酸-アルカリの関係にある他のくすりと混注することで，注射薬のpHが変動し，その結果，薬液に混濁・沈殿などが生じます．ただし，場合によっては，外観変化をともなわないまま配合変化が起こり，薬効が分解することもあります．必ずしも**すべて見た目で判明できるわけでもなく，少しやっかいな現象**であることも理解しておく必要があるでしょう．
- 以上の①②の観点から理解することで，より多くの配合変化の組み合わせを把握することができます．さらにいえば，使用頻度の低いくすりについては知識を把握していてもしかたないので，**現場で使用頻度の高い注射薬のみ**について，添付文書や書籍で事前に調べて一覧表を作っておくなど，**重点的に把握しておくことが実際的**といえます．

場面 10 配合変化・相互作用に注意する

Q79 混注してはいけない注射薬の組み合わせは？配合変化には，どのようなものがあるか？

パターンで配合変化の起こしやすさを把握する

1 代表的な配合変化（配合禁忌）のパターンは，「酸-アルカリ反応」

- 酸-アルカリ反応による配合変化とは，**pHが酸性またはアルカリ性に傾いている注射薬を他のくすりと混注する**ことで，pHが変動し，溶解度が減少した結果，薬効が変化することをいいます．その状況で場合によっては，混濁・沈殿などが生じます．
- 病棟でよく使用されるくすりで……

押さえておきたい ★★★

酸性またはアルカリ性の強いものをあらかじめ知っておけば，混注前に配合変化をある程度予測し，防止することができます．

- たとえば，ラシックス®注，ソルダクトン®静注用は，**お互いにアルカリ性注射液であるため，混ぜ合わせても安定しています**．これらは，混注してもよい組み合わせです．
- 一方，ラシックス®注とドルミカム®注射液は，それぞれ**アルカリ性と酸性注射液であるため，混注した場合に変化が生じます（白濁）**．これらは，混注してはいけない組み合わせです．

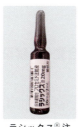
ラシックス®注

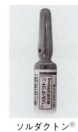
ソルダクトン®静注用

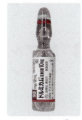
ドルミカム®注射液

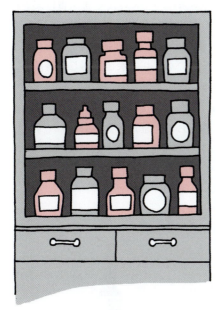

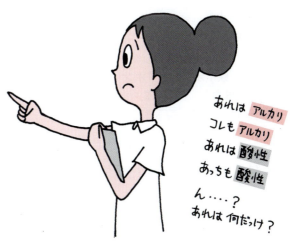

※まずは アルカリ性か酸性かを おさえる

第3章　注射・輸液を準備する／実施する

- この場合は，薬物間の"組み合わせ"で把握するのではなく，**それぞれのくすりが"酸性か，アルカリ性か"**で把握するだけで足ります．この場合，pH 7.0以下を酸性，pH 7.0以上をアルカリ性と考えます．以下，配合変化を起こしやすい"酸性のくすり""アルカリ性のくすり"を確認してみましょう（表）．

表　配合変化を起こしやすい主な酸性またはアルカリ性注射薬

液性	一般名（商品名）	
酸性	・ミノサイクリン（ミノマイシン®点滴静注用） ・ブロムヘキシン（ビソルボン®注） ・ノルアドレナリン（ノルアドレナリン®注） ・アドレナリン（ボスミン®注） ・レボドパ（ドパストン®静注）	・メトクロプラミド（プリンペラン®注射液） ・バンコマイシン（バンコマイシン®点滴静注用） ・ドブタミン（ドブトレックス®キット点滴静注用） ・プロプラノロール（インデラル®注射液） ・ミダゾラム（ドルミカム®注射液）
アルカリ性	・フェニトイン（アレビアチン®注） ・ガンシクロビル（デノシン®点滴静注用） ・アシクロビル（ゾビラックス®点滴静注用） ・ダントロレン（ダントリウム®静注用） ・カンレノ酸カリウム（ソルダクトン®静注用） ・含糖酸化鉄（フェジン®静注） ・アセタゾラミド（ダイアモックス®注射用）	・フロセミド（ラシックス®注） ・葉酸（フォリアミン®注射液） ・アミノフィリン（ネオフィリン®注） ・スルバクタム・アンピシリン（ユナシン®-S静注用） ・アンピシリン（注射用ビクシリン®S） ・セフォゾプラン（ファーストシン®静注用） ・ジノプロスト（プロスタルモン®・F注射液）

患者への投与に際しては，必ず最新の添付文書・インタビューフォームを参照すること．
［東海林徹，松山賢治（監）：注射薬配合変化Q&A―根拠でわかる注射・輸液配合変化時の事故防止対策，第2版，じほう，2013より作成］

② 「酸-アルカリ反応」以外の配合変化（禁忌）パターン

- それでは，「酸-アルカリ反応」以外の配合変化のパターンについても確認してみましょう．

1）金属沈殿反応　Ca・Mg　×　リン酸塩・炭酸塩

- "カルシウム（Ca）やマグネシウム（Mg）を含むくすり"に，"リン酸塩，炭酸塩を含むくすり"を混注することにより，難溶性のリン酸Ca，炭酸Ca，リン酸Mgおよび炭酸Mgが生成され，沈殿が生じます．

2）キレート反応　鉄イオン・銅イオン　×　他剤（高カロリー輸液など，なんでも）

- 微量元素製剤（エレメンミック®注など）^{メモ}中の鉄イオンや銅イオンは，他のくすりと混注することにより，**複合体を生成して沈殿を生じます**．高カロリー輸液などに微量元素製剤を混注するときは，単独の注射器を使用することとし，他のくすりとの混注を避けるように注意することが重要です．これらの対策については，添付文書に記されていることがありますので，やはり添付文書での確認は大事です．

3）加水分解

- 多くのくすりは水と反応して時間の経過とともに分解されます．

4）酸化-還元反応

- 酸化および還元を受けやすいくすりの成分が，光，pH，重金属イオン，水酸化物イオンおよび温度の影響によって反応が促進されます．

> **メモ　エレメンミック®注**　添付文書をみてみよう．他のくすりと触れることで配合変化が生じやすいことがわかる．
> （以下，「7．適用上の注意」より）
>
> (1)調製時
>   1)（略）
>   2)本剤は単独のシリンジで採取し，高カロリー静脈栄養輸液に添加すること（他の注射剤との直接混合は，沈殿等の配合変化を起こすことがある）．なお，ビタミン剤（B₂及びC剤，配合剤）をシリンジ内で直接本剤と混合した場合，沈殿によりフィルターの目づまりが生じることがあるので，別々のシリンジを用いること．

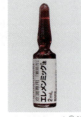

エレメンミック®注

134

場面10 配合変化・相互作用に注意する

配合変化を起こしやすいくすりを個別に把握する

- 薬物間での配合変化について，その組み合わせは，パターンで認識できないものもあるので，その場合は，個別に覚えておくしかありません．しかし，実際には，すべてを覚えることは難しいですので，**とくに重大なものに限って把握しておくことが現実的**です．

- くすりの中には，配合変化が起こりやすいために，他剤との混注を禁止している（もしくは禁止した方がよいとされる）ものがあり，このようなくすりは，**絶対に単独ラインで投与しなければならない**とされています．このように"**とくにデリケート**"な**くすりについては，個別に把握**しておきましょう．以下の一覧で確認してください（表）．

表　単独ラインで投与すべき主な注射薬

一般名	商品名	注意事項	pH
フェニトイン	アレビアチン®注	生理食塩液 50 mL で希釈して投与する	約 12.0
ドパミン	イノバン®注	pH 8 以上で分解着色（褐色〜黒色）する	3.0〜5.0
ガベキサート	注射用エフオーワイ®	配合変化が多い	4.0〜5.5
オメプラゾール	オメプラール®注用	生理食塩液または 5％ブドウ糖液で溶解し単独ラインで投与する	9.5〜11.0
シプロフロキサシン	シプロキサン®注	生理食塩液，5％ブドウ糖液または補液で希釈する．とくに，アルカリ性注射液と混注しない	3.9〜4.5
ジアゼパム	セルシン®注射液	他の注射液と混合または希釈して使用しない	6.0〜7.0
カルペリチド	ハンプ®注射用	5％ブドウ糖液で希釈し，単独ライン投与が原則である	4.5〜5.1
レボドパ	ドパストン®静注	pH 7〜8 で分解着色（褐色〜黒色）する	2.5〜4.5
ナファモスタット	注射用フサン®	配合変化が多い	3.5〜4.0
ランソプラゾール	タケプロン®静注用	生理食塩液または 5％ブドウ糖液で溶解し単独ラインで投与する	10.6〜11.3

患者への投与に際しては，必ず最新の添付文書・インタビューフォームを参照すること．

［東海林徹，松山賢治（監）　注射薬配合変化 Q&A―根拠でわかる注射・輸液配合変化時の事故防止対策，第2版，じほう，2013 より作成］

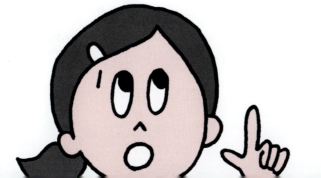

第3章　注射・輸液を準備する／実施する

Q80 混注するときに順番はあるの？

- 配合変化を防止するためには，**混注の順序も大切**になってきます．複数の注射薬を輸液に混注する場合には，**まず，pHの近い注射薬から順番に混注する**とよいです．pHの離れている注射薬や，注射液に色があるものなど，混注後外観変化の予想されるものは，できるだけ最後に混注するか，または点滴中，追加的に投与することが望ましいです．

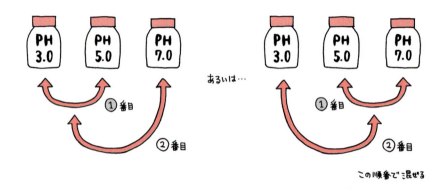

- 複数の注射薬を一度に注射器に吸い上げてから混注すると，液が注射器内で直接高い濃度で接触することにより，配合変化が起こりやすくなります．この方法は避けた方がよいでしょう．

押さえておきたい ★☆☆

このとき，一つの工夫としては，**注射薬一つずつを輸液に投与し，投与後に生理食塩液などで点滴ラインをフラッシュ（洗い流す）してから，次の注射薬を投与する**とよいでしょう．

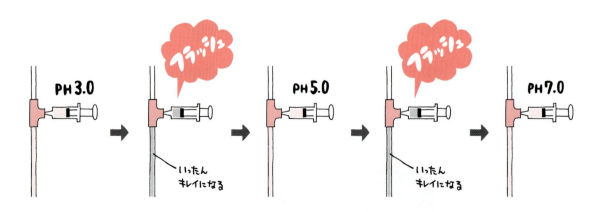

場面10 配合変化・相互作用に注意する

Q81 混注後は，どれくらいの時間まで，液は安定している？

ケース 7
高カロリー輸液に，ビタミン製剤を混ぜ合わせようと思うけど……
混ぜるタイミングがわからない……

- 混注後の安定性も考える必要があります．**複数の注射薬を輸液に混注する場合には，原則すぐに使用する**方がよいです．これは，配合変化の問題にかかわらずくすり一般に通用する原則です．なぜならくすりによっては，光などによっても分解されるものがあるからです．

■ ビタミン B_1 の分解

- 混注後の安定性に関して，よく問題になるのが**ビタミン B_1** [メモ]です．輸液製剤中に亜硫酸塩などが含まれる場合に，ビタミン B_1 は，**加水分解されやすい**特徴があるからです．
- また，B_1 に限らず，ビタミンは，**光で分解される**特徴があります．光分解を防ぐために**遮光カバー**（橙黄褐色ポリエチレン製カバーなど）**で輸液バッグを被覆して使用**します．とくにビタミンCの還元作用や加水分解を促進する作用は強く，より分解が促進されるため，注意が必要です．
- ビタミンについては，①混注は投与直前に行うこと，②混注後，保管する場合には，ビタミンの安定性について十分に検討を行って保管条件を決めること，が大切です．

- "混注後すぐに使用する"という考え方が，そのまま製品として反映されているものもあります．高カロリー輸液に代表される**キット製剤**です．高カロリー輸液のキット製剤は，**メイラード反応**（糖液とアミノ酸が反応して，時間の経過とともに褐色に変化すること）**を防ぐために，ダブルバッグ製剤**が用いられます．

ケース7の考え方
- 高カロリー輸液製剤には，酸や亜硫酸塩が添加されています．混ぜた場合，この亜硫酸塩によりビタミン B_1 が加水分解されてしまいます．それを可能な限り防ぐためにも，混注は投与直前に行うことが望ましいということになります．

押さえておきたい ★☆☆

隔壁開通して混注したあとは，原則 24 時間以内で使用することを目安とします（☞ p196）．

メモ 高カロリー輸液療法とビタミン B_1 の関係　高カロリー輸液療法を行っているときは，ビタミン B_1 が欠乏することにより重篤なアシドーシスが起こることがあるため，必ず必要量（1 日 3 mg 以上が目安）のビタミン B_1 を併用することになっている．また，ビタミン B_1 欠乏症と思われる重篤なアシドーシスが発現した場合には，ただちに 100～400 mg のビタミン B_1 製剤を急速静注する．

137

第3章　注射・輸液を準備する／実施する

Q82 混注時，液が白濁した場合はどうすればよい？

やってはいけない ★☆☆

- **一度白濁した注射薬は使わないようにします．**
- 白濁とは，液体が一部固体化したことであり，**固体を静脈に投与することは大変危険**です．"血栓（けっせん）"を思い浮かべればわかりますが，白濁による固体も同じように血管を詰まらせ，生命に危険を及ぼすおそれがあります．
- 混注と同時に配合変化を起こす注射薬は，側管から同じ点滴ライン中で注入した場合も配合変化を起こすと考えられるため……

押さえておきたい ★☆☆

投与前後に，生理食塩液または5%ブドウ糖液など，配合変化を起こさない輸液で，点滴ラインをフラッシュするようにします．

- たとえば，ソルダクトン®静注用（利尿薬）を側管から注入する際は，点滴ラインを**生理食塩液20mLで洗い流してから**，ソルダクトン®静注用を注入し，その後，**再度，生理食塩液で洗い流す**という操作を行います．

●参考文献
1) 荒木博陽，野元正弘(編)：医薬品過誤プレアボイド—落とし穴に気をつけて！，南江堂，2008
2) 東海林徹，松山賢治(監)：注射薬配合変化Q&A—根拠でわかる注射・輸液配合変化時の事故防止対策，第2版，じほう，2013
3) 宮坂勝之(編)：輸液管理そこが知りたいQ&A(エキスパートナース臨時増刊号)，照林社，2004

（河添　仁）

138

場面10 配合変化・相互作用に注意する

くすりを別々に静注する場合

1 「配合変化」と「相互作用」

- 前述のとおり，複数の注射薬を同時に投与する指示が出たとき，**配合変化が起きることをある程度予測できる場合があります**．そのときは，問題となるくすりは混注せずに，**別々に投与する必要があります**．このことは，前項でも述べたとおりです．

- ただし，別々に静注した場合にも，問題がないわけではありません．いわゆる相互作用の問題です．つまり，**それぞれのくすりが体内に取りこまれたのちに互いに作用し合うことで，くすりの効力に変化が生じ，あるいは，思いがけない副作用をもたらす現象**です．

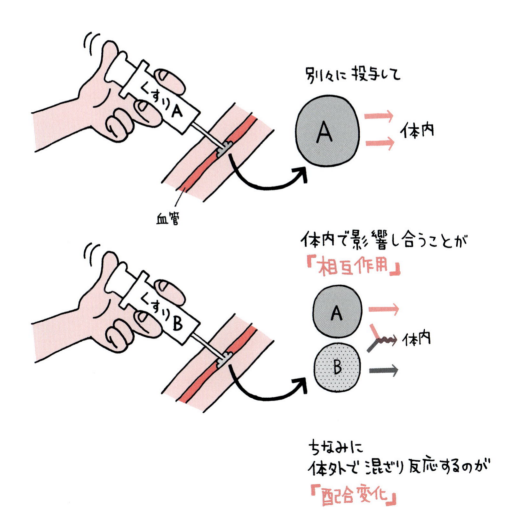

第3章　注射・輸液を準備する／実施する

❷ 別々に静注しても注意が必要な「相互作用」

● 相互作用の状況にも程度があります．相互作用が予想される場合の中でも，とくにその取り扱い方法として，「**併用禁忌（併用しないこと）**」あるいは「**併用注意（併用に注意すること）**」とされていることがあります．これらの場合の相互作用は，点滴ルートを別にしても回避できるものではありません．**相互作用は，配合変化とは区別して理解しておく必要**があります．

❸ 相互作用が予想される場合は……

● 相互作用が予想される複数のくすりを投与する際は，**患者の状態**をよく観察し，**検査値**などに注意して慎重に投与する必要があります．

● また，併用によって効果が減弱したり副作用が増強したりする場合には，**投与の順番**を考慮することで，相互作用を回避できることがあります．

● 次ページの「薬効別の目」で具体的にみてみましょう．

●**参考文献**
1) 岩田健太郎ほか：抗菌薬の考え方，使い方 ver.3，中外医学社，2016
2) 赤瀬朋秀，中村　均（編）：根拠からよくわかる 注射薬・輸液の配合変化 ver.2，羊土社，2017
3) 松山賢治，賀来満夫（監）：有効・適正使用 これだけは必要！抗菌薬・消毒薬 Q&A，第2版，じほう，2012
4) 松山賢治，東海林徹（監）：注射薬 Q&A，第2版，じほう，2013
5) 大曲貴夫（監）：抗菌薬コンサルトブック，南江堂，2015
6) 日本静脈経腸栄養学会（編）：静脈経腸栄養ガイドライン，第3版，照林社，2013
7) 木村　哲（編）：抗菌薬の使い方—適正使用を目指して，第2版，三共，2006

具体的にみてみよう！

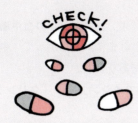

薬効別の目

☞ 注射薬・輸液の相互作用については、とくに抗菌薬の併用が問題になります。抗菌薬を中心にくわしくみてみましょう。

Q83 抗菌薬と他の抗菌薬を静注する場合の注意点

- 抗菌薬は、いくつかの種類に分類できますが、**併用によって効果が減弱する組み合わせもあります**。たとえば、**ペニシリン系抗菌薬とアミノグリコシド系抗菌薬**は、同一の容器に入れ混注すると活性が低下するといわれているため、**混注は避ける**ようにします。
- **ペニシリン系抗菌薬**は、殺菌的にはたらく抗菌薬であり、**細胞がさかんに分裂しているときに効果を発揮**します。逆に、**テトラサイクリン系抗菌薬**は、静菌的にはたらく抗菌薬なので、**細胞の分裂を止める**ことで効果を発揮します。そのため、併用すると、テトラサイクリン系抗菌薬の作用で細胞の分裂が止まってしまい、ペニシリン系抗菌薬の殺菌効果が発揮できなくなります。
- **アミノグリコシド系抗菌薬とグリコペプチド系抗菌薬**は、両薬剤とも腎障害および聴器障害の副作用を起こすおそれがあります。そのため、それらの**併用によって、さらに副作用の発現・悪化のおそれが高まります**。併用は避けることが望ましいです。

Q84 抗菌薬と他のくすりを静注する場合の注意点

①「**利尿薬（フロセミドなど）**」×「**セフェム系抗菌薬**」「**セファロスポリン系抗菌薬**」「**アミノグリコシド系抗菌薬**」「**グリコペプチド系抗菌薬（テイコプラニン）**」

- **腎障害増強**のおそれがあるため、併用時には腎機能に注意が必要です。その機序（メカニズム）は明らかになっていませんが、フロセミド投与によって、血漿レニン活性が亢進し、尿細管でのナトリウム再吸収が増加します。それにともない、抗菌薬の取りこみが増加し、組織内濃度が上昇するため、腎毒性が増強すると考えられています。
- **ループ利尿薬**を用いている場合は、**アミノグリコシド系抗菌薬やグリコペプチド系抗菌薬との併用**ではとくに、**第8脳神経障害[眩暈（めまい）、耳鳴、難聴]**をきたすことがあるので**併用を避けることが望ましい**とされています。やむをえず併用する場合は、慎重な投与が必要です。アミノグリコシド系抗菌薬の難聴の発現については、患者の遺伝的要素（ミトコンドリア遺伝子1555A → G変異）のあることがわかっており、アミノグリコシド系抗菌薬投与後に難聴をきたした人が血縁者にいる場合は、難聴を生じるおそれが高いとされています。

②「**シクロスポリン**」「**タクロリムス**」「**アムホテリシンB**」など腎毒性を有するくすり ×「**アミノグリコシド系抗菌薬**」「**グリコペプチド系抗菌薬**」

- **腎障害が発現・悪化する**おそれがあります（機序不明）。

③「**クエン酸で抗凝固処理した血液を大量輸血**」された患者 ×「**アミノグリコシド系抗菌薬**」

- 投与経路にかかわらず、**神経筋遮断症状、呼吸麻痺**があらわれることがあります。

④「**メトトレキサート（抗がん薬）**」×「**ミノサイクリン**」「**ピペラシリン**」「**ゾシン®静注用**」（抗菌薬）

- **メトトレキサートの排泄が遅延し、メトトレキサートの毒性作用が増強される**おそれがあります。メトトレキサートの血中濃度モニタリングを行うなど注意が必要です。

具体的にみてみよう！

⑤「バルプロ酸ナトリウム（抗てんかん薬）」×「カルバペネム系抗菌薬」

- 併用により，バルプロ酸ナトリウムの血中濃度が急速に低下して，**てんかん発作を起こすおそれがある**ので，**併用は禁忌**となっています．これは，両者の血中でのタンパク結合の競合（取り合い）やカルバペネム系抗菌薬による，バルプロ酸ナトリウムの肝臓でのグルクロン酸抱合代謝亢進によって，バルプロ酸ナトリウム消失が促進されるためと考えられています．

⑥「ジゴキシン（昇圧薬）」×「ミノサイクリン（抗菌薬）」

- ミノサイクリンによって腸内細菌が減少し，腸内細胞によるジゴキシンの代謝が不活化されてしまいます．その結果，ジコキシンの血中濃度が上昇し，作用が増強されます．したがって，**中毒症状があらわれる**ことがあります．

⑦「エリスロマイシン」×「クリンダマイシン」（抗菌薬）

- 両者併用時，細菌への親和性がエリスロマイシンの方が高いため，**クリンダマイシン（ダラシン®S）の効果はあらわれません**．これも併用禁忌の例です．

⑧「カルシウム含有の注射薬・輸液」×「セフトリアキソンナトリウム（抗菌薬）」

- カルシウム含有の注射薬または輸液と抗菌薬を同時に投与したときに，肺，腎臓などにセフトリアキソンナトリウム（ロセフィン®）の**結晶が生じてしまい死亡にいたった症例**（国外）が報告されています．

Q85 点滴とビタミン製剤を同時に滴下してもよい？

- ビタミンB_6を含む製剤と，**パーキンソン病治療薬レボドパ注射薬**との併用には，注意が必要です．ビタミンB_6が，**レボドパの作用を減弱させる**おそれがあるからです．

- レボドパ製剤は，投与30分後に作用部位で脳内への取りこみが最大量となることが認められています．したがって，**ビタミン製剤の投与は，レボドパ製剤投与後30分以上空けて行う**のがよいとされています．

Q86 脂肪乳剤は，他の輸液と混ぜない方がよい？

- **脂肪乳剤**[メモ]は，他の輸液とは混ぜないで，**単独ラインで投与すべき**です．なぜなら，脂肪乳剤はもともと白色の乳濁した液なので，ライン内で**配合変化が起きたとしても，外観からは判別ができない**からです．また，**血漿増量薬（デキストラン，ゼラチン製剤など）の投与後96時間までは，脂肪乳剤の投与は避けます**．そのわけは血漿増量薬が脂肪粒子を凝集し，**脂肪乳剤の安定性が低下する**ためです．

> **メモ** 脂肪乳剤を使用する際の注意点　脂肪乳剤を使用するときは，インラインフィルターを使用してはいけない．0.2μmの孔径のインラインフィルターでは，孔径が小さく，脂肪乳剤によって目詰まりを起こすおそれがある．フィルターを使用する場合は，孔径1.2μmのフィルターを使用するようにする．なお，この場合の目的は，脂肪乳剤中の沈殿物や粗大化した粒子の除去であり，細菌の除去はできないことに注意が必要である．また，投与速度が速すぎると脂肪が十分に利用できず，副作用の発生につながるので，0.1g/kg/時以下の速度で投与する．

Q87 抗がん薬と他の抗がん薬を併用するときの注意点

- がん化学療法では，抗がん薬の多剤併用が一般的に行われていますが，やはり**相互作用に注意する必要**があります．中には，**投与する順番に配慮するだけで大丈夫なもの**もあります．いくつか例をみてみましょう．

- **パクリタキセル**と**シスプラチン**との併用の場面では，シスプラチンを先に投与すると，パクリタキセルのクリアランス（くすりを体外に排出する能力）が低下します．その結果，パクリタキセルの血中濃度が上昇して，骨髄抑制が増強するおそれがあります．したがって，**パクリタキセルの投与後にシスプラチンは投与**しなければなりません．

- さらに，**パクリタキセル**と**ドキソルビシン**との併用の場面では，パクリタキセルを先に投与すると，ドキソルビシンのクリアランスが低下し，ドキソルビシンの血中濃度が上昇します．その結果，骨髄抑制が増強するおそれがあります．したがって，**ドキソルビシンの投与後に，パクリタキセルは投与**しなければなりません．

- また，ビンクリスチンとL-アスパラギナーゼとの併用の場面では，L-アスパラギナーゼを先に投与すると，ビンクリスチンの肝臓での代謝が低下し，神経系および造血器系の副作用が増強する可能性があります．したがって，L-アスパラギナーゼ投与の12〜24時間前にビンクリスチンを投与することが望ましいとされています．

Q88 医薬品と医療機器の相互作用

- 医薬品同士の相互作用の他に，医薬品と医療機器の相互作用にも注意が必要です．薬剤の成分や添加剤と医療機器の材質によっては薬剤が吸着したり，可塑剤が溶出してくる場合があります．また，医療機器の劣化や破損が生じることもあります．したがって，決められた医療機器を使用することと添付文書や使用説明書をよく確認することが大切です．

（公平 恵崇）

第3章　注射・輸液を準備する／実施する

注射薬と「内服薬・外用薬」との相互作用

■ 投与経路にちがいがあっても注意が必要な相互作用

● 入院患者は，注射薬に加えて，「内服薬」「外用薬」が一緒に処方されることが多くあると思います．注射薬，内服薬および外用薬は，それぞれ**投与経路が異なりますが，とくに，内服薬と注射薬を同時に投与する場合は，相互作用に注意する**必要があります．

「内服薬」と注射薬を同時に使用する場合

❶ 投与経路がちがう場合，どの過程で相互作用が起こりうるか

● 内服薬と注射薬は，投与経路が異なるために，吸収のしかたに当然ちがいはありますが，血液に移行したあとは，同じように代謝され，身体から排出されます．そのため，**内服薬と注射薬を同時に使用する場合は，代謝や排泄の過程でどのような相互作用が起こりうるかに注意する**必要があります．

❷ 内服薬と注射薬それぞれの「からだをめぐる経路」から考える

● 口から飲んだ内服薬は，小腸から吸収されて，門脈<ruby>門<rt>もん</rt></ruby><ruby>脈<rt>みゃく</rt></ruby>→肝臓→全身循環血へと移行します．多くのくすりは，はじめて肝臓を通過する間に代謝を受けて，全身循環する前にくすりの一部が消失するという現象がみられます．これを初回通過効果といいます．

● 一方，注射薬の場合は，直接血管内にくすりが入りますので，胃や腸からの吸収による影響や肝臓の初回通過の影響を受けずに効果を発揮します．

● そうすると，注射薬と内服薬を同時に使用した場合には，胃や腸の中でくすり同士が混ざり合うことがありません．そのため，消化管内での吸収阻害などの相互作用が生じる心配はほとんどありません．ただし，いったん血液に移行した注射薬および内服薬は，同じように循環系をめぐり，主として，肝臓で代謝（解毒）されて腎臓から排泄されます．

押さえておきたい　★☆☆

つまり，代謝・排泄の段階で同じ経路を利用するため，**薬物代謝酵素に関連した相互作用や排泄過程による相互作用などが生じて**くすりの効果が強く出たり弱く出たりすることがあります。

場面10 配合変化・相互作用に注意する

❸ 併用が禁止される組み合わせ

- 相互作用により併用が禁忌とされる "代表的な内服薬と注射薬の組み合わせ" を（現場でよく使用されるものを中心に）表に示します.

やってはいけない ★☆☆

これらのくすりを併用してはいけません.

表 内服薬と注射薬の併用禁忌

内服薬	注射薬	臨床症状（機序）
バルプロ酸ナトリウム製剤 バルプロ酸ナトリウム（デパケン®，セレニカ® R）など	**カルバペネム系抗菌薬** パニペネム（カルベニン®），メロペネム（メロペン®），イミペネム（チエナム®），ドリペネム（フィニバックス®），ビアペネム（オメガシン®）など	**内服薬の作用が減弱** バルプロ酸の血中濃度低下により，てんかんの発作が再発するおそれがある（機序不明）
免疫抑制薬 シクロスポリン（ネオーラル®），タクロリムス（プログラフ®，グラセプター®），アザチオプリン（アザニン®）など **ステロイド薬** プレドニゾロンなど	**生ワクチン** （麻疹，風疹，水痘，おたふくかぜ，ロタウイルス，BCGなど）	**注射薬の効果が増強** 発症するおそれがある（免疫抑制作用により，ワクチン株の異常増殖または毒性の復帰）
強心配糖体 メチルジゴキシン（ラニラピッド®），ジゴキシン（ジゴシン®）など	**カルシウム製剤** グルコン酸カルシウム（カルチコール®）	**内服薬の作用が増強** 静注により急激に血中カルシウム濃度が上昇すると，ジゴキシンの毒性（徐脈，心室期外収縮，房室ブロックなど）が急激に出現するおそれがある（カルシウムが強心配糖体の心筋収縮力増強作用を強める）
抗酒療法薬 シアナミド（シアナマイド®），ジスルフィラム（ノックビン®） **抗がん薬** プロカルバジン（塩酸プロカルバジン®）	**アルコール含有製剤** パクリタキセル（タキソール®） ジゴキシン（ジゴシン®）	**アルコール反応が出現** アルコール反応（顔面紅潮，血圧降下，悪心，頻脈，めまい，呼吸困難，視力低下など）を起こすおそれがある（内服薬がアルデヒド脱水素酵素を阻害してエタノールの分解を抑制し，アセトアルデヒドが蓄積）
抗がん薬 テガフール・ギメラシル・オテラシルカリウム配合剤（ティーエスワン®）	**抗がん薬** フルオロウラシル（5-FU）	**注射薬の作用が増強** 血中フルオロウラシル濃度が著しく上昇し，早期に重篤な血液障害や消化管障害などが発現するおそれがある（ギメラシルが 5-FU の代謝を阻害）
薬物代謝酵素（CYP3A4）で代謝される薬剤 トリアゾラム（ハルシオン®），ピモジド（オーラップ®），ジヒドロエルゴタミン（ジヒデルゴット®），アスナプレビル（スンベプラ®），アゼルニジピン（カルブロック®，レザルタス®配合錠），ブロナンセリン（ロナセン®），リバーロキサバン（イグザレルト®），ロミタピド（ジャクスタピッド®）など	**抗真菌薬** ボリコナゾール（ブイフェンド®），イトラコナゾール（イトリゾール®），フルコナゾール（ジフルカン®），ホスフルコナゾール（プロジフ®），ミコナゾール（フロリード F）など	**内服薬の作用が増強** 内服薬の血中濃度が上昇し，作用の増強および重篤な副作用を発現するおそれがある（CYP3A4 を阻害）
薬物代謝酵素（CYP2C9）で代謝される薬剤 ワルファリンカリウム（ワーファリン®）	**抗真菌薬** ミコナゾール（フロリード F）	**内服薬の作用が増強** ワルファリンの作用が増強し，重篤な出血あるいは著しい INR 上昇があらわれるおそれがある（CYP2C9 を阻害）
薬物代謝酵素（CYP3A4）を誘導する薬剤 リファンピシン（リファジン®），リファブチン（ミコブティン®），カルバマゼピン（テグレトール®），フェノバルビタール（フェノバール®）	**抗真菌薬** ボリコナゾール（ブイフェンド®）	**注射薬の作用が減弱** ボリコナゾールの作用を減弱させるおそれがある（CYP3A4 を誘導）
薬物代謝酵素（CYP3A4）で代謝される薬剤 ボリコナゾール（ブイフェンド®），タダラフィル（アドシルカ®），リルピビリン（エジュラント®，コムプレラ®），アスナプレビル（スンベプラ®），ダクラタスビル（ダクルインザ®），マシテンタン（オプスミット®）	**抗てんかん薬** フェニトイン（アレビアチン®），フェノバルビタール（フェノバール®，ノーベルバール®）	**内服薬の作用が減弱** 内服薬の代謝が促進され，血中濃度が低下するおそれがある（CYP3A4 を誘導）
肝疾患治療薬 小柴胡湯	**肝疾患治療薬** インターフェロン製剤	**副作用が増強** 間質性肺炎の発現のおそれがある（機序不明）
カリウム保持性利尿薬 スピロノラクトン（アルダクトン® A）	**免疫抑制薬** タクロリムス（プログラフ®）	**副作用が増強** 高カリウム血症が発現するおそれがある（相加・相乗作用）
免疫抑制薬 タクロリムス（プログラフ®，グラセプター®） **カリウム保持性利尿薬** エプレレノン（セララ®）	**カリウム保持性利尿薬** カンレノ酸カリウム（ソルダクトン®）	

145

第3章　注射・輸液を準備する／実施する

「外用薬」と注射薬を同時に使用する場合

- **外用薬**の作用は基本的に「**局所への作用**」であり，全身への作用は少ないとされています（中には全身作用を期待したものもあります）．一方で，**注射**（点滴）**薬**は，一般的に「**全身への作用**」となります．

- **局所に作用する外用薬**と，**全身に作用する注射薬との相互作用は，ほとんど問題になりません**（ちなみに，**外用薬**と**内服薬**との組み合わせでも，**ほとんど問題になりません**）．実際に，抗菌薬やステロイド薬などでは，投与経過を変えて外用薬と注射薬，もしくは外用薬と内服薬を同時に使用する場合もあります．

● 参考文献
1) 荒木博陽，野元正弘(編)：医薬品過誤プレアボイド—落とし穴に気をつけて！，南江堂，2008
2) 堀　貞夫(監)，嘉村由美(編)：目の病気の薬物治療(目と健康シリーズ No.25)，三和化学研究所，2012〈http://www.skk-health.net/me/25/index.html〉(2019年1月閲覧)

薬効別の目

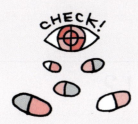

CHECK!

☞ 免疫抑制薬と抗菌薬についてみてみましょう．

「内服薬」と注射薬を同時に使用する場合についてもっと知ろう！

Q89 ワクチン製剤接種（注射薬投与）時の**免疫抑制薬**（内服薬）の併用について

- ワクチン製剤には「生ワクチン」と「不活化ワクチン」があります．これらを場合に分けて考えてみます．

①生ワクチンの場合
- 生ワクチン（麻疹，風疹，水痘，おたふくかぜ，ロタウイルス，BCGなど）は，ワクチン内の病原体（ウイルス・細菌）が弱毒化されているため，免疫状態が正常な患者に対しては，問題が生じることはありません．しかし，**免疫が抑制された状態の患者に接種した場合**には，弱毒化されている病原体であっても，**増殖・感染することでその疾患にかかる**可能性があります．したがって……

やってはいけない ★★★

免疫抑制薬を服用しているときには，生ワクチン製剤の接種が禁止となります．また，免疫抑制薬の服用を中止した場合でも，**中止後6ヵ月以内は，同様の理由から，生ワクチンの接種ができません．**

②不活化ワクチンの場合
- 一方，不活化ワクチン（不活化インフルエンザワクチンなど）を免疫抑制薬の服用時に接種すると，**免疫抑制作用により，ワクチンに対する抗体産生が抑制され，ワクチンの効果を減弱させる**おそれがあります．そのため，併用する場合には，慎重に投与する必要があります．
- 免疫力を低下させるくすりには，免疫抑制薬の他に，「**ステロイド薬**」「**抗がん薬**」などがあります．これらを投与する場合には，**免疫抑制薬と同様の注意が必要**となります．

「外用薬」と注射薬を同時に使用する場合についてもっと知ろう！

Q90 **抗菌薬**の「点眼」と「点滴」を行っている場合，「点眼」を省いても大丈夫？

- 点眼薬は，高い眼組織内移行を示し，主に「**外眼部疾患**（角膜や結膜などの眼球表面，虹彩や毛様体などの眼球前方の組織，および，まぶたの裏側や強膜）」の治療に用います．
- 一方，点眼薬ではくすりの成分が届かない「**内眼部疾患**（眼窩内の軟部組織，網膜，脈絡膜，視神経）」の治療には，**内服薬**や**注射薬**を使用します．
- 点眼薬は，限定した眼組織部位で高い効果を発揮しますが，①点眼薬の効きにくい**深部の眼組織の病変**や，②**急性期治療**の場合には，**注射薬・点滴薬を併用**します．

押さえておきたい ★☆☆

点眼と点滴とでは効果の及ぶ範囲が別なので，点滴をしているからといって点眼を省くことはできません．医師の指示どおり点眼を継続する必要があります．

用語　生ワクチンと不活化ワクチン　**生ワクチン**は，病原性を弱めた細菌やウイルスなどを接種して，感染を起こさせて免疫をつくらせる．**不活化ワクチン**は，細菌やウイルスなどの病原性を無毒化したものを抗原として接種して，免疫をつくらせる．

（立川 登美子）

第3章 注射・輸液を準備する／実施する

場面11 点滴・注射後の注意事項
血管外漏出がないか!?

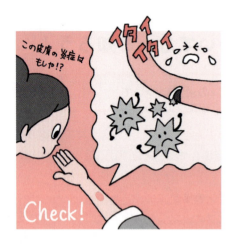

くすりを注射したとき，
血管からくすりの成分がもれる場合があり，
これを血管外漏出（ろうしゅつ）といいます．
抗がん薬など毒性の強いくすりの場合は，
周辺組織に与える影響が甚大（じんだい）です．
よくよく注意しなければなりません．

■ "すぐに対応すべきくすり" と "心配する必要のないくすり"

- 注射薬には，血管外にもれた場合に，**ただちに対応しなければならないくすり**と，それほど心配する必要のないくすりがあります．
- たとえば，**抗がん薬**などが血管外にもれた場合には，もれたくすりが少量であっても炎症を起こし潰瘍などを形成することがあります．そのため，**ただちに投与を中止して，ラインに残っているくすりを吸収・回収し，さらに炎症部分に必要な処置を行う**ことが求められます．
- 一方，それほどあわてなくても問題のないくすりとして，**抗菌薬**などがあります．これらのくすりでは，もれたくすりによって皮膚に炎症を起こすことは少ないため，**"投与を中止したのちに，可能であればラインに残っているくすりの吸収・回収を試みる"** という程度で大丈夫です．
- **造影剤**の場合は，その多くが **"あわてなくても問題のない"** くすりですが，一部に炎症を起こしやすいくすりがあるため，少々注意が必要です．

---

column ● プラスアルファの豆知識

血管外漏出のときの「冷罨法（れいあんぽう）」「温罨法（おんあんぽう）」

- **冷罨法**とは，冷湿布（しっぷ）や氷嚢（ひょうのう）などで患部を冷却する方法をいう．ドキソルビシンやイリノテカンを中心とした抗がん薬の漏出の場合は，冷罨法を行うことが推奨されている．冷罨法は，①くすりの拡散を防止すること，②患部の抗炎症・鎮痛を図ることを目的としている．
- 一方，**温罨法**とは，ホットパックなどで患部を加温する方法のことをいう．ビンカアルカロイド系薬（ナベルビン®，フィルデシン® など）あるいはラステット® などの抗がん薬では，温罨法を行うことが推奨されている．温罨法は，①くすりの分散と，②くすりの吸収促進，を目的としている．

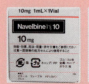
ナベルビン® 注

フィルデシン® 注

● 参考文献
1) 五味田裕，荒木博陽（編）：根拠がわかるナース・薬剤師のための医薬品Q&A，南江堂，2003
2) 石原和之ほか（編）：抗がん剤の血管外漏出とその対策，協和発酵，2000

具体的にみてみよう！

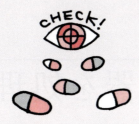

薬効別の目

☞抗がん薬と造影剤の血管外漏出についてみてみましょう．

Q91 抗がん薬の血管外漏出に注意しないといけないのはなぜ？

- 抗がん薬は，腫瘍細胞が増えるのを抑えるだけでなく，**正常な細胞へも作用**します．抗がん薬が血管外にもれると，その周囲の正常な組織に侵襲を与えるため，**早期に適切な処置を行うことが重要**です．
- 侵襲の程度は，抗がん薬の種類やもれた量にもよりますが，中には少量のもれであっても強い疼痛や炎症をともない，難治性の潰瘍を生じる可能性があります．①**起壊死性抗がん薬**とよばれるものがあり，とくに注意が必要です．他にも，炎症は起こすものの，潰瘍形成までいたらない②**炎症性抗がん薬**，そして，多少もれても炎症や潰瘍形成が起こらない③**起炎症性抗がん薬**があります．それぞれ代表的な抗がん薬を一覧にまとめました（**表**）．

抗がん薬のもれを見逃さず，正しく対応する

- **起壊死性抗がん薬**の場合，点滴終了後の注射針抜去の際のわずかなもれが，数時間後に皮膚症状に発展し，壊死・潰瘍へ移行することがあります．**わずかなもれであっても，見逃してはいけません．**

押さえておきたい ★★☆

血管外へのもれを発見した場合には，ただちに，投与を中止して，ラインに残っているくすりの回収を試みます．さらに，必要に応じて，①生理食塩液の局所投与，②ステロイド薬の局所投与，③局所麻酔薬の投与，④患肢挙上，⑤温罨法もしくは冷罨法，⑥抗がん薬の種類によっては，デクスラゾキサンの投与などを行います．

表　主な抗がん薬

起壊死性抗がん薬	炎症性抗がん薬	起炎症性抗がん薬（軽度）
• ドキソルビシン（アドリアシン® など） • ダウノルビシン（ダウノマイシン®） • イダルビシン（イダマイシン®） • エピルビシン（ファルモルビシン®） • ピラルビシン（ピノルビン® など） • アムルビシン（カルセド®） • アクチノマイシンD（コスメゲン®） • マイトマイシンC（マイトマイシン®） • ミトキサントロン（ノバントロン®） • ビンブラスチン（エクザール®） • ビンクリスチン（オンコビン®） • ビンデシン（フィルデシン®） • ビノレルビン（ナベルビン®） • パクリタキセル（タキソール®） • ドセタキセル（タキソテール®）	• シスプラチン（ランダ® など） • シクロホスファミド（エンドキサン®） • ダカルバジン（ダカルバジン®） • エトポシド（ラステット® など） • フルオロウラシル（5-FU） • ゲムシタビン（ジェムザール®） • イホスファミド（イホマイド®） • アクラルビシン（アクラシノン®） • カルボプラチン（パラプラチン®） • ネダプラチン（アクプラ®） • イリノテカン（カンプト® など） • ラニムスチン（サイメリン®） • ニムスチン（ニドラン®）	• L-アスパラギナーゼ（ロイナーゼ®） • ブレオマイシン（ブレオ®） • シタラビン（キロサイド® など） • メトトレキサート（メソトレキセート®） • ペプロマイシン（ペプレオ®） • エノシタビン（サンラビン®）

Q92 造影剤が血管外に漏出した場合は大丈夫？

- 一般的に，**造影剤**は，抗がん薬と比較して血管外漏出した際の**侵襲性は低い**といわれています．しかし造影剤の中には，**イオン性造影剤**などのように浸透圧の高いくすりがあり，血管外漏出した際には，**正常な組織への侵襲を起こすおそれがあります．**

- 血管外漏出の場合の対処法としては，**漏出のみられた四肢を挙上すること**やくすりの吸収遅延や疼痛軽減を目的とした**冷罨法を行うことです．ただし，一部の造影剤では，逆に冷罨法ではなく温罨法が推奨される場合もあり，明確な基準がないのが現状です．**

第3章　注射・輸液を準備する／実施する

場面 12　意外と迷う……

余ったくすり，注射器を処理する

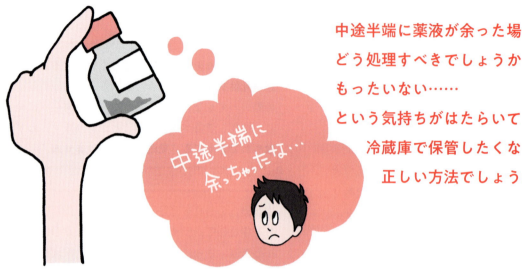

中途半端に余っちゃったな…

中途半端に薬液が余った場合，
どう処理すべきでしょうか？
もったいない……
という気持ちがはたらいて
　冷蔵庫で保管したくなります．
　　正しい方法でしょうか？

■ "もったいない" は正しいか？

- 注射薬などの場合，たとえば医師が1バイアルの処方をしても実際に患者に投与するのはその中のほんの数mLだけ……ということが多いようです．毎日同じくすりを少しずつ投与しているのに，毎日新しいバイアルやくすりが（薬剤部などから）届いてくる．**バイアルもアンプル同様に使い捨てでよいのでしょうか？**　一つのバイアルには，それなりの容量があり，なんだかもったいない気がします．

- では，もったいないからといって，**同一のバイアルを何日間にも分けて使ってよいのでしょうか？**　その場合に，**細菌汚染はないでしょうか？**　凍結乾燥品などを溶かしたあとも**分割使用してもよいでしょうか？**　細かい点も含め，いくつも疑問が浮かんできます．以下，くわしくみていきましょう．

場面12 余ったくすり，注射器を処理する

Q93 くすりが少し残った場合，捨てないとダメ？そのまま使用しても大丈夫？

1 くすりの"残り"を使用してよいかどうかは，「保存剤」が含まれているかどうかによる

- 基本的には，**たとえ少量であっても，一度使ったバイアルの残りは使用してはいけません**．それは開封された場合，残りの薬液に細菌などが繁殖するおそれがあり，**再使用によって感染の危険性が高まるから**です．しかし，ヘパリン（抗凝固薬），インスリン製剤，リドカインなどの局所麻酔薬，ステロイド薬などは，「**分割使用（すなわち，再度使うこと）**」を想定してつくられているものがあります．

- これらのくすりが分割使用できる理由は，「**保存剤」が含まれている**からです．保存剤は細菌などの繁殖を抑えるはたらきをもっています．保存剤が含まれているくすりの使用期限の目安は，たとえば，①ヘパリンナトリウム®は，冷所もしくは室温で14日，②インスリン製剤（バイアルタイプのもの），マーカイン®，キシロカイン®（E入りは除く）は，冷所または室温で28日以内，③水溶性ハイドロコートン®は，冷所で2日以内，などです．

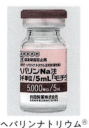
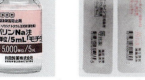

ヘパリンナトリウム®　　マーカイン®　　水溶性ハイドロコートン®

- ただし，保存剤を含んでいるからといって，**細菌に汚染される心配がまったくないわけではありません**．やはり，細菌などの汚染には十分な注意を払いながら使用する必要があります．

2 短時間であれば，"保存剤なし"でも分割使用が可能な場合がある

- また，保存剤を含有しない抗菌薬などのバイアルの中にも，適切な溶解液で溶解し，適切な条件で保管したものであれば，24時間以内を目安に，残量を**分割使用することができるくすりも存在します**．

- ただし，この「短時間」の程度もくすりによってまちまちです．中にはアンピシリンなどのように溶解後分解や重合（複数の分子が結合してもとの分子より大きな化合物をつくること）が起こるため4時間以内での投与が必要な場合もあります．また抗菌薬によって適切な保管方法や溶解方法が異なるため，さらにくわしいことは薬剤師に確認することが必要です．

- また，**脂肪乳剤**や**血液製剤**も，細菌などに汚染された場合に，汚染菌が速やかに増殖するため，**分割使用はできません**．

3 やってはいけない「患者間の分割使用」

- たとえ保存剤が入っているくすり（通常バイアルのもの）であっても……

やってはいけない ★★★

そのくすりを**複数の患者で，分割使用してはいけません**．万が一，細菌などに汚染されていた場合に，一度に複数の患者への細菌感染が広がることになり，アウトブレイク[用語]につながりかねません．したがって，分割使用する場合であっても，**使用する患者は同一でなければなりません**．

用語　アウトブレイク　感染症の集団発生のこと．院内感染なども含まれる．

第3章　注射・輸液を準備する／実施する

Q94 アンプルから薬液を吸っただけの注射器は……やはり捨てるべき？

■ 患者に使用していない注射器は何度も使える？

- 混注業務では，凍結乾燥品を溶解するときや薬液の量を量るときなどにも注射器を用いるため，結果的に，**大量の注射器を使用する**ことになります．医療経済の面から考えると，同じ規格の注射器であれば使い回した方がよいようにも思えますし，また，患者へ投与されていないものであれば，感染のリスクがなく，他の調製にも使用してもよいのではないかと思いがちです．
- しかし，現在一般的に用いられている注射器は"SINGLE USE ONLY"の記載があるように，**ディスポーザブル型**（単回使用）であり，複数回使用を目的として製造されたものではありません．したがって……

 やってはいけない ★★☆

注射器を複数回使用してはいけません． それには，主に2つの理由があります．

1) ディスポーザブルである理由①　感染管理のため

- 繰り返し使用することにより，環境表面や注射器操作時に，**細菌汚染のおそれ**が高まることや，注射器が細菌に汚染されていた場合に，その注射器を使い回すことにより**感染を伝搬する**おそれのあることが，複数回使用してはいけない1つ目の理由になります．

2) ディスポーザブルである理由②　配合変化の防止のため

- たとえば，エレメンミック®（微量元素製剤）の添付文書に『本剤は単独のシリンジで採取し，高カロリー静脈栄養輸液に添加すること（他の注射剤との直接混合は，沈殿等の配合変化を起こすことがある）』との記載があるように，**"配合変化"** に気をつけなければならないくすりが多くあります．これらは，単一のシリンジ（注射器）での調製が必要なくすりです（☞ p134）．

場面12 余ったくすり，注射器を処理する

- また，複数の注射薬を混注するときには，**別々の注射器を使用して混注すると，配合変化は起こりません**．しかし，**同一の注射器で薬液を採取すると，配合変化が起こる**場合があります．たとえば，先述例の「エレメンミック®注（微量元素製剤）」と「オーツカMV注（ビタミン剤）」を高カロリー輸液に混合する場合，直接同一の注射器にエレメンミック®注，オーツカMV注を採取すると，沈殿が生じます．しかし，それぞれ別の注射器で採取して高カロリー輸液に混注しても，沈殿を生じません．したがって……

> **押さえておきたい ★☆☆**
> 配合後は安定する場合であっても，採取の方法によっては，配合変化が起こるおそれがあります．

- いったん注射器で容器中のくすり（液）を採取しても，いくら残液がないようにみえても，実は針の中や注射器の中に微量のくすりが残ります．とすると，注射器を次回に流用する場合に，**前薬液と後薬液の接触**（それによる配合変化のおそれ）**は，どうしても避けられない**ことになります．"配合変化の防止" の面からも，注射器の流用は避けるべきです．
- なお，実際に注射器を流用したところで，配合変化の生じないくすりもあります．しかし，何が大丈夫か，何が大丈夫でないかを判断するのも，大変です．余計な手間を避けることも，医療経済上とても重要なことですので，**一括して "1くすりには1注射器を使用する" と判断する**ことが，結局は効率的です．

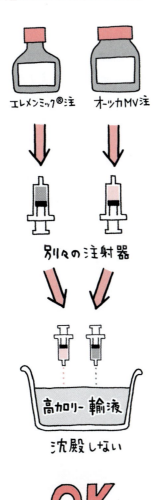

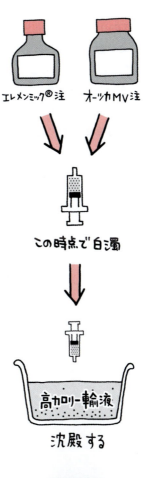

第3章 注射・輸液を準備する／実施する

Q95 点滴の廃棄はどうすればよい？ 流し（シンク）に流してもよい？

点滴薬には流しに捨ててよいものとダメなものがある

- 点滴の途中に指示が変更になったり，投与が中止になったりした場合に，くすりに余り（残液）が出ることがあります．流しにさっと捨てたいところですが，そうもいきません．くすりによって，流しに"**捨ててよいくすり**"と"**捨ててはいけないくすり**"があるからです．

1 捨ててもよいくすり

- たとえば，**中心静脈栄養（TPN）**などに使用されるくすりは，その成分は，**アミノ酸やビタミン類**などなので，そのまま流しに捨てても問題はありません．
- しかし，そのあとに流しを水でしっかり流しておかないと，流しに残った栄養分が細菌などの栄養分となり，**菌が繁殖する場合がありますので，注意が必要**です（十分に洗い流しておきましょう）．

2 捨ててはいけないくすり

- たとえば，**抗がん薬**は，腫瘍に対する作用だけでなく，正常な細胞へも侵襲的な作用を及ぼすことが知られています．また流しなどに廃棄する際に微量のくすりの飛沫（しぶき）がまわりに飛び散り，流しのまわりの環境が，抗がん薬により汚染されるおそれがあります．中には，抗がん薬の成分が混じったガスを発生させるものもあります（そのような場合は，輸液ボトルを開封するだけでも抗がん薬に曝露（ばくろ）する可能性があります）．このような抗がん薬への曝露から，医療従事者を守るためにも……

> **やってはいけない ★★★**
>
> 抗がん薬を，流しに捨ててはいけません．

- したがって，抗がん薬は，流しに捨てずに，必ず**指定された方法で廃棄する**ことが重要です．なお，病院によっては，独自に排水処理施設をもっている場合もある一方，通常どおり公共の下水を使用している場合もあります．廃棄の方法は，各施設の設備状況によっても変わってくるため，それぞれの施設の排水の処理方法を確認しておく必要があります．

●参考文献
1）五味田裕，荒木博陽（編）：根拠がわかるナース・薬剤師のための医薬品Q&A，南江堂，2003
2）荒木博陽，野元正弘（編）：医薬品過誤プレアボイド—落とし穴に気をつけて！，南江堂，2008
3）杉浦伸一ほか（編著）：安全な薬剤投与のための 医療材料の選び方・使い方，じほう，2010

（木村 博史）

第4章
与薬後の観察／くすりの保管

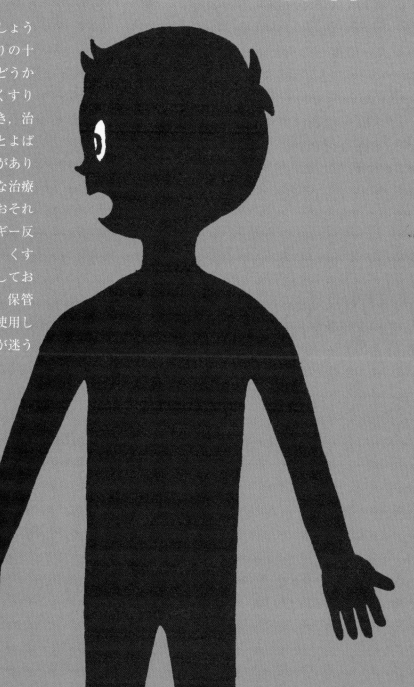

与薬後は，何を気にするべきでしょうか？　まずは治療に必要なくすりの十分量が体内に確保されているかどうかです（**場面⑬**）．このことは，くすりの血中濃度を測ることで判断でき，治療にもっとも有効な"治療域"とよばれる血中濃度域を確保する必要があります．治療域を下回ると，有効な治療が望めず，上回れば，副作用のおそれがあります．その他に，アレルギー反応やせん妄にも注意が必要です．くすりの保管方法についても，確認しておきましょう（**場面⑭**）．とくに，保管方法を誤った場合に，そのまま使用してよいかどうか……非常に判断が迷うところです．

第4章　与薬後の観察／くすりの保管

場面 13　作用・副作用，感染症の有無

経過を観察する

与薬後は患者の状況に十分気を配ります．
アレルギー，せん妄，感染，MRSAなどが心配です．

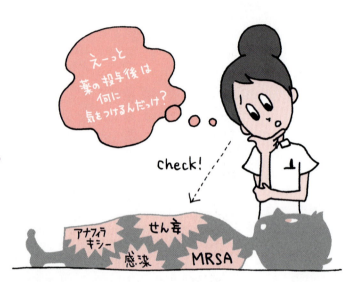

血中濃度のモニタリング

1 効果を上げつつ，副作用を抑えるために

- くすりを投与して治療を行う場合には，期待する作用とそうでない作用（副作用）があらわれることがあります．とくに治療域のせまいくすり（☞p160）では，**効果を上げることを目的に，かつ副作用をできる限り抑える**ために，血中濃度に留意しながらくすりを追加します．また想定以上の高い測定値が出ている場合には，くすりを減量する必要があります．そのためにも，**くすりの血中濃度を測定し，より正確な治療を施します．継続的なモニタリングは**必要です．

- 治療効果や副作用に関するさまざまな因子をモニタリングしながら，それぞれの患者に個別化した薬物投与を行うことを治療薬物モニタリング（therapeutic drug monitoring：TDM）といいます．

場面 13 経過を観察する

> **POINT** くすりの血中濃度をコントロールし，治療域内の薬効を維持するためには，血中濃度モニタリングが必要である．

2 治療域と定常状態

- くすりを投与し，血中濃度が上昇すると，やがて身体に作用を及ぼす（薬効がみられる）ようになります．投与量を増やし血中濃度が上昇すれば，薬効は強くなりますが，しだいに**副作用**もみられるようになります．さらに投与量を増やすと，やがて期待される効果は頭打ちとなり，副作用が強くあらわれるようになります．

- くすりの最大限の効果を発揮させ，副作用を抑えることができる範囲を**治療域**といいます．くすりを続けて飲むと，次第に「吸収」と「代謝・排泄」がつりあう状態（時期）になり，一定範囲の血中濃度を維持するようになります．この状態を**定常状態**といいます．この状態にさせるためには，そのくすりの半減期のおよそ4〜5倍の時間が必要とされます．多くのくすりでは，この**定常状態での薬物血中濃度を指標にして，適正な「治療域」が設定されています．**

Q96 血中濃度モニタリングの採血のタイミングは？

1 「○時に採血」の指示がある場合，正確にこの時間でないとダメ？

- くすりの血中濃度を測定する際，**採血時間**は，大きく，①**トラフ値**（次回投与直前の，血中濃度が下がっているときの値）の時点に採血，②**ピーク値**（くすりの血中濃度がいちばん高いときの値）の時点に採血，および③**その他の時点**に採血する場合があります．

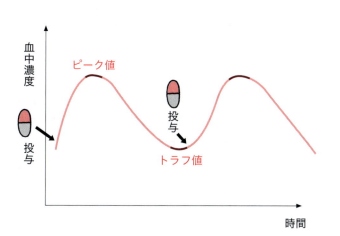

第4章　与薬後の観察／くすりの保管

● それぞれの測定目的は，いずれも「くすりの効果と副作用の有無・程度」を把握することにあります．しかし，くすりによっては，「何を測るか」，「何を確認することができるか」によって意味合いがちがってきます．具体的にいうと，以下のようになります．

①抗てんかん薬や免疫抑制薬など，多くのくすりの場合

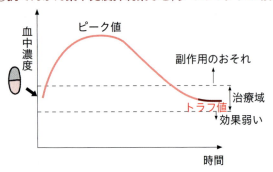

「トラフ値」を測ることで"効果と副作用"の両方を確認することができます．これは，トラフ値が低いと，効果が得られず，高すぎると，副作用の発現率が上昇するからです．

②テオフィリン（気管支喘息治療薬）の場合

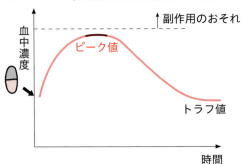

「ピーク値」を測ることで"副作用"を確認することができます．これは，ピーク値が上昇すると，副作用発現率が上昇するためです．

③アミノグリコシド系抗菌薬の場合

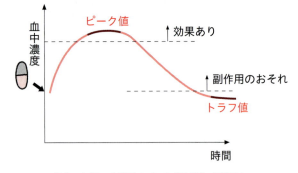

「ピーク値」を測ることで"効果"を確認し，「トラフ値」を測ることで"副作用"の有無を確認します．これは，抗菌作用が，ピーク濃度に依存し，トラフ値が上昇すると，副作用発現率が上昇するためです．

④メトトレキサート（抗がん薬）の場合

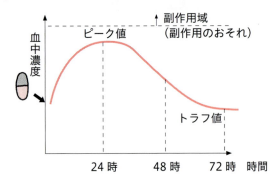

上記①～③にとらわれず，経時的に血中濃度を確認し，**常に副作用域以下であることを確認する**必要があります．これは，血中濃度の高い状態が続くと，副作用が発現するからです．

以上のように，くすりによって，**採血する時間（期）（ポイント）**によって**確認すべき（できる）内容**の組み合わせが異なっています．これら**4つのパターン**があり，**血中濃度を測り**モニタリングするくすりが，このうちの**どのパターンにあたるか**，頭の中で明確に分け，アセスメントする必要があります．

場面 13 経過を観察する

ケース❽
外来患者のトラフ値（くすりの血中濃度のうち最低値）を知りたいけど，患者は朝食後にくすりを服用してから来院している．この場合も採血してよい？

2 目的に応じた適切な採血時間（ポイント）を守ることが重要

1) 採血時間（ポイント）を混同しない

- 採血時間（ポイント）を混同すると，当然，血中濃度に大きなちがいが生じるため，測定値から導かれる対処法の判断を誤るおそれがあります．

ケース8の考え方
- このケースでは，外来患者はすでにくすりの服用をすませ来院しているため，採血しトラフ値を知ろうとしていますが，それは無意味な採血となります．入院患者であれば，採血時間を調整することで対応が可能ですが，外来患者ではそうはいきません．
- 外来患者の場合には，服用時間をずらしてもらうなどの工夫をしてもらう必要があります．つまり，再度，朝の服用をひかえた状態で来院していただき，採血後に服用をしてもらうようにします．

やってはいけない ★☆☆
とくに「トラフ採血」と「ピーク採血」とを混同してはいけません．

- たとえば，トラフ値に副作用の有無・程度が示されているくすり（例：抗てんかん薬やタクロリムス）では，服用後2時間（ピーク）に採血した場合，高い血中濃度が得られます．その値からでは，副作用が起こるかどうかや，十分な効果が維持されるかどうかを判断することはできません．つまり，**不適切な時間の採血は，無意味な採血となってしまいます．**

2) 採血時間に遅れない（とくにピーク採血）

- また，採血すべき時間が1時間遅れた場合はどうでしょうか？ 一般的に，くすりの血中濃度の変化の態様は，①トラフ採血で採血時間が1時間ずれる場合は，**血中濃度の変化は小さい（緩やか）**です．しかし，②ピーク採血で採血時間が1時間ずれる場合は，**血中濃度の変化は大きく（急激に）**なります．

押さえておきたい ★☆☆
ピーク採血の方が，トラフ採血よりも時間のずれによる影響が大きくなります．

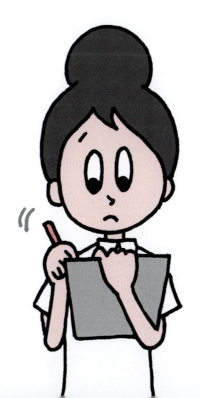

第4章　与薬後の観察／くすりの保管

Q97　血中濃度に注意が必要なくすりの種類は？

- 血中濃度のモニタリングを行うことは，有効かつ安全な薬物治療を実施する上で重要です．とはいえ，すべてのくすりについて，血中濃度のモニタリングをすることは，患者や医療従事者の負担になり，全体として時間がかかり不経済である面も否めません．したがって，**とくに注意が必要なくすりに限りモニタリングすることが現実的**といえるでしょう．
- 血中濃度のモニタリングが必要となるくすりには，右のような特徴をもったくすりがあげられます．

血中濃度測定が必要となるくすりの特徴
- **血中濃度と治療効果・副作用発現が相関する**くすり
- **有効治療域がせまく，副作用が発現しやすい**くすり
- 用量と血中濃度の関係において，**個人内および個人間の変動が大きい**くすり（**グラフ①**，例：ジギタリス製剤および抗菌薬など）
- 用量と血中濃度の関係において，**正の相関関係が成り立たない**くすり（**グラフ②**，例：フェニトイン，アプリンジン，テオフィリン服用患者の一部）
- **併用するくすりによって血中濃度の変動が予想される**（相互作用を起こしやすい）くすり（**グラフ③**，例：フェニトイン＋テオフィリン＝テオフィリンの血中濃度低下など）

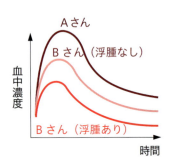

グラフ①
個人内・個人間の変動が大きい

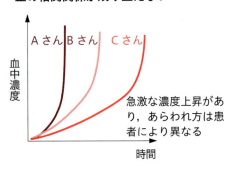

グラフ②
用量と血中濃度との関係に
正の相関関係が成り立たない

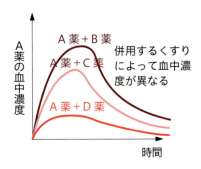

グラフ③
相互作用が起こりやすい

場面13 経過を観察する

Q98 血中濃度に注意が必要な疾患は？

- これまでに取り上げた治療薬の投与が必要となる疾患は，いずれも血中濃度のモニタリングが重要となります．その他にも，**メチシリン耐性黄色ブドウ球菌（MRSA）感染症**は，適切な治療薬の投与設計が必要になる疾患です．なぜなら，**投与するくすりの量は通常多めですが，必然的に薬量過剰による副作用が生じる**可能性があります．その一方で，くすりの量が十分量に達していなければ，さらに強力な耐性菌を生むこととなり，かえって症状を悪化させるおそれがあります．その意味で，**非常に治療域がせまいケース**の一つといえます．

- MRSA感染症治療に用いられる主なくすりには，バンコマイシン，テイコプラニン，アルベカシン，リネゾリド，ダプトマイシンがあります．いずれのくすりを投与する場合も，**耐性菌の出現を防ぎ，副作用を少なくし，最大の効果が得られるように適切な投与を行う必要があります**．これらのうち，血中濃度のモニタリングにより投与設計を行うくすりとして，**バンコマイシン，テイコプラニン，アルベカシン**があります．くわしくは，「薬効別の目」（☞p163）を参照してください．

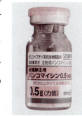
バンコマイシン®

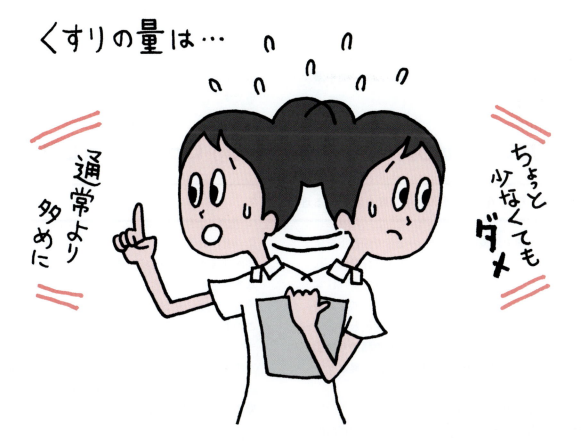

161

具体的にみてみよう！

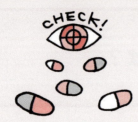

薬効別の目

☞ 採血のタイミングに関連して免疫抑制薬，血中濃度に注意が必要なくすりの種類に関連して抗てんかん薬，血中濃度に注意が必要な疾患に関連して抗菌薬についてみてみましょう．

採血のタイミング（Q96）についてもっと知ろう！

Q99　免疫抑制薬で，疾患や患者によって目標となる血中濃度が異なるのはなぜ？

- 免疫抑制薬（シクロスポリン，タクロリムスなど）は，**疾患（移植など）に応じて，目標とする血中濃度が異なります**．なぜなら，疾患にともなう移植の種類によって拒絶反応の強さにちがいがあるからです．
- つまり，強い拒絶反応が予想される移植の場合は，目標の血中濃度は高めに設定されます．逆に拒絶反応がそこまで強くないと予想されるときには，血中濃度は低めに設定します．この「適切な血中濃度設定」が基準となり，相対的に血中濃度が低い場合には，期待する薬効を得られず，拒絶反応をまねき，逆に高い場合は，腎障害などの副作用が発現するおそれがあります．いずれにしても，**免疫抑制薬は，血中濃度による身体への影響が大きいため，血中濃度のモニタリングが不可欠です**．
- 疾患とそれにともなう移植の種類が決まれば，自動的に適正なくすりの血中濃度が設定されるかといえば，**そう単純ではありません**．投与方法（経口か注射か）のちがい，感染の頻度，移植後のくすりの投与期間などの患者背景によってもちがいが生じます．さらに副作用の発現と移植臓器機能の推移にも左右されることがあります．このようなことから，**一定した推奨投与量を機械的に判断できないのが現実です**．そのため，医療従事者間で目標とする血中濃度に関する情報を共有しておくことがとても大事です．具体的には，このことに関したミーティングやカンファレンスを実施し，あるいはクリニカルパスを導入することによって情報共有を図ることが大事です．

血中濃度に注意が必要なくすりの種類（Q97）についてもっと知ろう！

Q100　抗てんかん薬の血中濃度を測定する理由は何？

- 抗てんかん薬の治療域は，多くの患者で副作用を発現することなくてんかんの抑制作用が十分発揮される血中濃度を，**統計学的に決めたものです**（日本TDM学会ガイドライン参照）．したがって，実際には，その"治療域"と個々の患者の状況との間にずれが生じるのは当然です．**てんかんの種類や重症度などが異なれば，やはり有効血中濃度は異なってきます**．
- 抗てんかん薬の投与量が同じでも，人によって代謝能力が異なり，またくすりによっては，薬物代謝酵素の遺伝的要因によってくすりを代謝する能力に差があります．そのため，**患者によって血中濃度が異なる場合があります**．また，身体の生育度合や併用するくすりによっても，血中濃度は変化します．
- このように，血中濃度に変化を及ぼす要素はさまざまです．さまざますぎて，すべてを把握することや予測することは難しいでしょう．となれば，発作の抑制だけではなく，**副作用を未然に防ぐために，定期的に血中濃度を測定することが有効となります**．

13 経過を観察する

- 疾患による発作が止まらず，くすりの種類を増やすときや，逆に長い間発作が抑えられくすりの種類や量を減らすときにも，やはり血中濃度測定を実施し続けて，それぞれの判断基準とする必要があります．ここで注意が必要なのが，**患者がきちんとくすりの服用習慣を守っていたかどうかを把握すること**（アドヒアランスの確認）です．この点が守られていないということであれば，そもそもくすりを増やす必要はありません．当然，いま処方されているくすりを確実に服用してもらえるように指導することが第一優先となります．

血中濃度に注意が必要な疾患 (Q98) についてもっと知ろう！

Q101 MRSA 感染患者に対して使う抗菌薬の留意点は？

- 抗 MRSA 薬は，その効果を有効に発現するために，それぞれの薬について，「治療域」や「採血のタイミング」が定められています．また，**耐性菌発現の防止といった観点からも，薬物の特徴に合わせた使用法が求められます**．表に抗 MRSA 薬の特徴や採血のポイントを示します．

表 TDM が必要な抗 MRSA 薬の特徴

分類	グリコペプチド系		アミノグリコシド系
一般名	バンコマイシン	テイコプラニン	アルベカシン
商品名	バンコマイシン	タゴシッド®	ハベカシン®
TDM	・治療域：トラフ値 10～20 μg/mL（重症例では 15～20 μg/mL） ・副作用域：トラフ値 20 μg/mL 以上	・治療域：トラフ値 15～30 μg/mL（重症例では 20～30 μg/mL） ・副作用域：トラフ値 60 μg/mL 以上	・治療域：ピーク値 15～20 μg/mL ・副作用域：トラフ値 1～2 μg/mL 以上
投与方法（計画）のポイント	・トラフ値を下回ると，十分な抗菌作用が発現されない． ・ピーク値については，日常的な測定は推奨されておらず，効果や副作用に関する明確なエビデンスはない		・トラフ値を下げるのは，副作用を回避するために重要 ・ピーク値が不十分だと，十分な殺菌効果が得られない
採血ポイント	4～5 回目投与直前	4 日目投与直前	投与直前と投与終了直後の 2 点
主な副作用	腎障害，第 8 脳神経障害，レッドネック症候群	肝障害，腎障害，第 8 脳神経障害	腎障害，第 8 脳神経障害
備考	経口では，消化管から吸収されない	半減期が長く，初日および 2 日目は倍量投与 (loading dose) が必要	

Q102 MRSA 感染患者の抗菌薬の血中濃度を測定するときに，採血時間と投与時間が重要なのはなぜ？

- MRSA 感染症に使用されるアミノグリコシド系抗菌薬（アルベカシン），グリコペプチド系抗菌薬（バンコマイシン，テイコプラニン）は，**治療域が"せまいくすり"です**．このようなくすりの血中濃度推移を予測し，安全かつ有効な投与設計を行うためには，正確な時間にくすりを投与し，正確な採血時間（ポイント）に採血し測定することが重要となります．
- 投与時間（期）や採血時間（期）に誤りがあると，測定値と実際のピーク値・トラフ値にずれが生じ，正確な血中濃度の推移が予測できません．①薬効を過大に評価してしまい，実際には期待していた治療効果が得られなかったり，②逆に薬効を過小に評価して，その結果，くすりの過剰な投与につながり，予想外の副作用が発現したりする場合があります．したがって，**できる限り正確な投与時間，採血時間のデータをもとに投与計画を立てることが重要**となります．

● 参考文献
1) 木村利美：図解 よくわかる TDM—基礎から実践まで学べる Lesson 160，じほう，第 3 版，2014
2) 日本化学療法学会，日本 TDM 学会（編）：抗菌薬 TDM ガイドライン改訂版，2016
3) 五味田裕，荒木博陽（編）：根拠がわかるナース・薬剤師のための医薬品 Q&A，南江堂，2003

（渡邉 真一）

第4章　与薬後の観察／くすりの保管

アレルギーに注意する①　アレルギーテストを行う

1 アレルギーテストはあくまでも予測

- 現場で神経を使うのが，アレルギーを起こしやすいくすりを投与する場合です．くすりの副作用のうち，アレルギー発生機序に基づいた薬剤過敏症を**薬物アレルギー**とよび，その症状は，皮膚発疹，血球減少，アナフィラキシーなど多彩です．それら薬物アレルギーを事前に予測するためのテストを**アレルギーテスト**といいます．

- アレルギーテストには，いくつかありますが，その結果は**あくまでも予測**です．そのテストで**陰性であったからといって，決してアレルギー症状を発現しないわけではありません**．
- その他，実際にアレルギー反応が起こってしまった場合，原因薬物を絞りこむ目的で，これらのテストを行う場合もあります．

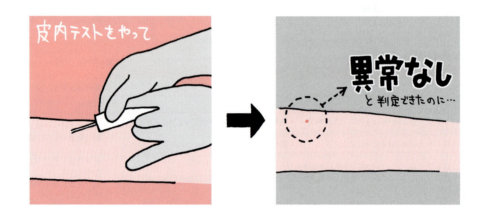
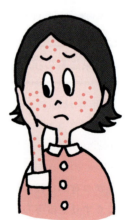
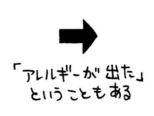

場面 13 経過を観察する

> **POINT** アレルギーテストは，あくまでも目安である．
> 結果が陰性であっても，発現するおそれがある．

❷ アレルギーテストの種類

● テストは，①患者の身体を用いて行う**生体内投与試験**（皮内テスト，プリックテストなどの皮膚反応，および再投与試験）と，②患者の血液を用いて行う**試験管内試験**（くすりによるリンパ球刺激試験，白血球遊走阻止試験）に分けられます（**表**）．

表　アレルギーテストの種類

	方　法	特　徴
再投与試験 （チャレンジテスト）	原因と考えられるくすりを少量から徐々に増量して投与し，反応をみる	信頼性は高いが，危険をともなう 重症皮疹，アナフィラキシーが起こったくすりでの実施は禁忌
皮内テスト	抗原液を 0.02 mL（直径 4 mm の膨隆を生じる）皮内注射し，判定する	プリックテストより感度は高いが，アナフィラキシー反応を生じることがある
プリックテスト	皮膚に注射針の針先で軽く刺して，そこに試料を 1 滴たらして塗り広げ，15〜20 分後に生ずる発赤・膨疹の大きさで判定する	感度は高いが，特異度は低い
スクラッチテスト	皮膚を数 mm 注射針で出血しない程度に軽く掻破後，抗原液を滴下し，15 分後に生ずる発赤・膨疹の大きさで判定する	特異度は低い
パッチテスト	試料を白色ワセリンや蒸留水に溶かし，パッチテスト用絆創膏にのせて背部などの皮膚に貼付し，通常 48 時間後に，貼付部位の紅斑，浮腫，小水疱などにより判定する	特異度は低い．もっとも安全性が高い
薬剤添加リンパ球刺激試験（DLST）	患者リンパ球，単球を含む分画を薬剤抗原で刺激し，数日培養後にアイソトープで標識したチミジンを添加し，取りこみを測定する	アレルギー症状発現直後の DLST は陰性になりやすい．信頼性は低い
白血球遊走阻止試験（LMIT）	患者のリンパ球と薬剤抗原の反応により活性化されたリンパ球からサイトカインを産生させ，そのサイトカインの一種である白血球遊走因子を検出する	DLST より信頼性は高い

---

column ● プラスアルファの豆知識

"皮膚で行う"アレルギーテストの信頼性と安全性

● アレルギーテストのうち，皮膚で行う**パッチテスト，スクラッチテスト，プリックテスト，皮内テスト**は，体内に入る抗原量が少ないため，**危険性はあまり高くありません**．その反面，**感度が低い**のが問題点です．

● 結果が陰性でも，アレルギーが 100% 起こらないとは断定できません．また，危険性が低いとはいえ，患者によっては，少量の抗原であっても強く反応し，ショック症状を起こすおそれもあるので，十分な注意が必要です．

第4章　与薬後の観察／くすりの保管

Q103 アレルギーを起こしやすいくすりには，どのようなものがある？　また，どのような症状が出るの？

● アレルギーを起こしやすいくすりには，**非ステロイド性抗炎症薬（NSAIDs）**，**抗菌薬**，**抗がん薬**[メモ]，**造影剤**，**血液製剤**などがあります．その他も含めて代表的なものを表に示します．

● 薬物アレルギーが発現するのは，**皮膚，肺，腎臓，血液**などの臓器です．**皮膚症状**では，軽度の発疹から発熱，関節痛とともに，全身の滲出性紅斑，口唇粘膜，眼粘膜などの皮膚粘膜移行部に水疱，びらん，紅斑を生じる重症薬疹のスティーブンス・ジョンソン症候群（SJS）があります．SJSは，最重症型薬疹である中毒性表皮壊死症に移行する場合もあり，注意が必要です．

● **インフュージョン・リアクション**とは，くすりの投与中または投与開始後24時間以内にあらわれる免疫反応で，かゆみや発熱，悪寒などの症状が発現します．重篤な場合には，血圧低下や呼吸困難をともなうショック症状が引き起こされます．リツキシマブ，セツキシマブなどのモノクローナル抗体で多くあらわれます．

表　アレルギー症状と原因となるくすり

症　状	原因となるくすり
皮膚発疹	アロプリノール，ペニシリン，セファロスポリン，テトラサイクリン，オキサリプラチン，L-アスパラギナーゼ，シタラビン
スティーブンス・ジョンソン症候群，中毒性表皮壊死症	サルファ薬，抗てんかん薬，NSAIDs，アロプリノール
溶血性貧血，血小板減少症，顆粒球減少症	ペニシリン，サルファ薬，ペニシラミン，チオウラシル
肺炎，肺線維症	ブレオマイシン，メトトレキサート，アミオダロン
インフュージョン・リアクション	リツキシマブ，インフリキシマブ，セツキシマブ，トラスツズマブ，ベバシズマブ

[メモ]　**抗がん薬の輸注症候群**　抗がん薬の過敏反応には，アレルギー反応の他にリツキシマブなどの抗体製剤によりサイトカインが放出されて起こるインフュージョン・リアクション（輸注症候群）がある．機序は異なるものの，発現時の症状は，アレルギー反応と区別はつかず，起こった場合の対処法も，アレルギーの場合と同様に考える．

場面13 経過を観察する

Q104 アレルギーを起こすおそれのあるくすりを使う場合は，必ずアレルギーテストをする必要がある？

- 以前は，抗菌薬，造影剤などは，皮内反応セット，テストアンプルを用いて，事前にアレルギーを起こしやすいかどうかを確認することが一般的でした．しかし，この方法は，アナフィラキシー発現の「予知としての有用性に乏しい」という結論に達し，**現在では，皮内テストに代わって，気管支喘息などのアレルギー疾患の既往，くすりの投与歴およびアレルギー歴に関する事前の問診が重視される**ようになりました．右に，問診票の一例を示します．
- 抗菌薬の添付文書からも，2004年より「皮内反応検査を実施すること」の一文は削除され，造影剤は，テストアンプルが製造されなくなりました．しかし，アレルギー歴のある患者，問診のできない患者への投与には，皮内テストがいまだ実施されており……

押さえておきたい ★★☆

インターフェロン（肝疾患治療薬），**エリスロポエチン**（造血薬），**L-アスパラギナーゼ**（抗がん薬）**などは，皮膚反応試験を行うことが望ましい**とされています（**表**）．

注射用抗生物質製剤に対する問診票

アレルギーについてお尋ねします．

1. 今，何かアレルギー疾患をお持ちですか？
   ○ ない　　○ ある　（疾患名：　　　　　　　）

2. 今までに抗菌薬（抗生物質等）を使用してアレルギーを起こしたことがありますか？
   ○ ない　　○ ある　（薬品名：　　　　　　　）

   そのときの症状は，
   ○膨疹　○発疹　○下痢　○頭痛　○眩暈　○耳鳴り
   ○熱感　○頻脈　○血圧低下　○口内・咽喉部違和感　○口渇
   ○喘鳴　○腹部蠕動　○発汗　○悪寒　○しびれ感
   （その他：　　　　　　　　　　　　　　　）

3. そのほか，お薬や食べ物でアレルギー反応を起こしたことはありますか．
   ○ ない　　○ ある　（対象物質：　　　　　　　）

   そのときの症状は，
   ○膨疹　○発疹　○下痢　○頭痛　○眩暈　○耳鳴り
   ○熱感　○頻脈　○血圧低下　○口内・咽喉部違和感　○口渇
   ○喘鳴　○腹部蠕動　○発汗　○悪寒　○しびれ感
   （その他：　　　　　　　　　　　　　　　）

   患者氏名

表　事前のアレルギーテストが必要な主なくすり

一般名	商品名	添付文書記載内容
インターフェロンα ペグインターフェロン	スミフェロン®注 ペグイントロン®注 など	十分な問診を行うとともに，あらかじめ本剤によるプリック試験を行うことが望ましい
エリスロポエチン	エポジン®注 エスポー®注 ネスプ®注	十分な問診をすること．投与開始時あるいは休薬後の初回投与時には，本剤の少量を静脈内あるいは皮内に注入し，異常反応の発現しないことを確認したのちに，全量を投与することが望ましい
L-アスパラギナーゼ	ロイナーゼ®注	投与に先立って皮内反応試験を実施することが望ましい．本剤を日局（日本薬局方）注射用水で溶解後，日局生理食塩液で希釈し，0.1 mL（10 K.U.）を皮内注射する．皮内注射後15〜30分間異常がないことを確認する

患者への投与に際しては，必ず最新の添付文書・インタビューフォームを参照すること．

167

具体的にみてみよう！

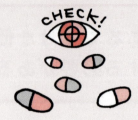

薬効別の目

☞ 抗菌薬のアレルギーテストについてみてみましょう．

アレルギーテストをすべきかどうか (Q104) についてもっと知ろう！

Q105 最近の**抗菌薬**は，テストをせずに投与すると聞くけど，本当にしなくて大丈夫？

- 日本化学療法学会の「抗菌薬投与に関連するアナフィラキシー対策のガイドライン（2004年版）」に，**抗菌薬静脈内投与の際の重要な基本的注意事項**として，以下の記載があります．

> 抗菌薬によるショック，アナフィラキシー様症状の発生を確実に予知できる方法がないので，次の措置をとること．
> ① 事前に既往歴等について十分な問診を行うこと．なお，抗生物質等によるアレルギー歴は必ず確認すること．
> ② 投与に際しては，必ずショック等に対する救急処置のとれる準備をしておくこと．
> ③ 投与開始から投与終了後まで，患者を安静の状態に保たせ，十分な観察を行うこと．特に，投与開始直後は注意深く観察すること．
> [日本化学療法学会：抗菌薬投与に関連するアナフィラキシー対策のガイドライン（2004年版），p1，2004 より許諾を得て転載]

- つまり，**十分な問診を行う．救急処置のとれる体制**があれば，アレルギーテストの必要はないということになります．

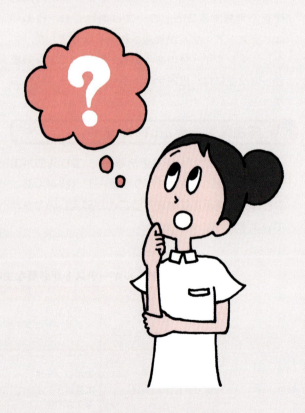

場面 13 経過を観察する

Q106 過去，抗菌薬の皮内テストで「陽性」が出ている場合は，どう考える？

- 「抗菌薬投与に関連するアナフィラキシー対策のガイドライン（2004年版）」には，**抗菌薬に関連するアレルギー歴がある患者の扱い**について，以下の記載があります．

> **抗菌薬に関連するアレルギー歴がある患者の場合**
> ① 抗菌薬にショックの既往がある患者については，以下のように判断する．
>   ⅰ）当該抗菌薬の投与は禁忌とする．
>   ⅱ）類似抗菌薬の投与は原則禁忌とするが，同じβ-ラクタム系薬でも系統が異なる抗菌薬の皮膚反応試験陰性を確認した上で，慎重に投与することが許容される．ただし，アナフィラキシー発現のリスクが大きいことを認識して対処する．
> ② 抗菌薬にショック以外の過敏症の既往のある患者については，次のように判断する．
>   ⅰ）当該抗菌薬の投与は原則禁忌とするが，皮膚反応試験陰性を確認した上で，慎重に投与することが許容される．ただし，アナフィラキシー発現のリスクがあることを認識して対処する．
>   ⅱ）類似の抗菌薬については慎重な投与を行う．
> ［日本化学療法学会：抗菌薬投与に関連するアナフィラキシー対策のガイドライン（2004年版），p1-2，2004 より許諾を得て転載］

- 使用しなくてすむなら，「陽性」の出ているくすりとその類似薬は投与しないようにします．**使用が必要不可欠な場合は，「陽性」であったくすりとは系が異なるものを選択する**ようにします．

- たとえば，ペニシリン系抗菌薬でアレルギー症状が発現した場合には，セフェム系抗菌薬やカルバペネム系抗菌薬の使用を避けます．その理由は，**β-ラクタム環**というペニシリン系抗菌薬と**共通の構造をもつ**ためです．一方，アミノグリコシド系，テトラサイクリン系などは，β-ラクタム環構造を有しない抗菌薬であるため，使用することが可能です．

- また，使用可能な場合にも，緊急時の対応ができるように，救急カート[用語]などを準備し，慎重に観察しながら投与することが一般的です．

- なお，前述したように……

押さえておきたい ★★★

事前に既往歴，副作用歴を必ず確認することが何よりも大切です．アレルギーを起こしやすいくすり（☞p166）については，**投与開始から終了後まで患者の状況を十分観察する必要があります**．さらに，アレルギーテストが陰性の場合でも，万が一の場合に備えて，やはり患者の観察は必須となります．

用語　救急カート　緊急時に即座に救急処置が行えるように，薬品や医療機器を収納したカートのこと．カートの中には，救急薬品，輸液セット，気管挿管セット，吸引器など，救命処置に欠かせない道具が収納されており，心肺蘇生用背板（はいばん）がカート脇にかけられていることもある．

第4章　与薬後の観察／くすりの保管

アレルギーに注意する② 　アレルギー反応への対処

■ **アレルギーの多くは皮膚症状，注意が必要なのはアナフィラキシー反応**

- くすりのアレルギーは，全身の臓器で起こり，その症状も多彩です．その中でも**頻度の高いのが「皮膚症状」**であり，全体の約80％を占めます．
- もっとも注意が必要な**アナフィラキシー反応**は，くすりなどに対する**急性の過敏反応**により，投与後，通常5〜30分で，じん麻疹などの**皮膚症状**，消化器症状，呼吸困難などの**呼吸器症状**が同時にあらわれます．または，引き続いて複数の臓器にそれぞれの症状があらわれるので，さらに**血圧低下**が急激に起こり，**生命にとって危険な状態**にいたります．意識障害を呈することを「**アナフィラキシーショック**」とよびます．
- アナフィラキシー反応でみられる症状は，以下のとおりです．

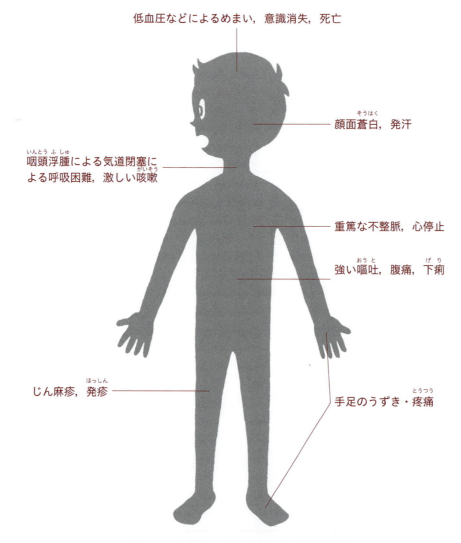

アナフィラキシー反応でみられる主要症状

場面 13 経過を観察する

Q107 アナフィラキシーショックが出た場合,どう対処すればよい?

1 アナフィラキシー反応のためのガイドライン

● アナフィラキシー反応が出た場合の対応は,「抗菌薬投与に関連するアナフィラキシー対策のガイドライン(2004 年版)」に掲載されています.

● ガイドラインでは,**下記の症状があらわれたら,速やかに投与中止し,バイタルサインのチェック,症状とその程度をチェック**(評価の目安を**表**に示します)したのちに,**適切な処置を行う**となっています.

症状①

注射局所の反応(注射部位から中枢にかけての皮膚発赤,膨疹,疼痛,瘙痒感)

症状②

全身反応(しびれ感,熱感,頭痛,めまい,耳鳴,不安,頻脈,血圧低下,不快感,口内・咽喉頭異常感,口渇,咳嗽,喘鳴,腹部蠕動,発汗,悪寒,発疹)

患者指導のツボ

● 一般的に患者にアレルギー症状として認識されているものは,発疹,瘙痒感などの皮膚症状です.

● しかし実際には,その他にも,しびれ感,熱感,頭痛,めまい,頻脈,血圧低下,口内・咽喉頭異常感,咳嗽,喘鳴,腹部蠕動,発汗などの**全身症状**もアレルギー反応です.また,**患者には十分認識されていないため,ついがまんをし,症状が重篤になる**場合もあります.

● まず大切なのは,**それらの症状もアレルギー反応であること**を認識してもらうことです.その上で,くすり投与中に該当の症状が起きた場合に,必ず申し出てもらうように指導することが重要です.

表　ショックの症状と程度

血圧低下	意識障害	気道閉塞症状	症状の程度
なし	なし	なし	軽度
あり	なし	あり / なし	中等度
あり	あり	あり	重度

171

第4章　与薬後の観察／くすりの保管

❷ アナフィラキシーショックが出たときの対処法

- アナフィラキシーショックを疑う症状が認められた場合，まず**気道を確保**し，それとともに**静脈ルートを確保**して，必要なくすりの使用に備えます．

1) 軽症の場合
- 乳酸リンゲル液などの輸液を 20 mL/kg/時間で開始します．
- 必要に応じ，d-クロルフェニラミンマレイン酸塩（ポララミン®注）などの抗ヒスタミン薬を投与します．
- 循環器症状，呼吸器症状の改善がみられない場合は，アドレナリン 0.1％液（ボスミン®，昇圧薬）0.2～0.5 mg を皮下注・筋注します．

2) 中等症～重症の場合
- 高濃度（60％以上）の酸素で対応（吸入），効果不十分な場合は気管挿管を行い，100％酸素での人工呼吸に切り替えます．
- 循環血流量の改善のため，乳酸加リンゲル液などの輸液を 20 mL/kg/時間程度で開始し，尿量・血圧を確保します．

- アドレナリン 0.1％液（ボスミン®）0.2～1.0 mg を筋注し，あるいは，0.25 mg の 10 倍希釈をゆっくり静注します．効果不十分な場合は，5～15 分おきに追加投与し，血圧低下が遷延する（長びく）ときは，ドパミン 5～20 μg/kg/分を併用します．

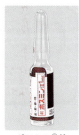
ボスミン®注

- 並行して，ヒドロコルチゾンコハク酸エステルナトリウム（ソル・コーテフ®）500～1,000 mg を点滴静注，それとともに d-クロルフェニラミンマレイン酸塩（ポララミン®注）5 mg 静注を併用します．

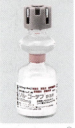
ソル・コーテフ®
静注用

- **アナフィラキシーショックがあらわれるとき**には，医師がその場にいない場合も想定されます．そのようなとき，くすり投与後の観察についても**標準手順・マニュアルを作成しておく**ことが必要です．その他，次のことも必要となります．
①前もって，**処置についての知識・技術を習得しておく**こと
②処置に使用する**装置の使用方法**や**くすりの名前・効果・保管場所を知っておく**こと
③定期的な**シミュレーションを行っておく**こと
④アナフィラキシーショックの起こる**おそれが常にあることを念頭におく**こと

●参考文献
1) 勝見章男，三浦崇則（監）：皮膚系の解剖生理と臨床検査．薬剤師が知っておきたい臨床知識，改訂第4版，p169-179，じほう，2013
2) 宮本謙一ほか：免疫疾患に対する薬物療法．薬学生・薬剤師のための疾患別薬物療法管理マニュアル，p711-730，じほう，2010
3) 藤田英雄：薬物アレルギー・造影剤アレルギー．診断と治療 99：305-310, 2011
4) 岡元るみ子，佐々木常雄（編）：過敏反応，infusion reaction. がん化学療法副作用対策ハンドブック，p36-43，羊土社，2015
5) 日本化学療法学会：抗菌薬投与に関連するアナフィラキシー対策のガイドライン（2004年版），2004
6) 医療情報科学研究所：アレルギー．病気がみえる vol.6 免疫・膠原病・感染症，p38-49，メディックメディア，2018

（井門 敬子）

場面 13 経過を観察する

せん妄への対応

■ くすりの投与後，「せん妄」に気をつける

- くすりの投与後の経過観察の際に気をつけなければならないのが，「**せん妄**」です．
- せん妄は，①患者自身にとって苦痛な症状であるのみならず，②ルート類の自己抜去などの危険行動による事故，③治療アドヒアランスの低下，④医療従事者の疲弊，⑤入院の長期化，⑥家族の精神的苦痛

など，問題は多岐にわたります．適切な対処で，その発現を予防する必要があります．

- せん妄には，多くの原因があります（☞ p175 の**一覧 3**）が，"**くすり**"も，その原因の一つです．一方では，"**くすり**"は，せん妄を鎮静する手段の一つにもなります．せん妄とくすりとは，深い関係があります．

Q108 よくせん妄を起こすくすりとその対処法は？

- せん妄をきたすおそれのあるくすりは，数多くあります．多くのくすりを併用している高齢者などの場合には，原因となるくすりを特定するのは非常に困難となります．しかし，ある程度予想することはできます．具体的には，**「麻薬」「ベンゾジアゼピン（BZP）系薬」「ヒスタミン H_2 受容体拮抗薬」「ステロイド薬」**が，せん妄を起こしやすいくすりといわれています．

- これらのくすりが，せん妄が出現する少し前の時点で投与開始され，あるいは増量されていれば，そのくすりは，せん妄の原因となっている可能性があります．その疑いが強まる場合には，それらのくすりを**可能な限り減量・中止する**ことが重要です．疼痛コントロールで麻薬を使用している場合には，**オピオイドローテーション**^{用語}（他の麻薬への変更）を検討する必要があります．

用語 **オピオイドローテーション** 副作用により治療に限界が生じたり，十分な除痛ができなくなったりしたとき，現在使用中のオピオイドから他のオピオイドに切り替えることをいう．疼痛コントロールが不良，あるいは便秘のために，他のオピオイドに切り替えるというイメージが強いが，せん妄のために切り替える例もある．

173

第4章　与薬後の観察／くすりの保管

Q109　せん妄を抑えるくすりはある？

1 せん妄を抑えるくすり

- 以前は，せん妄を抑えるために，ハロペリドール注0.5％ 0.5 mL の静注や筋注という処方がよくみられました．しかし，**薬剤性パーキンソニズム**[用語]の問題や，血中濃度半減期が長く（14時間），翌日への**持ち越し効果**（☞ p222）により日中に眠気が出やすいという問題が指摘されるようになりました．そこで，現在では，"暴れている" など緊急の場合や，経口摂取ができない場合に限って，**限定的に用いられます**．

- 近年では，一般的に，**経口摂取可能な場合，非定型抗精神病薬のリスペリドン，ペロスピロン，クエチアピン，オランザピン，ブロナンセリン，アリピプラゾールなどが少量使用されています**．とくに，オランザピン，クエチアピンは，薬剤性パーキンソニズムを発生させにくいといわれています（ただし，これら2つのくすりは糖尿病患者には禁忌です．その詳細は不明ですが，因果関係が否定できない重篤な高血糖，糖尿病性ケトアシドーシス，糖尿病性昏睡の発症例が報告されています）．

- 症状によって，その対応はそれぞれ異なりますが，たとえば興奮を抑制するための処方例として，クエチアピン 25～100 mg や，リスペリドン 0.5～2 mg を1日1回就寝前に投与することがあります．また，上記のくすりに加え，**睡眠覚醒リズムを整えるため，メラトニン受容体作動薬**[用語]のラメルテオンを併用することもあります．

2 注意が必要なベンゾジアゼピン（BZP）系

- せん妄治療で……

やってはいけない ★★☆

睡眠・覚醒リズムを取り戻す目的や不安の緩和目的に，最初にBZP系のくすりを用いてはいけません．「せん妄かもしれない？」の段階でBZP系薬剤を使用すると，**症状を増悪させる可能性があります**．夜間は非定型抗精神病薬を少量と，メラトニン受容体作動薬を用いつつ，日中は話しかけたりして，**生活リズムを取り戻させるよう心がけましょう**．

● 参考文献
1) 竹内　崇：せん妄の治療．精神科治療 28：87-92, 2013
2) 加藤晃司ほか：救命救急センターにおけるせん妄に対する aripiprazole の有用性と安全性の検討－抗精神病薬を投与したせん妄患者41名を対象とした後方視的研究－．臨精薬理 14：1363-1370, 2011
3) 大谷恭平ほか：せん妄の予防と治療における薬物療法．臨精薬理 20：163-173, 2017
4) Pisani MA, et al：Benzodiazepine and opioid use and the duration of intensive care unit delirium in an older population. Crit Care Med 37：177-183, 2009
5) Kamdar BB, et al：The effect of a quality improvement intervention on perceived sleep quality and cognition in a medical ICU. Crit Care Med 41：800-809, 2013

[用語]　**薬剤性パーキンソニズム**　体内のドパミンが不足して起きるパーキンソン病と同じ症状を示す「パーキンソニズム」は，くすりによって引き起こされる場合もある．①動作がさらにゆっくりになった，②手がふるえる，③歩幅がせまくなった（小刻みに歩く），④歩行時の手の振り幅が少なくなった，⑤会話時，よだれをたらす，などのような症状の出現が目安になる．これらの症状がみられるときは，投与量が多すぎている可能性があれば減量する．
メラトニン受容体作動薬　メラトニンは体内時計の調節に関係し，睡眠と覚醒のリズムを調節するはたらきがあるホルモンの一つである．メラトニン受容体作動薬は，脳内のメラトニン受容体に作用し，体内時計を介することにより，睡眠と覚醒のリズムを整える．

一覧 3
せん妄って何？ その基礎知識と対処法

せん妄の症状は多彩

- せん妄を起こすと「暴れる」というイメージがありますが，症状は，それだけではありません．
  - 意識の障害（環境認識の低下） ・注意の障害（集中・持続障害） ・知覚の障害（見当識障害，幻覚，妄想） ・睡眠覚醒周期障害（不眠，日中の眠気） ・精神運動活動の変化：過活動型（興奮），低活動型（無気力），混合型 ・感情の障害；不安，恐怖，焦燥，抑うつ，怒り，多幸，無感情 のようにとても多彩です．

- せん妄によるこれらの症状は，**夕方から夜間にかけてあらわれる**ことが多いです．夜勤看護師にとって負担が重いと感じられると思いますが，患者にとっても生命にかかわる重大な問題です．十分に対応しましょう．**くすりとのかかわりも深い症状**ですので，その点も含めて，せん妄についての基礎知識や，その対処法などについて確認していきましょう．

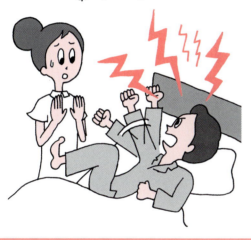
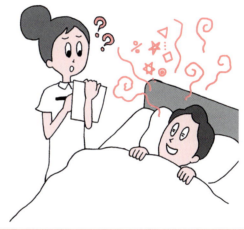

せん妄の症状をくわしくみよう
「注意の障害」と「知覚の障害」

- **注意障害がみられる患者の場合**，たとえば，看護師がラインを抜こうとする患者をみたら，「この点滴は重要だから触らないようにしてください」と説明しますが，患者はおとなしくうなずいて"理解した"というしぐさをみせます．しかし，しばらくすると，またラインを抜こうとする行動をみせます．これは，患者が看護師の話す内容を聞いていないためではなく，**注意の持続力に障害をきたしていて，話を理解し記憶することが困難な状態**だからなのです．

- **知覚の障害がみられる患者の場合**，幻覚（幻視）により，**ラインが「蛇」にみえていたりする**ということもありえます．さすがに誰でも取り除きたく（抜去したく）なりますね．

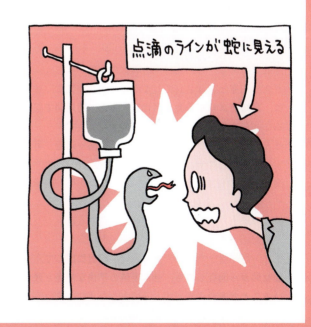

175

せん妄って何？ その基礎知識と対処法（続き）

せん妄はなぜ起こる？
実ははっきりしていない原因

- せん妄の発生メカニズムは，実ははっきりしていません．**複数の要因が複雑に絡み合って発症する**と考えられています．
- せん妄の発現について，大きく分けて3つの視点から考えることができます．つまり，①せん妄の直接原因，②患者の要因，③悪化しやすい条件・状況の3つです．せん妄の**予防・対応（治療）**は，とくに起こしやすい人（②）をあらかじめ見出すことによって重点的に予防策をとります．また，その予防策や実際に**起こってしまったときの対応策（治療）**としては，**直接原因（①）や悪化の条件・状況（間接原因，③）を取り除く**ことが考えられます．では，くわしくみてみましょう．

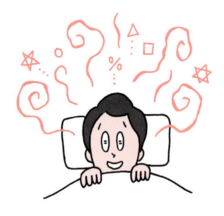

……とその前に，「せん妄」と「認知症」のちがいは？

- 高齢者の場合，せん妄はその異常な言動がみられ，ときどき認知症と誤診されてしまうことがあります．**せん妄は，認知症よりも急激に悪化し，また，短期間で回復する**ことがあるので，認知症との鑑別は重要です．
- **せん妄には原因があり，基本的には予防や治療が可能です**．せん妄患者では，消灯後に興奮状態になったり，点滴ルートや留置カテーテルを引き抜いたり，徘徊したり，あるいは暴力的行動となるなどがあります．これは，原疾患の治療の妨げとなり，生命にも危険が及ぶおそれがあります．
- また，認知症とちがい，**せん妄は，記憶に関して，せん妄状態から回復しても，せん妄時の不快な記憶が残っている**ことが多いようです．そのような事態を避けるためにも，できるだけ早期に治療を開始することが大切です．ただし，せん妄の鑑別は非常に難しいので，精神科医の指示を確認するようにしましょう．ここで，簡単に認知症とのちがいをみてみます．

特徴	せん妄	認知症
発症	突然起こる	徐々に起こる
持続期間	数日～数週間	生涯
夜間の変動	悪化する	悪化することが多い
注意力	損なわれる	後期では損なわれる
意識レベル	傾眠（けいみん）から興奮まで変動	後期では変動
言語能力	言葉は出るが，つじつまの合わない不適当な話をする	適切な言葉が，なかなか思いつかない
予後	原因が取り除かれると改善する	不可逆的

せん妄が起こったらどうする？
原因別の対処法

「せん妄を直接的に起こす原因」
疾患を治癒し，くすりを適切に調整する

- せん妄を**直接起こす原因**としてあげられるのは，①限局性または広範囲の脳疾患，②二次的に脳機能に影響を及ぼす全身性疾患（感染症，代謝性疾患，電解質異常など），③くすりや化学物質などです．これらが発症原因と考えられたら，原因因子を可能な限り取り除き，もしくは改善することが重要です．
- とくに高齢者においては，**発熱や下痢**などから**脱水**になりせん妄になることがあります（原因②）．このような場合には，発熱や下痢の**原因となった疾患の治療を行う**ことで，改善する可能性があります．
- 睡眠薬を服用している高齢者などは，その**睡眠薬**がせん妄の誘因となることもあります（原因③）．原因となっているくすりを中止することができるのであれば**中止，中止できない場合は他の作用機序のくすりへ切り替えを行う**ことで改善することがあります．
- 看護師は，現在の症状が，以前からあったかどうか，あるいはこの数日で生じたものなのかなどを，家族など日ごろよく接している近親者に確認します．一般に，認知症は，数年の経過で進行するので，**数日で変化が起きている場合は，せん妄を疑い，主治医に報告する**ようにします．

「患者の原因」
起こしやすい患者にはとくに注意する

- なお，せん妄を起こす**リスクの高い人**は，術後患者の30～40％，高齢入院患者の10～40％，終末期患者の30～90％という報告があります．どの病棟でも起こりうる現象ですが，とくに先述のような患者に十分気を配りましょう．

「悪化しやすい条件（間接的な原因）」
身体面，心理面，生活面のストレスを取り除く

- 直接的な原因とはいえないまでも，**心理ストレス，睡眠障害，感覚遮断や感覚過剰**などは，せん妄の発生・悪化がうながされやすいです．そこで，**睡眠・覚醒リズムを改善させる**ことが求められます．
- せん妄では，夕方から夜間に好発し，日中には消退するという日内リズムの障害があらわれます．したがって，とくに睡眠・覚醒リズムの障害を改善するために，**非定型抗精神病薬と，メラトニン受容体作動薬を入眠前に投与**します．リズムを調整すると，せん妄症状も改善されることが多くみられます．
- また，環境を整えることも大事です．**日中に，聴覚や視覚や触覚における適度な刺激**を与えます．たとえば，日中，ラジオを聞かせる，メガネや補聴器を装着している人であれば，それらを装着させる，またアナログ時計やカレンダーをそばに置く，家族が近くにいれば，話しかけてもらうなども，せん妄の症状を軽減させる一助になります．

（岡井 彰男）

患者指導のツボ

- せん妄患者に対するくすりの服用管理については，患者自身に説明しても理解を得ることは困難ですので，家族への指導が中心となります．
- ただ，家族としては，最近まで意識がはっきりしていた患者が，突然奇妙なことを言いはじめたり，暴力的になりはじめたりするわけですから，**多くの人は精神的にショックを受け，対応に困り，「なぜこんなことをいうのか？」「性格が変わったのではないか？」などと感じてしまうかもしれません**．あるいは認知症になったものと勘違いすることもありえます．
- 症状の原因が「せん妄」であると判明しているときには，家族への対応として，まずは**せん妄の病態について正しく理解してもらうことが大事**です．認知症とはちがい，せん妄の多くが一過性のものであることを理解してもらうことではじめて服薬管理への協力も得られやすくなります．場合によっては，日中の患者への「話しかけ」などにも協力してくれるかもしれません．

主人はとても穏やかな人柄でいつもやさしくしてくれる人なのに突然 わたしに暴言を投げかけるのですとても 悲しいです…

奥さん
これは「せん妄」といって仕方がないものです
なにより 一過性ですから
どうか あまり お気になさらないで下さい
大丈夫ですよ！

（せん妄の正確な知識を伝える）

そうなんですか…安心しました
本当に そうなんですね！
よかったです

第4章　与薬後の観察／くすりの保管

感染の予防

■ 感染症が発生するかどうかを決めるもの

- 人間の身体には本来，病原菌などが身体に侵入したときには，身体の中から異物を取り除こうとするはたらきがあります．このはたらきが**免疫反応**です．**病原菌が身体に侵入して感染症が発症するかどうかは，病原菌の毒性の強さと生体側の排除しようとする防御能力の力関係によります．**生体の防御能力が勝っていれば，症状が出ることはありませんが，劣っていれば，感染症が発症します．

- しかし，くすりの中には，投与すると，免疫力が低下する……すなわち生体側の防御機能が低下してしまい，本来ならば侵入してきても発症しないような病原菌であっても，感染症が発症してしまうようなことがあります．たとえば，通常の生活環境に存在する病原性の低い細菌，真菌，ウイルス，原虫などによる感染症です．免疫力が低下した患者が，いったんこれらに感染し発症すれば，病態の進展はきわめて速く，ときには死にいたる場合もあります．

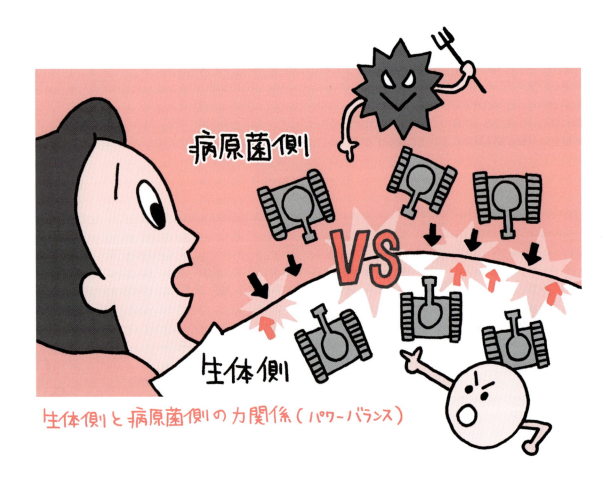

生体側と病原菌側の力関係（パワーバランス）

場面 13 経過を観察する

Q110 投与後，感染症に気をつけるくすりの種類とその対処法は？

1 感染症に注意が必要なくすり

● 感染症に気をつけるべきくすりの種類は，主に，①**ステロイド薬**，②**免疫抑制薬**，③**抗がん薬**，④**抗体製剤**です（表）．

表 感染症に気をつけるべき主なくすりの種類

くすりの種類	一般名（主な商品名）	理　由
ステロイド薬	プレドニゾロン（プレドニン®），デキサメタゾン（デカドロン®），メチルプレドニゾロンコハク酸エステルナトリウム（ソル・メドロール®）	免疫力を低下させる作用があるため
免疫抑制薬	シクロスポリン（ネオーラル®），タクロリムス（プログラフ®），ミコフェノール酸モフェチル（セルセプト®）	そもそも免疫力を抑制するくすりであるため
抗がん薬	シスプラチン（ランダ®），シクロホスファミド（エンドキサン®），イリノテカン（カンプト®）	免疫に重要な役割を果たす白血球が減少するため
抗体製剤	インフリキシマブ（レミケード®）	免疫力を抑える作用があるため

2 これらのくすりの投与中の対処法は？

● 感染症を予防するためには……

押さえておきたい ★☆☆

日常生活に注意する必要があります． 具体的には，以下のようにします．

①人ごみをなるべく避ける

● 感染症を予防するためには，細菌やウイルスがどのように体内に入るかを知って，それを断つことが大切です．細菌やウイルスの中には，人から人へ感染するものもあります．それを防ぐために，なるべく人ごみの中に行かないようにしましょう．

②やむをえず人ごみに行くときはマスクを着用する

● たとえば比較的大きなインフルエンザウイルスでも，ガーゼのマスクの布目ぐらいは通過してしまいます．しかし，マスクは，ウイルスが鼻水（くしゃみ）や唾液（せき）の飛沫に含まれる場合は防ぐことができ，感染予防にはある程度効果があると考えられています．

③家族や同僚がかぜ（感冒）をひいている場合は，相手にマスクをしてもらう

● マスクは，ウイルスが鼻水（くしゃみ）や唾液（せき）の飛沫に含まれる場合は防ぐことができます．そのため，せきやくしゃみをしている人がマスクをすると，人から人への感染を防ぐことができます．

④外出から帰ってきたら手洗いをする

● 周囲の環境表面から手にたくさんの細菌やウイルスがついてしまうこともあります．この手を介して，細菌やウイルスが体内に侵入することで，感染症を起こすことになります．このため，手を介した感染を防ぐため，外出時や手が汚れたときは手を洗うようにしましょう．

⑤生野菜や生魚などを食べない

● 加熱していない食品の表面には，細菌やウイルスがついています．加熱することにより，それらを死滅させることができます．加熱処理した食品を食べるように心がけましょう．

179

具体的にみてみよう！

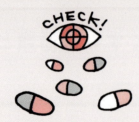

薬効別の目

☞ 抗がん薬による好中球の減少と感染症との関係，またその場合の抗菌薬の使い方についてみてみましょう．

Q111 抗がん薬投与後は，どのくらいの間，感染症に気をつけるべき？

①抗がん薬投与後，なぜ感染症に注意が必要なの？

- 生体防御機能として，白血球や好中球は大きな役割を果たしています．しかし，抗がん薬を投与すると，白血球や好中球をつくっている細胞が大きな障害を受けるため，**白血球や好中球は減少します**．したがって，抗がん薬を投与すると，**免疫力が低下し，感染症にかかりやすくなります**．

②抗がん薬投与後，どのくらいの時間注意が必要なの？

- 好中球減少の程度は，抗がん薬の種類によって大きく異なります．**好中球数が最低値となるまでの日数**，および**回復にかかる日数**の目安を**表**に示します．また，投与法や投与量，あるいは患者の状態によっても，これらの数値は異なります．
- したがって，抗がん薬投与後は，白血球数および好中球数を数値が回復するまで，**注意深くモニタリングし**，とくに白血球や好中球が少なくなる時期には，前述した「日常生活上の注意点」について指導する必要があります．

表　主な抗がん薬の好中球減少時期と回復時期

一般名	主な商品名	最低値となるまでの日数（日）	最低値となってから回復するまでの日数（日）
イリノテカン	カンプト®	10〜14	7〜10
エトポシド	ラステット®	10〜14	10〜14
カルボプラチン	パラプラチン®	10〜14	10〜14
シクロホスファミド	エンドキサン®	10〜14	7〜10
シスプラチン	ランダ®	10〜14	10〜14
シタラビン	キロサイド®	7〜10	7〜10
ドキソルビシン	アドリアシン®	10〜14	7〜10
ドセタキセル	タキソテール®	7〜14	5〜10
ラニムスチン	サイメリン®	28〜35	14〜21
パクリタキセル	タキソール®	10〜14	7〜10
ビンクリスチン	オンコビン®	5〜10	5〜10
ビンブラスチン	エクザール®	5〜10	5〜10
フルオロウラシル	5-FU	7〜14	7〜10
マイトマイシンC	マイトマイシン®	21〜28	14〜21
メトトレキサート	メソトレキセート®	7〜14	7〜10

Q112 抗がん薬によって好中球が減少したとき、抗菌薬の使い方は？

- 好中球数が 1,000/mm³ 未満の状態では、きわめて免疫力が低下しているため、さまざまな細菌に感染しやすくなります。好中球が減少したときには、場合によって、以下のくすりを予防的に投与します。

トリメトプリム・スルファメトキサゾール（ST 合剤）
- 好中球が減少すると、ニューモシスチス肺炎が発症するリスクが高まります。ニューモシスチス肺炎に有効な ST 合剤を予防的に服用することによって、感染症の発症率は低下します。

ニューキノロン系抗菌薬
- 敗血症を起こすグラム陰性菌による感染症を予防するため、グラム陰性菌に有効なニューキノロン系抗菌薬の投与します。グラム陰性菌による感染症は減少します。

アゾール系抗真菌薬
- すべての患者に対して、予防的に抗真菌薬を投与することは推奨されていませんが、白血病や造血幹細胞移植の患者など、真菌感染のリスクが高い患者には、カンジダやアスペルギルスに有効なアゾール系抗真菌薬の予防投与も有効です。

顆粒球コロニー刺激因子（G-CSF）製剤
- 顆粒球コロニー刺激因子は、好中球のもとになる細胞（前駆細胞）の増殖をさかんにするとともに、好中球のはたらきを強める作用があります。そのため、好中球減少症の治療に用いられます。好中球が少なくなった患者が、このくすりの投与を受けると、好中球が増え、感染に対する抵抗力が強くなることが期待できます。G-CSF 製剤には、フィルグラスチム、ナルトグラスチム、レノグラスチムなどがあります。

- G-CSF 製剤では、有効血中濃度を長い時間保った方が、より高い臨床効果が期待できます。したがって……

押さえておきたい ★☆☆

原則として皮下投与を行います。ただし、出血傾向などによって、皮下投与が困難な場合には、静脈内投与を行います。

- 好中球数が一定の基準より低下すれば投与します。がんの種類によりその基準は異なりますが、多くのがんでは、1 クール目では、好中球数が 500/mm³ 未満になれば投与します。2 クール目以降では、1 クール目に G-CSF 製剤を投与し、かつ前のクールと同量の抗がん薬を投与した場合に、好中球数が 1,000/mm³ 未満になれば投与します。また、好中球数が 5,000/mm³ 以上になれば投与を中止します。
- なお、抗がん薬投与前日に、好中球数が十分に回復していない場合などには……

やってはいけない ★★☆

G-CSF 製剤を投与し、その後に抗がん薬を投与してはいけません。抗がん薬は、がん細胞のように増殖速度の速い細胞に強く作用します。したがって、G-CSF 製剤によって、好中球前駆細胞の増殖速度は速くなり、分化・増殖は亢進します。しかし、同時に抗がん薬の作用を強く受けてしまい、結果として好中球減少がより重篤になる危険性があります。
- そのため、G-CSF 製剤の添付文書には、「抗がん薬の投与前 24 時間以内および投与終了後 24 時間以内は投与しないように」との注意書きがあります。

● 参考文献
1) 五味田裕, 荒木博陽（編）：根拠がわかるナース・薬剤師のための医薬品 Q&A, 南江堂, 2003
2) 浦部晶夫ほか：今日の治療薬 2019, 南江堂, 2019
3) 大石了三ほか（編）：がん化学療法ワークシート, 第 4 版, じほう, 2012
4) 青木 眞：レジデントのための感染症診療マニュアル, 第 3 版, 医学書院, 2015

（田中 亮裕）

第4章　与薬後の観察／くすりの保管

場面 14　正しく，安全に
くすりを保管する

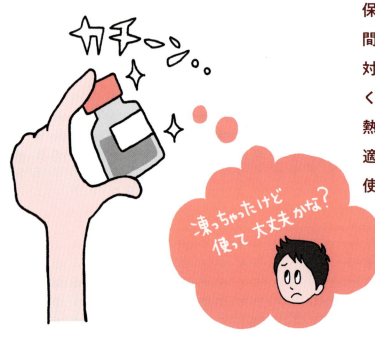

保管方法を知るほかに，
間違った保管をしたあとの
対処法も大切です．
くすりを凍らせたとき……
熱してしまったとき……
適温に戻せば
使用しても大丈夫でしょうか？

くすりの保管方法

1 くすりの品質に影響を与える因子

● よく現場で迷うのが，**くすりの保管方法**です．くすりは，保管方法を間違えるとくすりの成分が変化し，期待どおりの薬効を得られないばかりか，想定外の副作用を引き起こすおそれもあるからです．**くすりの品質に影響を与える因子**としては，**温度・湿度・光・酸素**などが考えられます．

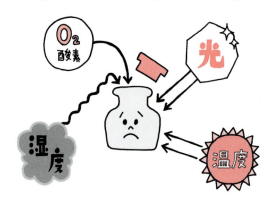

《くすりの品質に影響を与える因子》

場面 14 くすりを保管する

> **POINT** くすりは，成分の性質のみではなく，基剤や添加剤の性質，さらに，使用中の環境によって保管条件が異なる．
> くすりごとに指定された保管条件を確認する必要がある．

①温度の影響を受けるくすり
- くすりは，一般的に，**低い温度で保管するほど安定しており，高い温度になるにしたがって成分の分解や変質が起こりやすくなります**．具体的な保管温度は，それぞれくすりごとに定められています．

②湿度の影響を受けるくすり
- 湿度の高い，とくに5～9月にかけては，くすりが変質することがあります．**外観上の変化**（湿潤・着色・変色・崩壊）**が起こったくすりは，処分する**ようにします．

③光の影響を受けるくすり
- くすりは，光を吸収して分解することがあります．病棟でよく目にする**褐色アンプル**は，光によるくすりの分解を防ぐための工夫です．また，高カロリー輸液用総合ビタミン剤（オーツカMV，ビタジェクト®など）は，光分解が起こるため，**遮光カバーを使用する**必要があります（なお，光の影響については，のちの項でくわしく解説します；☞p197）．

④酸素の影響を受けるくすり
- くすりによっては，**酸素により酸化されて分解する**ものがあります．製薬会社は，くすりの品質を保つため，酸化防止剤を加えたり，酸素を窒素や二酸化炭素に置換する処置を施したりするなど，それぞれくすりの包装方法を工夫しています．

2 同じくすりでも剤形や開封前後によって保管方法が変わる

- くすりは，**成分は同じでも剤形が異なると保管方法が異なる**ことがあります．たとえば，**ジクロフェナクナトリウム（ボルタレン®，非ステロイド性抗炎症薬）**の場合，錠剤，ゲル，ローション，テープ剤は「室温保存」です．ところが，坐剤は「冷所保存」ですし，点眼剤（ジクロード®点眼液）は「10℃以下」の指定があります．

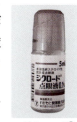
ジクロード®点眼液

- その理由は，くすりの成分そのものは，通常の室温でも安定していますが，「坐剤」の場合では，基剤の油脂が，室温が高いと軟化するために問題が生じ，また「点眼剤」では，高温化すると，保存剤の影響で酸性の物質に変質して，目に刺激を与えるためです．

- また，添付文書に記載された保管条件は使用開始前の条件です．たとえば**ペン型のインスリン製剤**は冷所保存ですが，使用開始後は結露による器具の故障，汚染を防止するため室温で保管します．一方，室温保存の点眼剤は汚染防止のため使用開始後は冷所保存が推奨されます．

- このように，くすりの保管条件は，成分や基剤，添加剤，使用環境などによって異なりますので，それらの点にも気を配る必要があります．

第4章　与薬後の観察／くすりの保管

Q113 保管方法に指定がないくすりは，どのような保管方法でもよい？

- 保管方法の指定がないくすりは，まずありません．添付文書には，なんらかの保管条件に関する内容が記載されています．ただ，その**大部分は，「室温で光や湿気を避けて保管」**することになっているため，くすりの袋には，これらをあえて記載していない場合もあります．つまり，**温度条件が特殊なくすりの場合や，湿気や光にとくに弱いくすりの場合の**み，保管条件として患者への指示の記載がなされていることがあります．

- そのため，薬局で受け取ったくすりや，病棟に届いたくすりに，とくに保管方法が記載されていない場合でも，**「室温で光と湿気を避けて保管」**と"読む"のが適切です．

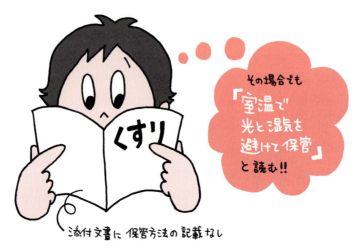

Q114 冷所保存，室温保存は，何℃で保管すればよい？許容範囲はどれぐらい？

1 あいまいな保管温度の指示はどう考えるとよい？

- くすりの保管温度については，①温度範囲を「凍結を避けて8℃以下」のように，具体的な数値で指定する場合と，②「室温」「常温」「冷所」のように，日常用語を用いて指定する場合があります．
- ②の指示は，とてもあいまいです．同じ「室温」でも，たとえば北海道と沖縄ではまったくちがう温度になりそうですし，また，同じ地域であっても，季節が変われば，室温も変化します．この場合は，どう考えるとよいでしょうか．実は，これらは決してあいまいなものでもなんでもなく，**日本薬局方の「通則」**で，次のように，厳密に温度の範囲が定められています．

- すなわち，**室温は1℃〜30℃，常温は15℃〜25℃，冷所は1℃〜15℃**と考えます．「室温」「冷所」の下限を"1℃"としているのは，凍結を避けるための配慮です．

2 保管温度を数値で指定してあるものは「低温条件」が多い

- ほとんどのくすりは，室温で保管してかまわないのですが，添付文書に具体的な保管温度が数値で表記されているくすりがあります．その例を**表**にまとめました．温度の区分がいくつもありますが，結果的に**大部分のくすりは，「4℃」前後で保管すれば問題ない**ことがわかります．しかし，実際には，薬品保冷庫がないことが多いのが実状ですので，各くすりの条件にできるだけ沿うことを意識して，室温で保管することになります．

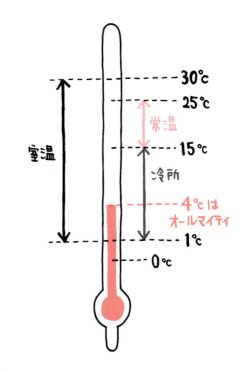

表　添付文書に保管温度が表記されているくすりの例

保管温度の表記	くすりの例
凍結を避け5℃以下	アルプロスタジル注射液（リプル®，パルクス®），スキサメトニウム注
凍結を避け2〜8℃	使用開始前のインスリン製剤，ラタノプロスト点眼液（キサラタン®） リツキシマブ（リツキサン®），トラスツズマブ（ハーセプチン®） ニボルマブ（オプジーボ®）
凍結を避け10℃以下	エポエチンアルファ（エスポー®），エポエチンベータ（エポジン®） 溶解後のトラフェルミンスプレー（フィブラスト®；溶解前は冷所）
凍結を避け15℃以下	グルカゴン製剤
40℃以下	医療用ガス類

---

column ● プラスアルファの豆知識

くすりの保管方法に関する用語

- くすりの保管に関して，次のような用語が使われますが，その正確な意味内容については，それぞれ日本薬局方に定義されています．
- 「密閉容器」とは，紙袋や箱のことです．固形の異物が混入することを防ぎ，内容医薬品の損失を防ぐことができる容器をいいます．
- 「気密容器」とは，金属の缶，ガラス，プラスチック容器のことです．固形または液状の異物が侵入せず，内容医薬品の損失，風解，潮解または蒸発を防ぐことができる容器をいいます．
- 「密封容器」とは，アンプル，バイアルなど注射薬の容器のことです．通常の取り扱い，運搬または保管状態において，気体の侵入しない容器のことをいいます．

［日本薬局方「通則」を参考に作成］

第4章　与薬後の観察／くすりの保管

❸ 室温基準が厳密で「冷所」に保管してはいけないくすり

- 中には，冷所で保管すると支障をきたすくすりもあります．たとえば，保管温度の下限が15℃（冷所上限）以上のくすりとして，次のものがあります．

①リトナビル［ノービア®内用液（抗HIV薬）］
- 錠剤は室温．
- 保管の温度は，20～25℃です．治験時に30℃で分解が起こり，また，主成分の結晶形が2種類あり，20℃以下では，難溶性の結晶が析出したとの報告があるため，このような保管温度の設定となっています．

②日赤人血小板濃厚液
- 保管温度は，20～24℃です（振とうしながら保管します）．血小板は，18℃以下で保管されると，円板（静止）型から偽足を出しながら，球（活性）型に非可逆的形態変化を起こします．これを輸血した場合には，所定の温度（20～24℃）で保管したものとの比較で，生体内寿命が短くなります．さらに，長時間低温で保管したものは止血効果が低下してしまいます．
- 上限については，くすりが生体成分であり，細菌汚染のおそれもあるため，その防止を考えて24℃とされています．

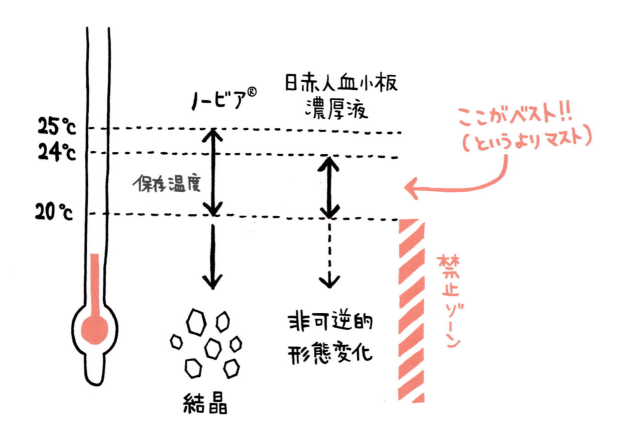

4 室温保存ながら10〜15℃以下の「冷所」で保管すると問題が起こるかもしれないくすり

- 次のくすりは，表記上は「室温保存」ですが，低温で保管した場合に問題が起こるおそれがあります．

①タクロリムス［プログラフ®注射液（免疫抑制薬）］

- **10℃以下で凝固することがあります**．溶解補助剤として添加されているポリオキシエチレン硬化ヒマシ油60が，低温で凝固するためです．なお，再溶解すれば，使用可能です．

②オキサリプラチン［エルプラット®点滴静注薬（抗がん薬）］

- **15℃以下で結晶が析出することがあります**（再溶解後に使用可能です）．成分の溶解度が低いため，溶解後の注射液を低温で保管すると，結晶が析出します．

③アドレナリン［エピペン®注射液（昇圧薬，アナフィラキシー反応治療薬）］

- **15〜30℃が望ましい**です．くすり自体による理由ではなく，**シリンジ（注射器）製剤であることから，ゴム・プラスチック部分の劣化を避ける**ために，15℃以上の環境での保管を推奨しています．

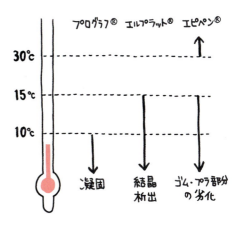

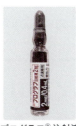
プログラフ®注射液

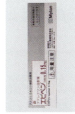
エピペン®注射液

---

column ● プラスアルファの豆知識

結晶析出の危険をあえておかすくすり

- 20％D-マンニトール注射液（20％マンニトール）は，浸透圧を利用して，利尿，脳圧低下，眼圧低下などを行うくすりであるため，溶解度（約16％）を超えた過飽和溶液として調製されています．そのため，振動を加え，また温度低下などによって，容易にD-マンニトールのきれいな針状結晶が析出する現象をみることがあります．

- 製造者側もそれを見越して，くすりのラベルには「結晶の析出を認めるようなことがあれば，加温溶解後，体温付近まで放冷（冷えるまで放置すること）して使用すること」との記載があります．不良品ではありませんので安心して下さい．15％製剤（マンニットT）では析出はありません．

第4章　与薬後の観察／くすりの保管

5 保管方法がデリケートなくすりを見分けるコツは？

1）添付文書から判断する

● 温度に対してとくに厳格な条件が求められる場合には，添付文書[メモ]などに，具体的な温度範囲が指示されていることが多いです．たとえば，①「冷所に保管」という表記のあるくすりと，②「凍結を避け2~8℃」という表記のあるくすりの場合，どちらの方がデリケートだと思いますか？

> **押さえておきたい ★★☆**
>
> これは，②の方が設定温度の範囲がよりせまく指定されていて，より厳密な保管方法を求めているといえます．したがって，②の方がより"デリケートなくすり"ということがわかります．このような記載があるときには，「あ，このくすりは繊細なんだな！」と感じることが大切です．指定の保管温度を

守ることはもちろんですが，"温度の変化に弱い"というおおまかな事実をまず押さえましょう．そこから，そのくすりは変化が生じやすいこと，変化にともなってリスクが生じやすいくすりであることをまず念頭において，それ以降は，そのくすりをていねいに扱うように頭を切り替えることが大事です．

● 一方，**光と湿気**に関しては，「遮光して保管」とか，「湿気を避けて」とか，「気密性のある容器で」などのあいまいな用語が用いられていることが多いため，その条件の厳格さを推し量ることはなかなか難しいです．

2）外観から判断する

● 光に対して不安定なくすりは，アルミパックや褐色容器に入れられていることが多いです．また湿気に対して不安定なくすりは，アルミパックや気密容器であったり，さらに，容器の中にシリカゲルの小袋が入っていたりします．

Q115 複数のくすりを混注したときの保管方法は，どのくすりを基準に考えるべき？

● たとえば「室温保存」の注射薬と，「冷所保存」の注射薬とを混注した場合，どちらの条件に合わせて保管すればよいでしょうか？

● この場合，話は簡単で，「冷所」の設定範囲（1~15℃）は，「室温」の設定範囲（1~30℃）内です．そのため，「冷所」に合わせて1~15℃で保管すれば，それは同時に「室温」の設定ともいえます．「室温」と「冷所」の組み合わせの場合は，「冷所」に合わせて保管するとよいでしょう．

● では，「冷所」（1~15℃）と「常温」（15~25℃）の組み合わせはどうでしょうか？　この場合，保管温度条件にまったく重なりがありません．ただし，たとえば「冷所」の保管とされている注射薬も，調製後の保管条件を「常温」と設定されていることが多く，一般的なくすりで，このような組み合わせが問題になることはありませんが，混注後はできるだけ速やかに使用しましょう．

> **メモ** **保管温度に関するマークについて**　各くすりの保管温度が視覚的に判別しやすいように，添付文書の記載のほか，下のようなマークを容器や外箱に印刷していることがある．
>
> **①温度の上限・下限を指定**　念のため「禁・凍結」と表示．
>
> **②温度の上限のみ指定**　下限は，凍結しないことが条件．
>
> **③温度の上限を指定**　「禁・凍結」表示がなく，氷点下の保管も可能（凍結乾燥品のワクチン類などが該当する）．
>
> （2~8 禁・凍結）　（~10 禁凍結）　遮光して5℃以下に保存する（~5）

場面 14 くすりを保管する

Q116 保管方法を少しでも間違えたら，もう使えない？

ケース 9
くすりを凍らせてしまった（結晶ができた）……もう使えない？

1 耐久性のあるくすり

- 「冷所保存」と指定のある注射薬，点眼薬や坐薬は，15℃を超える所に一瞬でも置いてしまうと使用できなくなるのでしょうか？ 答えは，ノーです．通常は，「少々の温度上昇」であれば，数日でダメになるようなことはありません．**ダメになるのは**，たとえば，"日中の車の中に放置した"とか，"冷凍庫で凍らせてしまった"というような，比較的「極端」な状況になった場合です．そうでない限りは，使用期限内であれば，ほとんど問題なく使用できます．

> **ケース 9 の考え方**
> - くすりを凍らせた場合はどう考える（扱う）とよいでしょうか？ 解凍することで，再使用することは可能でしょうか．答えは，「くすりの内容による」ということになります．
> - たとえば，①アルブミン，グロブリン，インスリンなどの**タンパク質製剤**が凍った場合は，主成分が変性してしまったので，使用できません．また，②リプル®，パルクス®，ディプリバン®，脂肪乳剤の場合は，凍ると懸濁・分散していた液の安定性が失われ，分離・沈殿してしまい，くすりの成分の均一性が失われるため，使用できません．一方，③糖や電解質の水溶液の場合は，凍ったのは溶媒の水であるため，主薬には影響がなく，再溶解すれば使用できる場合もあります．
> - 以上，いろいろな場合が考えられますが，一般的にいえば，凍結してしまったくすりは，使用しない方が無難といえるでしょう．

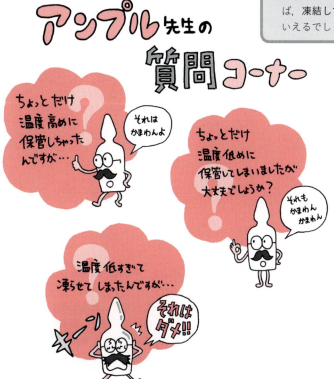

第4章　与薬後の観察／くすりの保管

- というのも，各製薬会社は，製品開発時に温度，湿度の設定をいろいろ変えて保管実験し，またかなりの余裕をもたせて保管条件と使用期限を設定しています．たとえば，夏場はエアコンを切った場合の室内の温度は「室温」の上限である30℃を超えることがありますが，その状況下に数日間置き続けても，ただちに使えなくなるかということについても調べています．**多くのくすりは，その製造設計の中に，一定の許容幅（耐久性）がおりこまれています．**
- ただし，保管の条件がたとえ許容範囲内であったとしても，見た目に沈殿や色調変化などの**明らかな変化（質）がみられる場合には，廃棄する**のが安全です．

❷ 間違えて変質したくすりを使用するとどうなる？

①では，保管方法を間違えて変化（質）していたくすりを使用してしまった場合はどうなるでしょうか？

- 製薬企業の設定した保管条件は，種々の条件の可否をくすりの主成分の残存率で判断しています．つまり，保管設定とその許容範囲をはずれ，くすりに変化（質）をきたした場合は，そのくすり本来の薬効が期待できないということになります．

②では，くすりが変化（質）した場合，薬効が期待できないというだけでなく，成分が有害な物質に変化するおそれはあるのでしょうか？

- この場合，くすりが変化するといっても，何か外から物質を加えるとか，強烈に加熱し続けるとかしない限りは，新しい化合物が生まれる可能性はきわめて低いといえます．もし日常で経験する保管条件で有害な新規物質に変わるようなくすりであれば，そもそも実用化されることはなかったでしょう．
- ただし，問題がないからといっても……

> **やってはいけない ★★☆**
>
> **くすりに変化（質）をきたしている以上，使用してはいけません．** また，薬効上問題がなくても，注射薬の場合には，**沈殿物が血管内に入ることで，血管塞栓（そくせん）のおそれもあるため**，大変危険です．

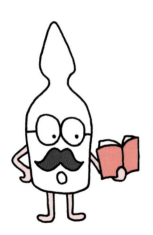

---

column ● プラスアルファの豆知識

薬品保冷庫と家庭用冷蔵庫のちがい

- くすりの冷所保存として，**家庭用冷蔵庫を使用する場合は，注意が必要です．薬品保冷庫の場合は，正確に庫内を設定温度に維持することができます．** それに対して，**家庭用冷蔵庫は，外気に対して冷やす力を，強・中・弱のようにおおまかに設定するため，外気の気温が急に下がったよ**うな日には，冷蔵室や野菜室も氷点下に下がることがあります．
- インスリン製剤など，凍結を避けて保管しなくてはいけないくすりを家庭用冷蔵庫に保管する場合は，**家庭用冷蔵庫の特徴を把握しながら，季節の変わり目など，とくに気温変動の激しい時期には凍らせないように注意する必要があ**ります．

具体的にみてみよう！

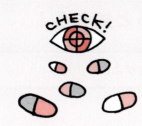

薬効別の目

☞ **冷所保存・室温保存**に関連してインスリン製剤を，**混注したときの保管方法**に関連して抗がん薬を，**保管方法の許容性**に関連してインスリン製剤をみてみましょう．

冷所保存・室温保存（Q114）についてもっと知ろう！

Q117 インスリン製剤のペン型注射器が，開封前後で保管方法がちがうのはなぜ？

- インスリン製剤は，**バイアル製剤**の場合は常に「**2～8℃**」の条件ですが，**ペン型注射器**の場合には，**開封・使用開始後は「室温保存」**となります．
- 毎日分割して使用する**バイアル製剤**の場合には，くすり自体の温度に対する安定性と外気に触れることによる細菌などの汚染の危険性を考慮する必要があります．しかし，**ペン型**の場合は，室温でも数ヵ月は安定です．また，細菌などの汚染の面では，確かに低温の方が安全ですが，防腐剤が添加されているため室温でも対応できます．その反面，冷蔵庫に繰り返し出し入れすると，むしろ注射器具の中に結露が生じて故障の原因にもなります．

- これらの条件を総合的に判断すると，「**バイアル製剤**」は，使用開始後も冷蔵庫に保管し，1ヵ月以内に使い切ることを目安に使用する．一方，「**ペン型**」は，使用開始後は室温に保管する，ということになります．
- これに対して，ホルモン製剤の同じくペン型自己注射器のテリパラチド（フォルテオ®，骨粗鬆症治療薬）キットでは，くすり自体が熱に不安定で25℃の保管試験で分解が認められるため，使用開始後も，2～8℃での保管が必要です．

---

column ● プラスアルファの豆知識

その他，とくに保管方法がデリケートなくすり

- その他，保管方法がデリケートなくすりについて，主なものを紹介します．
- トラフェルミン［**フィブラスト® スプレー**（褥瘡・皮膚潰瘍治療薬）］では，溶解前は「冷所」ですが，溶解後は安定性が低下するため，「10℃以下に保管し，2週間以内に使用」することになっています．

フィブラスト® スプレー

- ヘパンED®（経口アミノ酸製剤）では，溶解前は「室温」ですが，溶解後6時間以上保管する場合は，「7℃以下で保管し24時間以内に使用」することになっています．
- 麻疹や流行性耳下腺炎（おたふくかぜ）などのワクチン類では，温度条件に加えて，成分のウイルスがきわめて光に弱いため，「冷所保存」に加えて，使用時を含め，「遮光」の維持に留意する必要があります．使用時に溶解して用いるくすりを溶解後に保管する場合は，添付文書などを確認しましょう．

具体的にみてみよう！

混注したときの保管方法 （Q115）についてもっと知ろう！

Q118　抗がん薬を混注（希釈）したあとは，冷所保存にした方がよい？

- 抗がん薬に限らず，混注した注射薬の保管では，2つのことに留意する必要があります．まず，①混注作業中に注射薬が外気と接触するために，細菌などの汚染の危険性が高まることに対する留意です（つくり置きの注射薬で，セラチア菌による院内感染や死亡事故が発生した例があります）．次に，②2種類以上の注射薬を混合することによる配合変化に対する留意です．
- これらの危険を回避するためには，混注後，速やかに使用するのが理想的です．しかし，どうしても保管する必要がある場合には，①細菌などの増殖についても，②配合変化などの化学変化についても，温度の低い方が進行を抑えられるため，冷所に保管するようにします．

保管方法の許容性 （Q116）についてもっと知ろう！

Q119　インスリン注射薬を炎天下の車の中に放置してしまった．まだ使用してもよい？

- インスリンは，生体内で分泌されるホルモンで，その本質は，**アミノ酸（タンパク質）**です．タンパク質は，熱したり凍らせたりすると，物理的な構造が変わってしまいます（変性）．そしてその場合には，**保管温度をもとに戻しても，変質したくすりの内容はもとに戻りません．**
- このタンパク質の性質を利用することで，たとえば，ゆで卵や目玉焼きをつくることができますが，これらをもとの卵の温度に戻しても，形状は決してもとに戻りません．
- たとえば炎天下の車中におけるインスリンの変質は，このような卵にたとえることができます．

やってはいけない ★★★

タンパク変性が起こるような高温にさらされたインスリン製剤は，**たとえ外観に変化がないようにみえても使用してはいけません．**

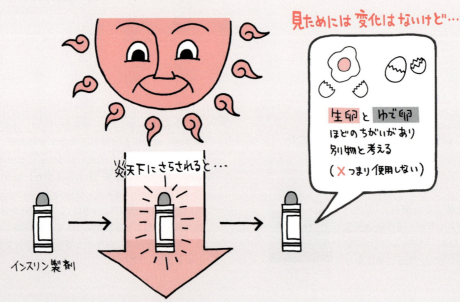

場面 14 くすりを保管する

column ● 注意が必要なくすり

インスリン製剤

なぜ注意が必要か？

- インスリンは，血糖値を適正な範囲にコントロールするはたらきをしています．健常人では，刻々と変化する需要（血糖値の変化）に合わせて，膵臓からインスリンが分泌され，血液中の血糖値が適正に維持されています．
- ただし，インスリンの分泌が途絶えた（あるいは不十分な）糖尿病患者の場合には，インスリンをくすりとして外部から補充することで対応することになります．この**必要量と供給量のバランスが崩れると，高血糖や低血糖におちいり，身体に重大な影響を及ぼします**．インスリン製剤は，生命をも左右しかねない"ハイリスクなくすり"ということができます．とくに**「低血糖」は，短時間で致命的な結果をまねくほどの危険な症状ですので注意が必要です．**

リスク予防の判断とその方法

- リスクを軽減する方法は，**日常的に自己血糖測定の習慣をつけ，適正に食事量を調整し，適正な運動量を確保すること**です．

- 体調の異変を感じる日（シックデイ^{メモ}）にはとくに意識して測定回数を増やし，深刻な状態におちいる前にみられる前兆を見逃さないようにします．とくに危険な低血糖状態のリスクに備えて，周囲の人（家族など）による観察をうながし，早期に発見できるように指導をすることが重要です．

もしものとき（副作用発現時）の対処法

- **低血糖**が疑われるときは，速やかに血糖値を測定し確認します．もし低血糖が確認されたら，**ブドウ糖（糖質）を補充する**ことが必須の対処法となります．
- 摂取物の選択ですが，砂糖（ショ糖）などの**二糖類**は，アカルボース（グルコバイ®），ボグリボース（ベイスン®），ミグリトール（セイブル®）などのαグルコシダーゼ阻害薬（α-GI薬，糖尿病治療薬）の服用中は，糖が切断されてブドウ糖に変化するのが遅れる場合があります．つまり，血糖値への反映が遅くなることがあり，あまり適当ではありません．そこで，ブドウ糖を多く含み，手軽に摂取できる**ジュース類がお勧め**です．日常のセルフケアの観点からあらかじめブドウ糖を多く含むジュースの種類を調べておくように，そして，できればそれを常に携帯しておくように指導します．なお，状態が重症であれば，ブドウ糖注の静注やグルカゴンの投与も検討することになります．

（守口 淑秀）

メモ　シックデイとその対処法　疾患・外傷などがあるときには，身体はその対応のために，全体として血糖値を上昇させる方向に変化する一方で，疾患の結果としての下痢，嘔吐，食欲不振などが起こると血糖値を下げる方向にはたらく．もともと血糖値の調整能力に支障をきたしている糖尿病患者にとっては，ますます血糖値が不安定になり危険性が高まる．このような時期（日）を「シックデイ」という．疾患・外傷の影響を除外した血糖値が正確にどうなっているかが判断しにくいため，血糖値の測定回数を増やし，こまめに状態をアセスメントすることが必要となる．医師から指示された範囲での自己判断による血糖コントロールがうまくいかない場合には，新たに医師から指示をもらい対応するようにする．

第4章　与薬後の観察／くすりの保管

くすりの使用期限について

■ くすりにも使用期限がある

- くすりも，食品と同じように，「使用期限^{メモ}」があります．食品とはちがい，調剤されたくすりは，患者の現在の疾患に合わせて，個別に処方されたものであるということを忘れてはいけません．つまり，くすりの使用期限は，最長でも次回の受診日まで，つまり，**処方せんに記載された日数の期間だけ使用できる**と考えるのがよいでしょう．

- また，「飲み残したくすりを大事に缶に保管している」という話をよく聞きます．その際，いろいろなくすりが混ざって保管されている場合，それぞれが何のくすりであったかわからなくなることが多く，**間違って正しくないくすりを飲んでしまうこと**もあります．さらに，お菓子箱のような容器に保管する場合には，小児が，くすりをお菓子と勘違いして飲んでしまうような危険な状況が，容易に想像できます．したがって，**不要になったくすりは，その時点で処分する（廃棄する）**ようにすることが大切です．

- では，以上のルールを別にして，そもそも長期間保管しているくすりは，いつまで問題なく使用できるものなのでしょうか？くすりは，製造されてから消費されるまでの期間が，使用期限として定められています．**多くのくすりは，3年**とされていますが，くすりの特性（分解・変質のしやすさ）によっては使用期限に多少の幅があります．そのため，すべてのくすりについて，その使用期限を定めるにあたり，安定性についての試験が行われています．

> **POINT**　使用期限が定められているくすりの使用期限は，開封後の期限ではなく，「適正に保管し未開封」であることを前提とした期限をいう．

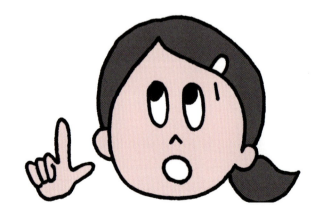

メモ　「使用期限」の注意点　使用期限は，「適正な保管方法で，未開封」の場合（条件）を前提に定められたものである．くれぐれも「開封後も3年間使用可能である」と勘違いしないようにしよう．期限を過ぎると，光や湿気の影響によって，外観が変化したり，有効成分が分解したりする．そのようなくすりを誤って使用した場合，思わぬ有害作用が起こらないとも限らない．

Q120 使用期限が過ぎている場合，使用できる許容範囲（期間）は？

- 使用期限が切れたものは，すぐに効果がなくなるわけではありませんが，**有効成分が減少してしまった**り，**変質**してしまったりするおそれがあるため，使用してはいけません．
- くすりの中には**アスピリン**（バイアスピリン®，バファリン® 配合錠 A など，抗血小板薬や非ステロイド性抗炎症薬として使用される）のように，使用期限を過ぎて使用すると，**有害リスクの高い**ものがあります．アスピリンは，使用期限内であれば，開封後 6 ヵ月経過時の品質には問題がないとされますが，時間の経過とともに，防腐剤にも使用される**サリチル酸**に分解される性質があります．サリチル酸は，比較的強い酸性（pH 2.9）であり，**胃穿孔や腹膜炎の原因になる**ため有害です．やはり，使用期限が切れた場合には，廃棄するのがいちばんよいのです．

バファリン® 配合錠 A

点眼薬の開封前後の安定性は？

- **点眼薬**に記載されている使用期限は，一般に有効成分が 90％以上あるものを規格内と考え，それを未開封の状態で保てる期間を想定して定められています．
- **開封後**は，患者側の**取り扱い方法によって，細菌汚染の危険性にさらされる程度はまちまち**であるため，ほとんどの点眼薬は，開封後の使用期限が定められていません．一応，製薬会社側では，はじめから溶けている点眼液（溶解型）の場合では，開封後の使用期限として，**1 ヵ月以内**を推奨しています（☞ p101）．また，溶かしてから用いる点眼液（用時溶解型）の場合は，添付文書に「適用上の注意」として，それぞれの溶解後の使用可能な期限が記載されていますので，それらを参考にしましょう．

● 参考文献
1) 伊賀立二（編）：ナースのためのおくすり相談 Q＆A，医学書院，1998
2) 静岡県薬剤師会（編）：スキルアップのためのおくすり相談 Q＆A100，南山堂，2003
3) 大阪府病院薬剤師会（編）：新 困ったときのくすり Q＆A，薬事日報社，2003
4) 五味田裕，荒木博陽（編）：根拠がわかるナース・薬剤師のための医薬品 Q＆A，南江堂，2003

具体的にみてみよう！

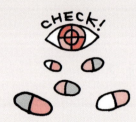

薬効別の目

☞ くすりの使用期限に関連して，末梢静脈栄養輸液剤，抗肝炎ウイルス薬・劇薬についてみてみましょう．

Q121　末梢静脈栄養（PPN）輸液剤（ビーフリード®）の開封前後の安定性は？

- 現在，主に使用されている**末梢静脈栄養（PPN）輸液剤**は，**ダブルバッグ製剤**（☞ p114）が主流です．ダブルバッグ製剤とは，上室に**アミノ酸**・下室に**ブドウ糖・電解質**が入った製剤のことで，使用直前に下室を押し，**開通させて使用**します．
- なぜこのようなしくみの製剤にする必要があったのでしょうか？これは，糖とアミノ酸が反応することによる**メイラード反応**用語（配合変化の一種です）を防止するためです．メイラード反応が起こると，輸液剤が**褐色に着色**し，栄養剤としての効果が下がります．
- たとえば，ダブルバッグ製剤のPPN輸液剤の1つにビーフリード®がありますが，**開通前のビーフリードの使用期限は18ヵ月**とされています．**開通後は7日間以内**に使用するのがよいとされています．

Q122　抗肝炎ウイルス薬・劇薬（ヘプセラ®）は，吸湿性をもつが，小分けにして使用しても大丈夫？

- くすりの中には，PTPシート包装のように個包装になっているものだけではなく，**大ビンに入ったくすり**もあります．たとえば，抗HIV治療薬の多くやバリキサ®，リタリン®錠などがあげられます．そのようなくすりに関しては，病棟で**小分けにして使用する機会が少なくありません**．もし，小分けが必要な状態になったときには，「吸湿性がある」＝**まったく小分けができない**，ということではないことを知っておくことが重要です．
- たとえば，**ヘプセラ®**の添付文書には，「**吸湿性があるため，専用の容器に保管し，常時乾燥剤を入れておくこと**」と記載されています．しかし，無包装（30℃，湿度70％の状態を想定）の場合であっても，**1ヵ月程度であれば，くすりの含量に変化はないため，小分けして用いても問題ありません**．ただし，くすりの特性により対処法が異なってくるので，もし，病棟で小分けしたいくすりがあれば，念のため薬剤師に確認するのがよいでしょう．

（濟川 聡美）

用語　**メイラード反応**　還元糖（分子内に遊離性のアルデヒド基やケトン基をもち，還元性を示す糖類のこと．たとえば，グルコース，フルクトース，マルトースなど）が，アミノ酸またはタンパク質のアミノ基と反応して，メラノイジンという褐色の物質に変化する反応のこと．これにより，アミノ酸の栄養価が低下する．

遮光について

❶「使用期限」は, あくまで"良好な条件"での話

- くすりには, **使用期限**があります. これは, 製薬会社の安定性試験（安定性試験のガイドライン）に基づいて, くすりの有効性と安全性を保証できる期間を示しています. 試験において温度, 湿度, 光などのさまざまな環境因子の影響のもとでの品質の経時的な変化を評価し, 使用期限を決めています.

- したがって, **安定性試験の想定の枠を超えた環境条件にくすりがさらされた場合には, 表示された使用期限はあてにならなくなります.** つまり, 製薬会社から出荷されるときには大丈夫でも, その後の施設内での取り扱いのときに, 品質を維持するための条件を守らなければ, 薬効に影響が出るだけでなく, その安全性を守ることもできなくなりかねません.

❷ "光"の影響にご注意

- ここでは, とくに光に対して**不安定なくすり**に関して確認します. 光の影響を受けやすいくすりの多くは, **遮光包装**などによってくすりを守る工夫がなされています. また, 注射薬などでは, **褐色の遮光容器**に充填されているものもあります.

- しかし, 中には, 光の影響を受けるくすりでありながら, ふつうに透明のアンプルやバイアルに充填されているものもあり, **容器上, なんの工夫もなされていないくすりがあります.** このような場合には, **開封して光にさらされるような条件での管理は避けなければなりません.**

- また, 点滴などで光に不安定なくすりを使用するような場合には, 調製時に注意するだけではなく, **使用時の輸液バッグ自体にも注意を払い, 遮光する必要があります.** そして, 注意が必要なのが, 直射日光だけが問題なのではなく, **室内灯でも分解されるくすりもある**ということです. とにかく, およそ"光"が当たることで効果が減弱したり, 分解によって生じた物質により, 思わぬ副作用の危険が起こったりします.

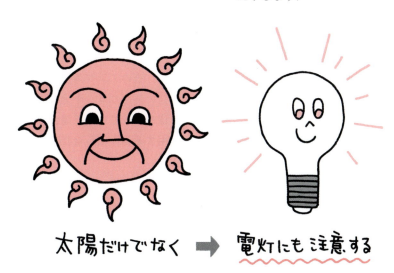

太陽だけでなく → 電灯にも注意する

第4章　与薬後の観察／くすりの保管

> **POINT** 光に不安定なくすりの取り扱いに注意する．
> 時間のかかる点滴では，とくに留意する必要がある．

Q123 どのくらいなら光に当ててよい？ 放置していてよい限界は？

1 内服薬の場合

- 当然ですが，遮光して管理すべきくすりを光に当てた状態で，放置すべきではありません．でも，間違って放置してしまうことも，実際にはあることです．その場合を想定して対応方法を考えることも大事なことです．では，**間違って放置した場合に，いっさい服用は許されなくなるでしょうか？**

- **錠剤の場合には，1～2日程度の放置であれば大丈夫なことが多い**です．しかし，あくまで一般論であって，**中には当てはまらない場合もあります**．実は，錠剤などの内服薬の場合は，実際に含量がどの程度変化し，どの程度分解物が出ているかについて，具体的に判断することは不可能です．**現実的な判断方法として，「色調が変化していれば服用はやめる」というように考える**とよいでしょう．

- **注意すべきくすりとして，**フロセミド（ラシックス®），アゾセミド（ダイアート®），ワルファリンカリウム（ワーファリン®），メコバラミン（メチコバール®）などがあります．ビタミンK製剤のカチーフ® N散は，**1日光にさらされるだけで，もともとの黄色の色調がさらに濃い黄色へと変化**します．

ラシックス®錠

2 注射薬の場合

- **アンプルに直接日光が当たっていたり，室内光でも数日さらされていたりするような状況**の場合には，あるいはそうでなくても，**外観に変化があらわれている場合には，使用はひかえる**ようにします．

- そもそもアンプルは，「遮光で管理すべきくすり」として認可されていますので，添付文書などもいっさいの光が当てられないことを前提条件としているものです．したがって，「どの程度以下の光ならセーフで，どの程度以上の光ならアウト」というデータはありません．実際には，たとえ**微量の光であれ，徐々に分解されるくすりがほとんどである**と考えて，慎重に取り扱う必要があります．

- 原則としては，光による分解の可能性（おそれ）に気づいた時点で，どの程度，管理方法が不十分であったかがわからないようであれば，安全を期して，そのアンプル製剤は使用しないようにします．言い替えれば，**十分な遮光処置が行われていたと確信をもっていえる場合だけ，そのアンプル製剤を使用する**ようにしましょう．

Q124 錠剤・カプセル剤粉砕調剤時の光安定性に関する情報は，添付文書から得られる情報で十分？

1 原薬の情報は……やはり添付文書に隠れている

- **錠剤・カプセル剤**の中には，遮光目的に糖衣錠やフィルムコーティング錠にしている種類のものがあります．それらのくすりの**添付文書は，コーティングによって遮光していることを前提とした説明が記載されています**．しかし，粉砕した場合には，添付文書「貯法」欄の情報だけでは不十分であり，あてにならなくなります．つまりコーティングされている中身，"原薬"に関する光安定性の情報が必要となります．

- では，錠剤・カプセル剤の状態と粉砕した状態とで，光安定性に変化が生じるくすりをどのように見極めることができるでしょうか？ 上述のとおり，添付文書の「貯法」欄を素直に読む限りでは，原薬の情報を明確に読みとることはできません．しかし，実は添付文書の「貯法」欄でないところに，原薬の光安定性に関するヒントが含まれていることがあります．

2 "適用上の注意"に書かれている"貯法の注意"を読みとる

- たとえば，**ノルバスク®錠**（降圧薬・狭心症治療薬）の"適応上の注意"の項をみてみましょう．そ

ノルバスク® OD錠

こには，『分割後は早めに使用すること．分割後に使用する場合には，遮光の上30日以内に使用すること』と書かれています．「分割後……は，遮光の上……以内に使用」ということは，"くすりが分割されコーティングが十分でなくなり，**原薬があらわになった場合には，遮光しないことで分解が進み，服用できる期間が短くなる**"と読むことができます．このように，添付文書の「貯法」欄にとくに注意がなされていなくても，**「適用上の注意」**（あるいは「取り扱い上の注意」）の欄をみれば，原薬の遮光に関する記載が含まれている場合があります．

- 光安定性に限らず，「適用上の注意」「取り扱い上の注意」の欄には，保管方法に関するなんらかのヒントが隠されていることが多くあります．くすりの保管方法を確認するためには，添付文書の「貯法」欄だけでなく，ときには，他の欄をチェックすることも必要になるということを頭に留めておきましょう．

第4章　与薬後の観察／くすりの保管

- 粉砕した場合に光の影響を受けやすい錠剤・カプセル剤についてそのごく一部を示します（表）．

表　錠剤・カプセル剤の粉砕・開封（脱カプセル）時の光の影響

一般名	商品名	剤型	光の影響
カルベジロール	アーチスト®	フィルムコート錠	光に不安定（着色の可能性あり）
テトラサイクリン	アクロマイシン®V	硬カプセル	苦味あり，光に不安定
ヘレニエン	アダプチノール®	糖衣錠	光・酸素に不安定
ニフェジピン	アダラート®CR	フィルムコート錠	光に不安定
ブロモクリプチン	アップノール®B	フィルムコート錠	光により徐々に着色
アロチノロール	アロチノロール®	糖衣錠	遮光保存
エピナスチン	アレジオン®	フィルムコート錠	苦味あり，光に不安定
ロフェプラミン	アンプリット®	糖衣錠	光酸化による着色，湿度条件で含量低下の可能性あり
イミプラミン	イミドール®	糖衣錠	光により徐々に着色
エバスチン	エバステル®	フィルムコート錠	原薬は光により徐々に変化
フルジアゼパム	エリスパン®	裸錠	遮光保存
カプトプリル	カプトリル®	裸錠	光に不安定，遮光保存
ロベンザリット	カルフェニール®	フィルムコート錠	光により原薬着色，独特の塩味
レボフロキサシン	クラビット®	フィルムコート錠	光に不安定，苦味あり
クロミフェン	クロミッド®	裸錠	光により着色
フィトナジオン	ケーワン®	硬カプセル，裸錠	光により徐々に分解し，着色
クロルジアゼポキシド	コントール®	糖衣錠	苦味あり，光に不安定

［佐川賢一，木村利美（監）：錠剤・カプセル剤粉砕ハンドブック，第7版，じほう，2015より作成］

Q125 とくに光に注意が必要なくすりは何？

1 光に弱いくすりの代表例

- 光によって，徐々に着色，退色，沈殿，にごりなどの外観変化がみられるもの，その他注意が必要なくすりを次ページの表に示します．これらのくすりも，光に不安定な成分であることをふまえて，必ず遮光して使用する必要があります．

場面 14 くすりを保管する

表 光の影響に注意するくすり

一般名	商品名	光の影響
ネダプラチン	アクプラ®静注用	光および熱で分解するため，直射日光や高温を避ける
アズトレオナム	アザクタム®注射用	光によって徐々に着色するので，開封後は遮光保存
セフォタキシムナトリウム	クラフォラン®注射用	
セフメタゾールナトリウム	セフメタゾン®注射用	
セファゾリンナトリウム	セファゾリンナトリウム®注射用	光によって，外観が徐々に変化する
カルバゾクロム	アドナ®	長時間にわたって高温・光線にさらすと褐色に変化
フルスルチアミン	アリナミン®F	開封後も遮光保存
微量元素製剤	エレメンミック®	光によりにごるおそれがあるので，開封後は遮光保存
ビタミン類	チョコラ®A	光により含量が低下するため，開封後は遮光保存
	オーツカ MV 注	
	ネオラミン・マルチ V®	
塩化カリウム	K.C.L.®	着色剤としてリン酸リボフラビンを含有しているため，光に対し不安定で，分解すると退色または沈殿を起こすため，外観が変化した際は，使用しない
オルプリノン	コアテック®SB	開封後は遮光保存
フルニトラゼパム	サイレース®	光により含量が低下するため，開封後は遮光保存
セファランチン	セファランチン®	光・熱により変化するため直射日光・照明光を避ける
ハロペリドール	セレネース®	光により着色
クロルプロマジン	コントミン®	光により分解変色
アザセトロン	セロトーン®	光分解を受けやすいため，開封後はただちに使用し，遮光に注意
オンダンセトロン	ゾフラン®	開封後も遮光袋に入れて保存し，着色したものは使用しない
カンレノ酸カリウム	ソルダクトン®	開封後，光により徐々に着色することがある
プロクロルペラジン	ノバミン®	光により分解・着色
ドロペリドール	ドロレプタン®	光により徐々に淡黄色に変化
硝酸イソソルビド	ニトロール®	開封後は遮光保存
サリチル酸ナトリウム・ジブカイン配合剤	ネオビタカイン®	光により分解着色
アミノフィリン	ネオフィリン®	光・温度の影響で，褐色に変化するおそれ
ワクシニアウイルス接種家兎炎症皮膚抽出液	ノイロトロピン®	遮光保存
プラリドキシムヨウ化物	パム静注	光によって変化しやすいため，開封後注意
レボメプロマジン	ヒルナミン®	光によって徐々に分解変色
アムホテリシン B	ファンギゾン®	溶解液は遮光し，冷蔵庫保存し，早めに使用
フラビンアデニンジヌクレオチド	フラビタン®	光分解に注意
メコバラミン	メチコバール®	開封後，ただちに使用，遮光に注意，光により含量低下
ケトプロフェン	ケトプロフェン®	紙箱から取り出し，保存する場合は遮光に注意，光により変色
セフトリアキソンナトリウム	ロセフィン®静注用	光・熱により徐々に着色することがあるので，保管に注意

- これらのくすりについては……

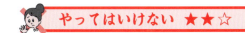

やってはいけない ★★☆

（光に不安定なくすりが入った）点滴バッグを，遮光カバーをせずに，窓際でむき出しのまま使用してはいけません．

第4章　与薬後の観察／くすりの保管

2 ルートにも遮光が必要なくすり

- 遮光が必要なくすり^{メモ}の場合は，くすりの容器あるいは輸液バッグだけを遮光したのでは不十分です．つまり，そのルートまで遮光する必要がある場合もあります．たとえば，**抗がん薬のダカルバジン®は点滴経路全般を遮光しないと，血管痛を起こす分解物が点滴中にできてしまう**おそれがあります．

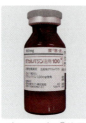

ダカルバジン® 注用

3 油断しやすい混注後の遮光

- 混合前には，遮光することには注意が向いていても，**混注してしまうと，遮光の必要性を忘れてしまう**ことがよくあります．この場合，光にさらされた状態で点滴がなされ，患者に弊害をもたらすおそれがあります．とくに光安定性が問題となりやすいくすりについては，混合前だけでなく，混合後にも同様の注意が必要であることを，頭に入れておきましょう．

●参考文献
1) 荒木博陽，野元正弘(編)：医薬品過誤プレアボイド―落とし穴に気をつけて，南江堂，2008
2) 五味田裕，荒木博陽(編)：根拠がわかるナース・薬剤師のための医薬品Q&A，南江堂，2003

> **メモ**　遮光保存が必要な医療用医薬品は3,000品目程度存在している．これらの薬剤の適正な保管は薬剤師にとって重要な業務である．添付文書をチェックすることの必要性を再認識する必要がある．

| 具体的にみてみよう！

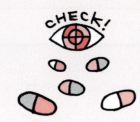

薬効別の目

☞ 光の影響に注意が必要なくすりに関連して，抗不安薬，ビタミン類についてみてみましょう．

Q126 セルシン®（抗不安薬）は，褐色アンプルに入っているけど，直射日光で分解しやすいの？

- セルシン®（ジアゼパム）は，外見から変化（質）を見分けやすいくすりです．**光によって分解すると，着色し，また粉末化します**ので，すぐにその変化を察知することができます．
- 下の表をみればわかるとおり，セルシン®注は，直射日光が当たる場所で保管している場合，その保管容器が褐色ガラスびんであっても，無色ガラスびんであっても，くすりの残存率には，あまり影響がありません．

- しかし，成分の残存率は同じであっても，なんらかの変化した物質が存在することにもなるので，**外観に変化があらわれたセルシン®は，使用せずに廃棄する**ようにしましょう．

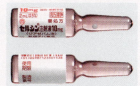

セルシン®注射液

表　セルシン®（有効成分）の光安定性

状　態	0日後	10日後	30日後	50日後	70日後
●保管条件：室外直射日光，保管形態：**褐色ガラスびん**					
外　観	白色～微黄色	変化なし	変化なし	変化なし	変化なし
残存率（％）	100	99.7	99.4	98.7	98.6
●保管条件：室外直射日光，保管形態：**無色ガラスびん**					
外　観	白色～微黄色	変化なし	粉末表面やや着色	粉末表面黄色着色	粉末表面黄色着色
残存率（％）	100	99.7	97.8	97.9	99.0

- 光の影響から話は少し脱線しますが，セルシン®注は，酸素に強く反応する性質をもっています．この反応を避けるために，セルシン®のアンプル内は，（20％の酸素を含む）空気の代わりに，100％の**窒素で満たされています**．したがって，アンプルを開封し外気にさらした場合に，酸素との反応が起こりはじめます．その反応によるくすりの変質を最小限に抑えるために，**開封後は，速やかにくすりを使用する必要があります**．

具体的にみてみよう！

Q127 ビタミン類は，室内灯にさらされただけでも分解される？

- ビタミンは，光に影響を受けやすい物質であり，ビタミンが含まれるくすりには，その性質に配慮した取り扱いをする必要があります．たとえば，ビタミン B_{12} 製剤である**メチコバール®** とビタミンK製剤の**ケイツー® N は褐色アンプル**に充填されていますが，さらに，使用直前まで完全遮光が維持できる**LPE パック**（light protect easy open pack）に包装された状態で保存されています．これくらい**厳重な状態で保管しないと安定性は保てない**ということです．

- LPE パックから出してしまうと，褐色アンプル内であるにもかかわらず，**メチコバール®** 注射液 500 μg は **30 分**で，**ケイツー® N 静注 10 mg は 24 時間**で，くすりの**含量が規格外**になってしまいます．したがって，使用する際は，その使用直前に外袋から取り出すなど，**できる限り遮光下で準備したり実施したりする**必要があります．

- 他にも，経中心静脈栄養輸液用総合ビタミン剤である**フルカリック®** の添付文書の"適用上の注意"の欄には，「ビタミンの光分解を防ぐため，遮光カバーを用いるなど十分に注意すること」という注意事項の記載があります．**遮光カバーがあれば，輸液の外袋開封後も 2 日間は安定した状態を保ちますが，カバーがない場合は，6 時間で変化してしまいます**．とくに，輸液の外袋を開封したり，開封後医師の指示が変わったりしたときには，薬剤師への連絡を忘れないようにしましょう．

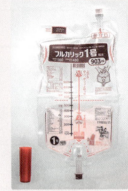

フルカリック®

---

column ● プラスアルファの豆知識

各種ビタミンの光安定性について

- ビタミンの種類には，A・B・C・D・E がありますが，上記の性質は，これら 5 種類ともに共通のものでしょうか？ それぞれと光の関係についてざっと確認してみましょう．
- ①ビタミンAは，紫外線によって分解されやすい性質があります．②ビタミン B_1 は，光分解は短時間では起こりにくい性質があります．また，③ビタミン B_2 は，光に対しては不安定です．保管する際には冷暗所を選ぶなどの注意が必要です．④ビタミン B_6 は，酸性溶液中では安定ですが，中性・アルカリ性溶液中では，光（とくに紫外線）により分解されやすい性質があります．⑤ビタミン B_{12} は，光によって分解されます．⑥ビタミンCは，紫外線により分解されやすい性質があります．⑦ビタミンDは，光に対して不安定です．しかし，⑧ビタミンEは，紫外線により分解されにくい性質があります（日本薬学会：薬学用語解説より）．

（池川 嘉郎，荒木 博陽）

場面 14 くすりを保管する

劇薬・毒薬・麻薬・向精神薬について 保管, 廃棄, 紛失時の対処

■ 保管方法・廃棄方法が特別な 毒薬・劇薬・麻薬・向精神薬

- くすりは，人の生命・健康にかかわるものですので，その取り扱いについては，薬機法，薬剤師法，麻薬及び向精神薬取締法，覚せい剤取締法，医師法など多くの法律に規定されています．また，くすりのうち，急性毒性の強いものを一般のくすりと区別しています．**とくに毒性が強いものを「毒薬」，毒薬よりは毒性が弱いけれども一般のくすりより強いものを「劇薬」**，というようにそれぞれ指定されています．

- また，表示や販売方法，交付相手，譲渡・廃棄の手続きなどについても，法律で規制されています．**安易に自己判断で毒薬・劇薬を取り扱うことは避け，その保管方法，廃棄方法，紛失時の対応などについて，正規の方法を確認しておく必要があります．**

- さらに，麻薬や向精神薬にも注意が必要です．これらのくすりは，**継続して使用することで，依存・習慣化するおそれがあります．**健康だけでなく，患者の社会性を守る観点から，麻薬および向精神薬取締法によって使用が制限されています．

Q128 劇薬・毒薬・麻薬・向精神薬の保管方法は，普通薬と具体的にどうちがう？

1 特別扱いされる 劇薬・毒薬・麻薬・向精神薬

- 薬剤部，病棟，外来において注射薬を保管する場合……

押さえておきたい ★★★

劇薬・毒薬・普通薬に区分して保管します．また，麻薬・向精神薬も区別して保管することになります．毒薬および劇薬については，想定される危害の

発生を防止するために，薬機法第48条に規定されているような適切な保管や管理が求められています．以下，くわしくみてみましょう．

2 劇薬について

- 劇薬は，薬機法により，その直接の容器などに**「白地に赤枠，赤字」で，その品名および「劇」の文字を記載し表示する**こととされています．また，保管に関しては，**他の物と区別して，貯蔵し，または陳列する**ことが義務づけられています．

抗菌
がん
免抑
ステ
解鎮
糖尿
イン
脂質
栄養
降圧
抗凝
不整
昇圧
狭心
睡眠
うつ
てん
骨粗
麻劇
喘息

205

第4章　与薬後の観察／くすりの保管

3 毒薬について

- 毒薬は，薬機法により，その直接の容器などに「黒地に白枠，白字」で，その品名および「毒」の文字を記載し表示することとされています．また保管に関しては，他の物と区別して，貯蔵し，または陳列すること，毒薬を貯蔵し，または陳列する場合には，鍵をかけることが義務づけられています．したがって，薬剤部，病棟で「毒薬」を保管する場合には，施錠できる保管棚を設置する必要があります．また，冷所保存の「毒薬」は，鍵のかかる冷蔵庫などに，他のくすりと区別して保管する必要があります．

- 薬機法では，「毒薬」の受払いの管理は，使用状況を把握し，毒薬受払管理簿（麻薬管理に準ずる内容を記載）を作成して受払い（受け渡し）を記録し，定期的な数量管理を行うなど，十分に管理できるように努めなければならないとされています．

- 毒薬の代表的なものとして，主に麻酔薬の補助薬として使用される筋弛緩薬があります．筋弛緩薬には，ロクロニウム（エスラックス®静注），ベクロニウム（ベクロニウム静注用），スキサメトニウム（スキサメトニウム注）があります．現実に，これらのくすりに関連した死亡事故・事件など（仙台の筋弛緩薬点滴事件，2001年1月など）も発生しているため，他の毒薬と同様に，厳重に適正な保管方法および数量管理方法にしたがう必要があります．

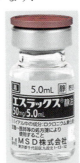

エスラックス®静注

4 麻薬について

- 「麻薬及び向精神薬取締法」は，麻薬や向精神薬の乱用による保健衛生上の危害を防止し，その有益性を活用するため，施用，保管，管理などについて規定された法律です．麻薬および向精神薬の取り扱いについては，この「麻薬及び向精神薬取締法」により厳格に規制されています．

- 「麻薬」の保管は，麻薬管理者の指示により麻薬業務所内で保管します．また，麻薬以外の物やくすり（覚せい剤を除く）と区別し，鍵のかかる堅固な保管庫（麻薬専用の固定した金庫，容易に移動できない金庫）を使用する必要があります．

- また，覚せい剤と一緒に保管することができますが，それ以外のくすりや書類などは，一緒に保管できません．

- 麻薬の管理は，品名，剤形別に帳簿を備えて，麻薬の受払いを記録する必要があります．

場面 14　くすりを保管する

ケース 10

麻薬の指示量が半量になった場合，残り半分はどうする？　また，患者からあずかった麻薬はどうする？

⑤ もし麻薬が余ったら……

- 麻薬が余ったとします．その場合には，在宅患者または遺族には，**不要となった麻薬は，交付を受けた医療機関**（麻薬診療施設，麻薬小売業者）**に持参する**ように指導しましょう．

- 患者が麻薬を持参してきた場合，麻薬管理者は，麻薬帳簿に**患者氏名**と受け入れ，麻薬（持参麻薬）の**品名**および**数量**を記載します．

- また，麻薬施用者（医師）が，持参麻薬を継続使用するかしないか判断し，**継続使用する場合**には，新たに処方せんを交付する必要はなく，麻薬帳簿に**払出し記録**をつけ，診療録には**施用状況**を記載します．すなわち，**そのまま交付するのではなく，医師の判断のもと継続して使用するという形**をとります．

- **継続使用しない場合**は，麻薬管理者は麻薬帳簿に**払出し記録**をつけ，**持参麻薬を廃棄する**必要があります．持参麻薬の指示量が半量内服となり，半量が残った場合や，在宅患者または遺族から飲み残しや不要となった麻薬をあずかった場合は，麻薬管理者は，調剤ずみ麻薬の**廃棄手続き**をします（☞廃棄方法についてはのちにくわしく紹介します）．

ケース 10 の考え方

- 上記のように，いずれの場合でも患者自身で廃棄させるということはありません．麻薬を交付した施設，またはあずかった施設が責任をもって処分することになります．

麻薬帳簿の記載例

品名	モルヒネ塩酸塩錠「○○®」10 mg		単位	錠	
年月日	受入		払出	残高	備考
	卸売	患者			
XX.10.1				10	前帳簿から繰り越し
XX.10.1	100			110	○○会社から購入　❶ 製品番号　A1-123456
XX.10.2			20	90	○山○子（カルテ No.123） ❷
XX.10.3		(30)		90	△谷△太郎 （カルテ No.456） 入院時持参　継続使用　❸
XX.10.4		(28)		90	□川□美（カルテ No.789） ❹ 入院時持参分中止 調剤済麻薬廃棄届提出 廃棄数：28 錠 廃棄日：XX.10.4 届出日：XX.10.15 立会人：署名または 記名押印

麻薬帳簿のみかた：左の記載例についてみてみよう．

❶麻薬卸業者から 100 錠を購入．もともとあった 10 錠と合わせて残高 110 錠に．

❷処方せんにより，○山さんに 20 錠調剤．残高 90 錠に．

❸△谷さんが麻薬 30 錠を持参し，そのまま継続使用．残高は，変わらず 90 錠のまま．

❹□川さんが 28 錠持参し，中止・廃棄処分．残高は，変わらず 90 錠のまま．

第4章　与薬後の観察／くすりの保管

6 向精神薬について

● 向精神薬は，「麻薬及び向精神薬取締法」により，治療上の有益性・濫用の危険を考慮し，国際法と同様の分類方式にしたがって，**第1種，第2種，第3種に分類**されています．それぞれ取り扱い上の規制が異なります．

● 施錠可能な場所に陳列・貯蔵し，医療従事者が常時出入りするなど注意している場合以外は，施錠するようにします．

---

column ● プラスアルファの豆知識

向精神薬の分類

　向精神薬は，その濫用の危険性と治療上の有用性の程度により，3種類に分類されていて，「麻薬及び向精神薬取締法」上，それぞれ規制内容が異なります．**第1種および第2種**向精神薬を譲り受け，譲り渡し（患者に交付した分を除く），廃棄したときは，(1)薬品名，数量，(2)年月日，(3)相手方の名称および住所を記録し，2年間保管する必要があります（第3種については記録は不要）．

第1種・第2種・第3種向精神薬の例

種別	一般名	主な商品名
第1種	セコバルビタール	アイオナール・ナトリウム注射用
	メチルフェニデート	コンサータ®，リタリン®
	モダフィニル	モディオダール®
第2種	アモバルビタール	イソミタール®
	フルニトラゼパム	サイレース®
	ブプレノルフィン	レペタン®，ノルスパン®テープ
	ペンタゾシン	ソセゴン®
	ペントバルビタール	ラボナ®
第3種	アルプラゾラム	コンスタン®，ソラナックス®
	エスタゾラム	ユーロジン®
	クアゼパム	ドラール®
	クロナゼパム	ランドセン®，リボトリール®
	ゾルピデム	マイスリー®
	トリアゾラム	ハルシオン®
	フェノバルビタール	フェノバール®
	ブロチゾラム	レンドルミン®
	ミダゾラム	ドルミカム®
	ゾピクロン	アモバン®
	エチゾラム	デパス®

場面 **14** くすりを保管する

Q129 劇薬・毒薬・麻薬は，自由に捨てても大丈夫？

❶ 劇薬・毒薬の廃棄方法について

● 劇薬・毒薬ともに製剤の安全性などの特性に基づき，適正に使用し，残液は放流して廃棄します．ただし，**くすりの種類によっては，特別な廃棄・処理方法**をとる場合があります．

● たとえば，**乾燥 BCG 製剤**（イムノブラダー® 膀注用）の場合は，**くすりと接触したすべての容器，器具などは，煮沸消毒か，適切な消毒液などにひたし，消毒したのちに処分する**こと，また，**注入後最初の排尿**は，次亜塩素酸ナトリウムを加えて，**BCG 感染のおそれがないよう消毒したのちに，廃棄する**ようにします．

イムノブラダー®
膀注用

● また，**A 型ボツリヌス毒素製剤**（ボトックス® 注）の場合は，**残液および薬液の触れた器具**などは，0.5％次亜塩素酸ナトリウム溶液を加えて**失活**（くすりの活性をなくし反応を起こさない状態）**させたのち，密閉可能な廃棄袋または箱に廃棄する**ようにします．

ボトックス® 注

❷ 抗がん薬（注射薬・内服薬）の廃棄

● 調製した抗がん薬の残液は，**不要なバイアル**などに入れ，**速やかに廃棄**します．不要なバイアルなどがない場合は，**ディスポーザブル注射器**に残したまま，**ルアーロックチップキャップ**（☞ p123）などを取りつけ，**薬液が漏出しないように廃棄**します．

● また，抗がん薬は，環境汚染および曝露防止のため，残液も含め調製時に**使用した注射器，空バイアル・アンプル，使用ずみの作業用シート**などを，口の閉まる**ジッパーつきのビニール袋に入れ**，また使用ずみの**注射針**は，**専用の容器に入れてから廃棄する**ようにします．

● 三酸化ヒ素製剤（トリセノックス® 注）などは，特別管理産業廃棄物に指定されており，廃棄にあたっては，法令にしたがって行うようにします．

トリセノックス® 注

❸ 麻薬の廃棄方法について

● 保管する麻薬が期限切れ・変質などの理由で使用できなくなったときや，使用の見込みがなくなったときに廃棄する場合は，都道府県知事に「麻薬廃棄届」を提出し，麻薬取締員などの立会いのもとで処理することになります．

● ただし，麻薬処方せんにより調剤された麻薬は，麻薬管理者が麻薬診療施設の他の職員の立会いのもとで廃棄でき，廃棄後 30 日以内に，「調剤済麻薬廃棄届」を都道府県知事に提出する必要があります．

● なお，注射薬および坐薬の使用残の廃棄については，届け出る必要はありませんが，麻薬帳簿への記載が必要になります．廃棄は，焼却，酸・アルカリによる分解，希釈，他のくすりとの混合（麻薬の回収を困難にするための方法）など，麻薬の回収が困難かつ適切な方法で処理します（麻薬管理者は，他の職員の立会いのもと，たとえば水に溶解し放流したり，破砕し焼却するなど再利用が困難な状態になるように処理します．**病棟で勝手に残薬を廃棄することは，絶対にしてはいけません**）．

● 使用ずみの麻薬の貼付テープ剤や使用ずみの空アンプルは，病棟などで廃棄せず，麻薬の不正使用を防止し管理の適正を図るためにも，麻薬管理者が回収して適切に廃棄する必要があります．

抗菌
がん
免抑
ステ
解鎮
糖尿
イン
脂質
栄養
降圧
抗凝
不整
昇圧
狭心
睡眠
うつ
てん
骨粗
麻劇
喘息

209

第4章　与薬後の観察／くすりの保管

Q130　劇薬・毒薬・麻薬・向精神薬を紛失した場合に, 何か手続きは必要?

● 管理している**麻薬**に, 滅失, 盗難, 所在不明（紛失）, その他の事故が起きた場合は,「**麻薬事故届**」に必要事項を記載し, 速やかに**都道府県知事に届け出**ます. また, 麻薬の盗難にあった場合には, 速やかに**警察署にも届け出**る必要があります.

● **向精神薬**は, **表**に示した以上の数量の滅失, 盗難, 所在不明（紛失）, その他の事故が生じた場合には,「**向精神薬事故届**」に必要事項を記載し, 速やかに**都道府県知事に届け**を出します.

● なお劇薬および毒薬を紛失し, 所在不明となった場合には, とくに薬機法などの規制はありませんが, やはり, 盗難や紛失および不正使用の防止のために, **在庫管理を適切に行う**ことが必要です.

表　向精神薬の事故届出が必要となる数量

剤　形	数　量
粉末, 散剤, 顆粒剤	100 g または 100 包以上
錠剤, カプセル剤, 坐剤	120 個以上
経皮吸収型製剤	10 枚以上
注射剤	10 アンプルまたは 10 バイアル以上
内用液剤	10 容器以上

● **参考文献**
1) 日本薬剤師会(編)：第十四改訂調剤指針, 薬事日報社, 2018
2) 日本緩和医療薬学会：がん疼痛の薬物療法に関するガイドライン(2014 年版), 金原出版, 2014
3) 日本病院薬剤師会(監)：抗悪性腫瘍剤の院内取扱い指針抗がん薬調製マニュアル, 第 3 版, じほう, 2014
4) 実務実習テキスト作成研究会(編)：モデル・コアカリキュラムに沿った わかりやすい病院実務実習テキスト, 第 4 版, じほう, 2015

（乗松 真大）

第5章
ハイリスク患者への与薬

さらにくすりの副作用の話です．患者の中には，とくに副作用があらわれやすく，また症状が重篤になりやすい人がいます．小児，妊婦・授乳婦，高齢者の患者などがそうです．また，特定の疾患にかかっている患者の場合も個別の注意が必要です．ここでは，喘息，腎障害，てんかんの患者などについて紹介します．さらに，食物アレルギーをもつ患者，手術予定・手術後の患者についても確認しましょう．

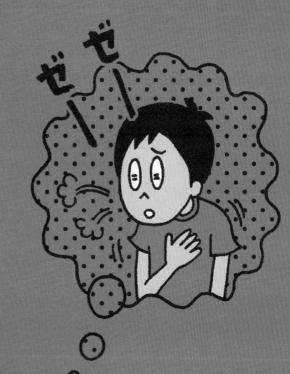

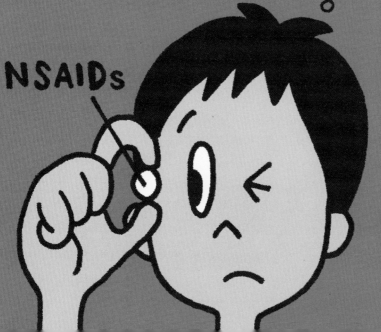

第5章　ハイリスク患者への与薬

小児と解熱鎮痛薬

1 小児とくすりの関係，小児と解熱鎮痛薬の関係

- 小児期は**腎臓や肝臓の発達に伴い薬物動態も変化**しています．通常，成人では標準的な薬用量が添付文書に記載されていますが，小児では，薬物動態や感受性の発達変化に対して実質的なデータが不足しているため，年齢や体重に応じて明確な小児薬用量などが記載されていないくすりも多くあります．とくに新生児，乳幼児への投与は安全性が確立していないものが多く，注意が必要となります．

- 小児への与薬では，くすりの味，量の多さ，舌触りなどが問題となり，服薬に際して困ることが多くあります．くすりの特性を理解して保護者に飲ませ方を指導すること，また，患者個々に応じて錠剤，散剤，シロップ剤，坐剤など剤形を検討することも重要となります．

- 小児用としてさまざまな剤形や規格が揃っている医薬品の一つに解熱鎮痛薬があります．小児に使用される解熱鎮痛薬は数種類あり，大きくNSAIDs（非ステロイド性抗炎症薬）とアセトアミノフェンに分類されます．

- しかし，何を使ってもよいというわけではありません．解熱鎮痛薬の中には，**小児，とくに水痘やインフルエンザなどのウイルス性疾患の患者に投与することによって，ライ症候群やインフルエンザ脳症・脳炎の発症率が高くなる**くすりもあります．

- また2歳未満の乳児に使用した薬で，乳児突然死症候群（SIDS）および乳児睡眠時無呼吸発作があらわれたとの報告もあります．

- したがって，小児に対する解熱鎮痛薬の選択には，十分な注意が必要です．

- 小児に用いられる解熱鎮痛薬はより安全性の高いアセトアミノフェンが第一選択薬となっています．以下，くわしくみてみましょう．

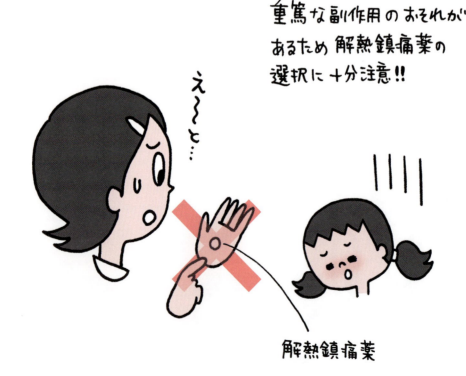

小 児と 解熱鎮痛薬

❷ 安易な服用は避ける，まずは水分補給とクーリングから

- インフルエンザやかぜ（感冒）などの感染症による発熱は，感染防御を目的とした生体反応であるため，安易な解熱鎮痛薬の使用は避けなければなりません．発熱時の対処法は，成人も小児も同じで，まずは**水分を補給**し，**クーリング（冷罨法）を行う**ことが基本となります．
- **解熱鎮痛薬の使用の目安は，体温が 38.5℃ 以上です．体力の消耗が激しい，水分補給ができない**などの状態のときに**頓服で使用する**ようにします（心疾患や脳神経疾患などの患者の場合には，医師の指示どおりに使用してください）．ただし……

😣 やってはいけない ★★★

水痘やインフルエンザなどのウイルス性疾患にともなう発熱の場合，**小児には，ジクロフェナクナトリウム（ボルタレン®），メフェナム酸（ポンタール®），アスピリン，サリチルアミド（PL 配合顆粒）を使用してはいけません．**

- これらのくすりは，小児にも成人にも使用できる解熱鎮痛薬ですが，ウイルス性疾患にかかった小児には，投与しないことが原則です．小児の**発熱**が，**細菌感染によるものか，インフルエンザなどによるウイルス感染によるものか明確でない場合には，慎重に判断する必要があります**．たとえば，インフルエンザ流行期であれば，まず使用をひかえて，アセトアミノフェンを使用することが賢明な判断といえるでしょう（**表**）．

表　小児に使用される主な解熱鎮痛薬，総合感冒薬一覧

分類	一般名	商品名	注意事項
NSAIDs（非ステロイド性抗炎症薬）	ジクロフェナクナトリウム	ボルタレン® 錠 25 mg，坐剤 12.5 mg・25 mg	・ウイルス性疾患（水痘，インフルエンザなど）の患者に原則として投与しないこと ・新生児および乳児は，一般に体温調節機構が不完全なため，過度の体温下降を起こす可能性があるので，過度の体温上昇などやむをえない場合にのみ投与すること
	メフェナム酸	ポンタール® カプセル 250 mg，錠 250 mg，細粒 98.5%，散 50%，シロップ 3.25%	・小児のインフルエンザに伴う発熱に対しては，原則として投与しないこと ・新生児は一般に体温調節機構が不完全なため，過度の体温低下を起こすおそれがあるので，過度の体温上昇などやむをえない場合にのみ投与すること
	イブプロフェン	ブルフェン® 錠 100 mg・200 mg，顆粒 20%	
	アスピリン	アスピリン	・15 歳未満の水痘，インフルエンザの患者に投与しないことを原則とする
NSAIDs＋アニリン系配合	サリチルアミド・アセトアミノフェン配合	PL 配合顆粒，幼児用 PL 配合顆粒	・2 歳未満の乳幼児には投与しないこと ・15 歳未満の水痘，インフルエンザの患者に投与しないことを原則とする
アニリン系	アセトアミノフェン	カロナール® 錠 200 mg・300 mg・500 mg，細粒 20%・50%，シロップ 2%，坐剤 100 mg・200 mg アンヒバ® 坐剤 100 mg・200 mg，アルピニー® 坐剤 100 mg・200 mg	

第5章　ハイリスク患者への与薬

③ 感染症（インフルエンザ）とボルタレン®の関係

たとえばボルタレン®についてみてみましょう

- インフルエンザの臨床経過中に**インフルエンザ脳炎・脳症**[用語]を発症した小児患者のうち、ジクロフェナクナトリウム（ボルタレン®）を投与された例で、予後不良例が多いとする報告があります。**死亡率が高く、症状の重症化に影響している**可能性があります。また、ジクロフェナクナトリウムの投与後に、**ライ症候群**[用語]を発症したとの報告もあります。
- これらのことから、**水痘やインフルエンザなどのウイルス性疾患の小児患者には、ボルタレン®は投与しない**ことが原則となっています。

④ 小児−小児間の解熱鎮痛薬の使い回しも危険

- なお、小児の薬用量は、それぞれの小児によって、くすりの用量がちがいます。体重などの発育状況も考慮に入れるため、**単純に年齢だけで薬用量が決められるわけではありません**。
- この点を見逃して、安易に別の小児の間での使用、とくによくあるのが、兄弟姉妹間でくすりを使い回すと、過少投与・過量投与になるおそれがあります。とくに**解熱鎮痛薬の過量投与は、低体温により循環不全を起こす**おそれがあるため、大変危険です。

⑤ アセトアミノフェンを含む一般用医薬品（OTC薬）との併用に注意

- 市販されている総合感冒薬や解熱鎮痛薬などの配合剤には、解熱鎮痛成分としてアセトアミノフェンを含む配合剤があります。

参考文献
1) 荒木博陽, 野元正弘（編）：医薬品過誤プレアボイド—落とし穴に気をつけて！, 南江堂, 2008
2) 厚生労働省：インフルエンザの基礎知識, 2007
3) 越前宏俊：小児の生理と薬物動態. 月刊薬事 54：21-26, 2012

- 病院を受診して処方されたアセトアミノフェン（カロナール®など）とこれら配合剤との偶発的な併用により、**アセトアミノフェンの過量投与による重篤な肝障害が発現**するおそれがあります。アセトアミノフェンが含まれる製剤が併用されていないか確認することも必要となります。

やってはいけない ★★☆

兄弟姉妹間など、別の小児の間で解熱鎮痛薬を使い回すことは、危険な行為なのでやってはいけません。市販されているかぜ薬に病院で処方された解熱鎮痛薬と同じ成分のくすりが含まれる場合、それらを一緒に使用してはいけません。

患者指導のツボ

- 小児の突然の発熱には、家族も大あわて、なんとか熱を下げてあげたいという思いから、手持ちのくすりを使用することもあるかもしれません。
- しかし、それらは、**インフルエンザ罹患時に使用してはいけない解熱鎮痛薬である可能性もある**ので、小児が熱を出したときには、安易に手持ちのくすりに頼るのではなく、必ず小児科を受診するように指導しましょう。
- とくに注意すべきなのが、①以前に処方された解熱鎮痛薬や、②家庭内にある他人の解熱鎮痛薬です。また、③市販薬にもアスピリンなどのサリチル酸系薬剤などを含有するものがあるので、使用上の注意をよく読み、用法・用量を守って用いることが大切です。

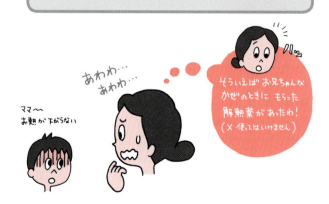

（立川 登美子）

用語　**インフルエンザ脳炎・脳症**　インフルエンザの臨床経過中に、けいれん、意味不明な言動、意識障害を起こして、急激（発熱から0〜2日）に症状が悪化し、高い割合で死亡にいたる病態である。主に小児（5歳以下）に多くみられる。

ライ症候群　主として小児において、水痘やインフルエンザなどのウイルス性疾患の先行後、激しい嘔吐、意識障害、けいれん（急性脳浮腫）と、肝臓ほか諸臓器の脂肪沈着、ミトコンドリア変形、AST（GOT）, ALT（GPT）, LDH, CK（CPK）の急激な上昇、高アンモニア血症、低プロトロンビン血症、低血糖などの症状が短期間に発現する高死亡率の病態である。

妊婦・授乳婦と 各くすり

妊婦・授乳婦と　抗菌薬　解熱鎮痛薬　睡眠薬　抗てんかん薬

■ くすりによる胎児・乳児への影響だけでなく，くすりの中止による妊婦・授乳婦への影響にも配慮する

- 妊婦・授乳婦へのくすりの投与は，**胎児や乳児への影響を考慮する**必要があります．しかし，一方で，母親が過剰に不安に思い，**治療を自己判断で中止することがないように配慮する**ことも必要です．

押さえておきたい ★☆☆

- 妊娠中・授乳中であっても，**すべてのくすりの服用が禁止となるわけではありません**．
- くすりの必要性や危険性を十分に説明し，むやみに不安を与えないようにする必要があります．具体的にどうすればよいでしょうか．以下，それぞれ「**妊婦**」の場合と「**授乳婦**」の場合とに分けて考えてみましょう．

くすりにまつわる妊婦の悩み─治療の必要性と胎児へのリスクの間で

- **妊娠中の服用は，胎児への影響が心配されます**．しかし，一方で，妊娠中であっても，くすりによる継続的な治療が必要な疾患に罹患している場合には，**服用しないことにより疾患が悪化し，これもまた妊娠の継続にわるい影響を与える**おそれがあります．
- なお，くすりの胎児への影響については，**何も服用しなかった妊娠にも奇形は発生している**（3〜5%）といわれています[1,2]．このことをふまえると，**くすりによって，奇形のリスクがどれくらい増加するのかについて，慎重に見極める**必要があります．

- 以下の点を参考にしながら，リスクの発生するおそれのある状況について，十分にかつ正確に説明し，**実際以上にくすりの危険性をあおらないようにし，できるだけ患者の不安を軽減する**ことも大切です．

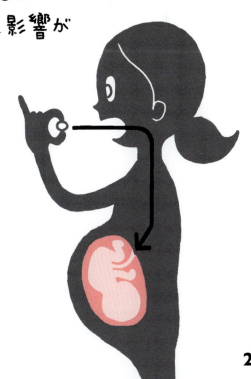

くすりを飲むと胎児に影響がある？

215

第5章　ハイリスク患者への与薬

1 服用時期による影響のちがい

- 妊娠の期間によって，服用による胎児への影響が変わります．
- **妊娠2（受精）～3週**は，"all-or-none"（全か無か）の時期とよばれ，①大きな影響があれば，妊娠は成立せず，次の月経を迎えることとなり（none），あるいは，②影響が小さければ，修復されて，生まれてきたときに奇形が残ることはありません（all）．
- **妊娠4～7週**は，中枢神経・心臓・消化器・四肢などの重要な器官が形成される時期であるため，この時期は，**くすりの投与をもっとも慎重に行うべき時期**といえます．くすりの影響により，器官形成の異常が大きい場合は，機能障害にもつながります．
- その後も，機能的な形成が続くため，くすりの影響に関する利点と危険性を考慮して，服用を判断する必要があります．催奇形性としてくすりへの感受性は，**8週以後では低下していきますが，ゼロになるわけではありません**．外性器は，8週以後に完成されるものもあり，引き続き注意が必要です．

2 慢性疾患と妊娠

- 慢性疾患の治療のために，**継続的に服用している患者が妊娠した場合**はどうでしょうか．この場合，服用を中止できるかどうかは，疾患の種類や重症度によって異なることになります．
- まず大切なことは，できるだけ**妊娠前に十分な疾患のコントロールを行っておく**ことです．たとえば，生活習慣を改善するなどして，疾患を良好な状態に保ち，服用量や種類をできるだけ減らします（つまり，くすりへの依存度を低くします）．
- 疾患のコントロール方法の一つとして服用を継続している場合，妊娠後も同様に継続する必要があるか確認してみる必要があります（これらについては，主治医に相談する必要があります；☞ p218, 219）．どうしても服用の継続が必要ということであれば，**妊娠への影響が比較的少なく，妊娠後も継続可能なくすりへ変更することができないか**，を考えることになります．

3 妊娠中の合併症

- 妊娠によって，新たな疾患を発症することがあります．**妊娠高血圧症候群**や**妊娠糖尿病**は，放置すると母子ともに重大なリスクを生じます．
- 生活習慣の改善など，非薬物治療で軽快しない場合は，薬物治療が必要になります．たとえば，**妊娠高血圧症候群**では，重症の場合に限り，使用実績が豊富な降圧薬である**ヒドララジン**や**メチルドパ**の投与を考慮します．
- **妊娠糖尿病**で薬物治療が必要な場合は，**胎児に影響がなく厳格な血糖コントロールが可能なインスリン製剤**を使用します．妊娠中期以降は，インスリン抵抗性が増して，インスリンの必要量が増えてきますが，分娩後は減量しますので，分娩後には中止できる場合もあります．
- 合併症による妊婦の身体への負担は，胎児への負担となるため，**服用をがまんしすぎて慢性疾患を悪化させることがないように注意**しましょう．

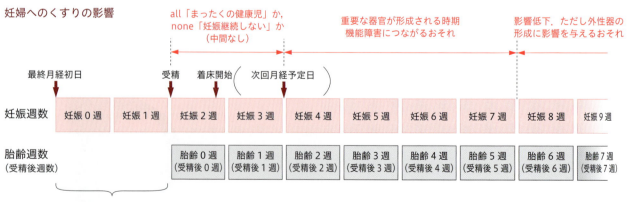

授乳中の患者で注意すべきくすりは何？

- 授乳中の患者が服用する場合は，①母体の血液から母乳へのくすりの移行がどの程度あり，②乳児がどのくらいの母乳を摂取し，③乳児の代謝能力がどの程度あるのかなど，考慮すべき点が多くあります．

1 実は母乳への影響は少ない（ことが多い）

- しかし，実は，**多くのくすりは，母乳を介して乳児に摂取される量がきわめて少なく，母親が服用をしても，あまり問題になりません**．服用をしているからといって，母乳をやめると，母乳栄養による大きなメリット（児の感染症罹患率低下，アレルギー疾患発症率低下，認知機能の発達促進，母子の愛着形成など）を失うことになります．

2 授乳婦への服用・投与が禁忌となる場合

- 多くのくすりでは問題にならないとはいえ……

やってはいけない ★★★

有害であることが明らかであるくすりは，間違っても服用しながら授乳してはいけません．間違いがないように，まわりの人たちも十分に注意喚起する必要があります（表）．

- **放射性医薬品**については，米国小児科学会が授乳を中止する推奨時間を示しています．^{123}I は 36 時間，^{131}I は検査によって 2〜14 日ですが，^{131}I をがん治療に用いた場合には，高い放射活性が持続することが注意喚起されています．

表 授乳を中止すべきくすりの例

	成　分 （カッコ内は主な商品名）
抗がん薬	シクロホスファミド（エンドキサン®），メトトレキサート（メソトレキセート®）
放射性医薬品	^{131}I，^{123}I
抗不整脈薬	アミオダロン（アンカロン®）
麻　薬	コカイン

- 引用文献
  1) 櫛田賢次，林　昌洋（監），石川洋一（編）：妊娠・授乳とくすり Q&A―安全・適正な薬物治療のために，じほう，2008
  2) 田中憲一ほか（編）：スキルアップのための妊婦への服薬指導，南山堂，2003

くすりを飲むと母乳を通して乳児に影響がある？

具体的にみてみよう！

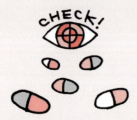

薬効別の目

☞ 妊婦に注意が必要なくすりとして，抗菌薬，解熱鎮痛薬，睡眠薬，抗てんかん薬についてみてみましょう．

Q131　妊婦と抗菌薬

- 抗菌薬についても他の多くのくすりと同じように，胎児への影響が懸念されるタイプのものを避けて選択するようにします．抗菌薬の中でも……

 やってはいけない ★★☆

以下の抗菌薬を妊婦に投与してはいけません．

- **ニューキノロン系**：シプロフロキサシン（シプロキサン®），モキシフロキサシン（アベロックス®）など ☞ 動物実験で関節異常の報告．
- **テトラサイクリン系**：ミノサイクリン（ミノマイシン®），ドキシサイクリン（ビブラマイシン®）など ☞ 一過性の骨発育不全，歯牙の着色，エナメル質形成不全のおそれ．
- **アミノグリコシド系**：ゲンタマイシン（ゲンタシン®），トブラマイシン（トブラシン®），アミカシン（アミカシン硫酸塩®）など ☞ 第8脳神経障害のおそれ．
- **クロラムフェニコール系**：クロラムフェニコール（クロロマイセチン®）☞ 動物実験で，流早産・胎仔の生存率の低下などの報告．

- それに対して，**比較的安全な抗菌薬もあります**．たとえば，ペニシリン系やセフェム系の抗菌薬が，**妊娠中でも比較的安全なくすりとして用いられています**．その他の抗菌薬でも，点眼薬であれば吸収される量が少ないため，胎児への影響はないと考えられます．

- **ペニシリン系**：アンピシリン（ビクシリン®），アモキシシリン（サワシリン®）など
- **セフェム系**：セファレキシン（ケフレックス®），セファロチン（コアキシン®）など

Q132　妊婦と解熱鎮痛薬

- 妊娠中に解熱鎮痛薬を使用する場合には，**アセトアミノフェン**を使用します．一般的によく用いられている解熱鎮痛薬は，**非ステロイド性抗炎症薬（NSAIDs）**ですが，妊婦に投与すると，**胎児の動脈管閉鎖**や**分娩・出産の遅延**などのリスクが生じるおそれがあります．ただし，アセトアミノフェンは，NSAIDsに比べて鎮痛効果が弱いという欠点があります．
- 感冒（かぜ）であれば漢方薬の服用，片頭痛であれば非薬物療法（マッサージなど）も考慮に入れましょう．

- **貼付薬にも注意が必要です**．大量に貼付することによって，血中の薬物濃度が上昇します．たとえば，20 mgのケトプロフェン（NSAIDs）を含有する貼付薬を健康成人男性に24時間貼付した場合，1枚の場合と8枚の場合とでは，最高血中濃度が6倍以上もちがいます．それでも，50 mgの内服薬に比べると，血中濃度1/6程度にとどまりますが，妊娠後期の女性がケトプロフェン貼付薬を使用して胎児動脈管収縮を発症した例が報告されています．たとえば，腰痛などでNSAIDsの貼付薬を使用する際には，貼付枚数や使用期間は，必要最小限に留めるようにしましょう．

218

Q133 妊婦・授乳婦と睡眠薬

- 睡眠薬として一般的に使用されているのは，**ベンゾジアゼピン（BZP）系**のくすりですが，**妊婦にも授乳婦にも投与は避けるべき**であるとされています．
- 一般的に，BZP系のくすりは，母乳中に移行します．もし，服用中に授乳した場合は，量としては多くなくても，児に嗜眠や哺乳困難などを引き起こしていないか慎重に経過観察する必要があります．様子がおかしいと感じたら，すぐに医師に相談するよう指導しましょう．
- 妊娠中の活動性低下によって入眠困難となっている場合は，適度な運動をしたり，不眠の原因が妊娠や育児への不安であればカウンセリングを受けたり，まずは，**くすりによらない方法を考えてみる**ことが必要です．

Q134 妊婦と抗てんかん薬

- 妊婦がてんかん患者の場合，**抗てんかん薬による出産児への影響（リスク）**が考えられる一方で，くすりをひかえることで**てんかんのけいれん発作による胎児の低酸素や早産のリスク**が生じることが心配されます．**抗てんかん薬を服用しながら発作予防し，安全な妊娠・出産を継続する**メリットについて十分理解し，またそれを妊婦に説明することが必要となります．
- たしかに，抗てんかん薬の影響によって，奇形のリスクが上昇することが報告されています．しかし，それでも，それらのくすりを服用しながら，9割の女性が健常児を出産しているため，過度な心配は不要です．
- 妊娠をする前から，できる限りてんかん発作をコントロールし，また，できる限りの範囲で，以下の原則にしたがって，治療を変更します．つまり……

押さえておきたい ★☆☆

- **できるだけ安全性の高いくすりを単剤で治療する**
  （☞薬剤数が少ないほど奇形のリスクが減少する）
- **できるだけ少量のくすりで治療する**
- **必要に応じて，葉酸**^{メモ}**を補充する**（☞抗てんかん薬による低下を補う．必要に応じて，妊娠前から補充する）

ということが必要になります．

●参考文献
1) 櫛田賢次ほか（監），石川洋一（編）：妊娠・授乳とくすりQ&A－安全・適正な薬物治療のために，じほう，2008
2) 北川道弘，村島温子（編）：妊婦・授乳婦のための服薬指導Q&A，医薬ジャーナル社，2010
3) 国立成育医療研究センター：「授乳中に安全に使用できると考えられる薬」「授乳中の使用には適さないと考えられる薬」，2018．〈https://www.ncchd.go.jp/kusuri/lactation/druglist.html〉（2019年3月閲覧）
4) American Academy of Pediatrics：Committee on drugs；Transfer of drugs and other chemicals into human milk. Pediatrics 108：776-789, 2001
5) 兼子 直ほか：てんかんを持つ妊娠可能年齢の女性に対する治療ガイドライン．てんかん研 25：27-31, 2007

（山下 梨沙子）

メモ　妊娠と葉酸と抗てんかん薬　葉酸は，ビタミンB群の一つで，DNA・RNAの合成に必要な物質であり，生命を維持する上で必要不可欠なものである．フェノバルビタール（フェノバール®）やフェニトイン（アレビアチン®）などの抗てんかん薬は，葉酸を低下させるはたらきがあるため，不足する場合には，補充（0.6 mg/日）する必要がある．また，てんかんの患者に限らず，妊娠前から妊娠中にかけて葉酸を補充することで，神経管閉鎖障害の発症リスクを低下させるという報告もある．

第5章　ハイリスク患者への与薬

高齢者と 💊 睡眠薬

1 加齢にともなう生理機能の低下とくすりの影響

- 高齢者は，若年者と比較してくすりの**副作用の発生頻度が高い**ことが知られています．この原因として，**加齢にともなって腎排泄や肝代謝などの生理機能が低下**し，成人の通常投与量であっても，結果的には，過量投与時と同じように副作用が発現することや効果が強くあらわれることが考えられます．さらに，筋力のおとろえなど，**身体機能の低下**や認知症などの**精神機能の低下**も関与します．
- 高齢者におけるハイリスク薬の代表的なものの一つとして，睡眠薬があげられます．

2 睡眠薬の高齢者への影響

- **睡眠薬**は，主に肝臓で代謝され，腎臓で排泄されますので，腎機能が低下している高齢者に睡眠薬を使用するときは，**投与量を減量する**ことが必要です．
- 過剰に投与した（成人の投与量）場合には，中途覚醒後に，興奮した**錯乱状態などの奇異反応**や**持ち越し効果**によって，翌日の日中に，**眠気や倦怠感**を生じたり，また，筋力のおとろえている高齢者の場合には，**筋弛緩作用によるふらつき**が出やすい状態となったりします．ただし，これらの影響には個人差がありますので，**患者個別に評価することが大切**です．その他，睡眠薬の服用にともなう主な副作用を**表**で示します．

表　睡眠薬の主な副作用

副作用	症　状
精神機能の低下	注意・集中力の低下，反射の低下
持ち越し効果	くすりの半減期が長い場合，あるいは用量が多い場合にみられ，くすりの効果は，翌朝以降まで持続し，覚醒後に眠気，ふらつきがみられ，作業能力を低下させることもある．とくに高齢者では，転倒の原因となるため注意しなければならない
中途覚醒・早朝覚醒，日中不安	睡眠途中の夜間や早朝に目が覚める，日中に不眠に対する不安が出現
前向性健忘	睡眠薬を服用してから寝つくまでのできごと，睡眠中に起こされた際のできごと，翌朝覚醒してからのできごとを思い出せないという症状が起こることがある
筋弛緩作用	筋弛緩作用は，脱力によるふらつきや転倒に結びつくことから大きな問題となっている．とくに，高齢者では筋弛緩作用と関連した転倒が出現しやすく，各病院で睡眠薬に関係した転倒防止策がとられている
奇異反応	興奮した錯乱状態，攻撃性増加
反跳性不眠，退薬症候群	睡眠薬を連用後，突然中止すると著しい不眠が出現するケースがある．とくに，作用時間の短い睡眠薬で出現しやすい症状であり，勝手に服用をやめることは避けなければならない
臨床用量依存	服用をやめられない．しかし，多幸感をともなう耐性の増加や量の増加はなく，身体依存もすぐには起こらない
呼吸抑制	炭酸ガスナルコーシス：初期症状は，頭が痛い，息が苦しい，息切れする，脈が速くなる，呼吸が困難
飲酒（アルコール）	刺激興奮，錯乱，攻撃性，夢遊症状，幻覚，妄想，激越

220

高齢者と睡眠薬

3 「睡眠時無呼吸症候群→睡眠薬→呼吸抑制」に注意する！

- また，高齢者は，**睡眠時無呼吸症候群を合併していることが多い**ことにも，注意を払う必要があります．睡眠薬の副作用として，**呼吸抑制**があらわれ（これは高齢者に限らない話です），高齢者の場合は，とくにその傾向が顕著であるため，睡眠時無呼吸症状を悪化させることがあります．睡眠薬が必要であれば，軽度から重度の睡眠時無呼吸症候群には，**筋弛緩作用のないオレキシン受容体拮抗薬スボレキサント（ベルソムラ®）を選択するべき**です．

ベルソムラ®

- 大きないびきをかき，かつ，いびき（呼吸）が止まる人は，睡眠時無呼吸症候群のおそれがあります．とくに，睡眠薬の服用を考える場合には，医師の診断を受けてその有無を確かめる必要があります．

4 環境の変化とふらつき

- 高齢者は，自宅での睡眠薬の服用が，転倒事故の原因となることがあります．一方で，いままで，自宅では，服用してもなんら問題のなかった睡眠薬であっても，**入院後，ふらつきや異常行動の原因となり，転倒事故にいたる**ケースがみられます．
- つまり，同じくすりでも，場所がちがえばその影響に差が生じることになります．具体的には，**入院していて睡眠薬を服用している高齢者は，転倒事故が2.3倍も増加する**ことが確認されています．
- これは，①入院後のストレス，②絶食などの疾患要因の変化，③就寝時間，トイレの場所がちがうなどの環境変化など，さまざまな要因によって，結果的に睡眠薬の効果が強くあらわれた可能性が考えられます．
- いったん転倒事故が起こると，**入院期間が延び，また重篤な骨折を起こしやすく，寝たきりにつながる**ケースもめずらしくありません．したがって，とくに高齢者の場合は，**転倒事故を未然に防ぐために，睡眠薬の投与量や副作用の評価に十分留意する必要**があります．

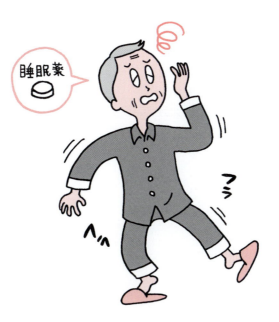

221

第5章　ハイリスク患者への与薬

睡眠薬のふらつき（副作用）が起こるのはなぜ？

1 睡眠薬の「持ち越し効果」

- 睡眠薬の副作用の中で，**ふらつき**と関係する理由の一つとして……

> **押さえておきたい ★☆☆**
>
> 睡眠薬の**「持ち越し効果」があげられます．**持ち越し効果とは，睡眠薬を服用後，効果が翌朝から日中にかけて継続して眠気やふらつき，倦怠感の症状があらわれることをいいます．**対策として，作用時間の短い睡眠薬への変更**や，**睡眠薬の服用量の減量**などを検討する必要があります．

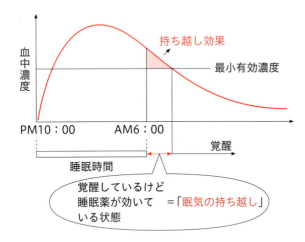

- それに加え，睡眠薬はベンゾジアゼピン（BZP）受容体に作用し，**催眠作用**と**筋弛緩作用**とがあわさって出現します．このことが，「ふらつき」の多くなる原因と考えられます．なお，睡眠薬は成分の構造のちがいから，BZP系と非BZP系に分類されますが，ともにBZP受容体に作用するため，これらの作用について，基本的に両者のちがいは，さほどありません．

2 睡眠薬の種類別の特徴

- 睡眠薬のBZP系／非BZP系は，BZP骨格をもつかどうかで分類されます．副作用が起こることについて，基本的に両者のちがいはありませんが，厳密にいえば，**BZP系薬はふらつきの副作用が多く，非BZP系薬はふらつきの副作用が比較的少ない**とされています．

- 両者はともに，主にBZP受容体に作用するためBZP受容体作動薬とよばれ，抗不安・催眠・抗けいれん・骨格筋弛緩作用など，多様な薬理作用を有します．このような個々の薬理作用に注目すれば，BZP受容体作動薬は，抗不安薬，睡眠薬，抗てんかん薬としても活用できることがわかります．また，実際に，それらの目的で使用されています．

- ここ数年間の間にBZP系/非BZP系と異なる特徴をもつ睡眠薬としてメラトニン受容体を刺激し，体内時計に作用することで睡眠を誘導するメラトニン受容体アゴニストであるラメルテオン（ロゼレム®），脳内における覚醒物質に作用して過剰にはたらく覚醒システムを抑制するオレキシン受容体拮抗薬であるスボレキサント（ベルソムラ®）が登場したことで，不眠治療の選択肢が増えました．

- 両薬剤ともに，せん妄や高齢者の転倒リスクの副作用が少ないといわれています．

高 齢者と 睡眠薬

副作用を予防するための留意点

❶ まず，「不眠のタイプ」を確認する

- 不眠のタイプは，**入眠障害，中途覚醒，早朝覚醒，熟眠障害**が存在し，複合型もみられます（**表1**）．不眠のタイプに応じて睡眠薬を選択することが推奨されているため，その前提として，正確に不眠のタイプを見極めることが重要となります．

❷ 不眠タイプにあったくすりを選択する

- 睡眠薬は，くすりの半減期（血中濃度が半分になる時間）によって，**超短時間作用型，短時間作用型，中間作用型，長時間作用型**に分類されます（**表2**）．

表1 不眠のタイプ

タイプ	症　状
入眠障害	就寝後，入眠するまでの時間が延長するもの　なかなか寝つけない，寝つきがわるい
中途覚醒	夜中に何度も目が覚める（2回以上）
早朝覚醒	朝早く目が覚めて，それ以後眠れない（通常の起床時刻より2時間以上前に目が覚める）
熟眠障害	睡眠時間は十分なのに，ぐっすり寝た気がしない

表2 睡眠薬の効果発現と持続時間

分　類		一般名	商品名（剤形 mg）	効果発現（分）	効果持続（時間）	最高血中濃度（時間）	消失半減期（時間）	成人用量（mg）	高齢者用量（mg）	規制区分[注4]
メラトニン受容体アゴニスト		ラメルテオン	ロゼレム®（8）	自覚的睡眠潜時[注1]	よく朝まで[注2]	0.8〜1.1	1〜1.6	8	8	処
ベンゾジアゼピン受容体作動薬	超短時間作用型	トリアゾラム	ハルシオン®（0.125,0.25）	10〜15	7〜8	1.2	2〜4	0.25〜0.5	0.125〜0.25	向・習・処
		ゾピクロン	アモバン®（7.5,10）	15〜30	3〜4	1	4	7.5〜10	3.75〜10	向・習・処
		ゾルピデム	マイスリー®（5,10）	15〜60	6〜8	0.7〜0.9	2	5〜10	2.5〜10[注3]	向・習・処
		エスゾピクロン	ルネスタ®（1,2,3）	10〜18	7.3〜7.6	1〜5	5	2〜3	1〜2	習・処
	短時間作用型	ブロチゾラム	レンドルミン®（0.25）	15〜30	7〜8	1.5	7	0.25	0.125〜0.25	向・習・処
		リルマザホン	リスミー®（1,2）	15〜30	7〜8	3	10	1〜2	0.5〜2	習・処
		ロルメタゼパム	エバミール®，ロラメット®（1）	15〜30	7〜8	1〜2	10	1〜2	0.5〜2	向・習・処
	中間作用型	ニメタゼパム	エリミン®（3,5）	15〜30	4〜8	2〜4	21	3〜5	3〜5	向・習・処
		フルニトラゼパム	サイレース®（1,2）	30	6〜8	0.5〜1	24	0.5〜2	0.5〜1	向・習・処
		エスタゾラム	ユーロジン®（1,2）	15〜30	4.5〜6.5	5	24	1〜4	0.34〜0.5	向・習・処
		ニトラゼパム	ベンザリン®，ネルボン®（2,5,10，顆粒1%）	15〜45	6〜8	2	28	5〜10	5〜10	向・習・処
	長時間作用型	フルラゼパム	ダルメート®（Cap15）	10〜30	2〜4	1	65	10〜30	10を適宜増減	向・習・処
		ハロキサゾラム	ソメリン®（5,10，細粒1%）	5〜10	6〜9	2〜4	85	5〜10	5〜10	向・習・処
		クアゼパム	ドラール®（15,20）	15〜30	6〜8	3.4	36	20〜30	10〜15	向・習・処
オレキシン受容体拮抗薬		スボレキサント	ベルソムラ®（15,20）	30〜60	6〜7	1〜3	10	20	15	習・処

注1：1週間でプラセボと比べて有意差あり．
注2：視交叉上核にあるMT1・2受容体に作用し概日リズムを調整することで睡眠をもたらす薬剤なので，メラトニンが分泌されない日中にかけては効果が期待できない．
注3：ゾルピデムの添付文書では，高齢者は5mgからの開始ではあるが，初回投与であれば経験上2.5mgからの投与で効果を評価することを勧める．
注4：向：向精神薬，習：習慣性医薬品，処：処方せん医薬品．

223

第5章　ハイリスク患者への与薬

- そして，不眠症のタイプにより，睡眠薬を使い分けます．

押さえておきたい ★★☆

入眠困難時には「超短〜短時間作用型」，中途覚醒・早朝覚醒・熟眠障害には「中間〜長時間作用型」の睡眠薬を使用することが一般的です．しかし，中途覚醒の治療や熟眠障害（熟眠の欠如）に対しては，短時間作用型を導入しても，症状が改善することが知られています．その他，睡眠薬の使い分けの要点を図に示します．

半減期による分類	不眠症のタイプと睡眠薬の使い分け			
	入眠障害	熟眠障害	中途覚醒	早朝覚醒
超短時間作用型				
短時間作用型				
中間作用型				
長時間作用型				

図　不眠症のタイプによる睡眠薬の使い分け

［五味田裕，荒木博陽（編）：根拠がわかるナース・薬剤師のための医薬品Q&A，p95，南江堂，2003より作成］

3 用量を決める

- 高齢者への睡眠薬の投与量は，一般的に，成人量の約1/2〜1/3とされています（☞ p223の**表2**）．この理由は，高齢者では，代謝・排泄機能，筋力が低下しているため，血中濃度の上昇によって，くすりの効果や副作用が強くあらわれるからです．
- さらに，**高齢者は睡眠薬の感受性が高くなって**おり，その面からも効果があらわれやすくなることが知られています．

4 「転倒事故」を防止するため入院患者のトイレに行くパターンを把握する

- 入院患者が高齢者の場合には，**トイレに行くために中途覚醒することが多くなります**．睡眠薬を服用している場合，中途覚醒した直後にトイレに行こうとして，転倒する場面がよくみられます．

- また，このような状況で転倒事故にいたった高齢者のケースでは，**傷害発生率が高い傾向にあります**．夜間，トイレに行くときは，必ずナースコールを押し，**中途覚醒後はすぐには立ち上がらないように指導します**．

押さえておきたい ★★★

看護師が患者のトイレに行くパターン（時間帯）をあらかじめ把握しておくことも有効です．

- パターンを把握しておけば，ナースコールに頼らずとも，夜間の見回りのときに，トイレに立とうとする患者を見つけることができます．そのときに，排尿を介助すれば，転倒事故のリスクを未然に防止できることになります．

高齢者と睡眠薬

5 睡眠薬は寝床(ねどこ)に入ってから服用する

- 睡眠薬は，その効果発現によって，くすりを服用したあとの記憶がなくなることがあります．これを前向性健忘症(ぜんこうせいけんぼうしょう)といいます．

- 服用後に行動すると，正常な判断で行動することができなくなってしまうことがあります．さらに次の日にその行動を忘れてしまう可能性もありますので，生活上の用事は，睡眠薬を服用する前にすませておく必要があります．したがって「**睡眠薬は寝床に入ってから服用**」とくせづけておくと便利です．

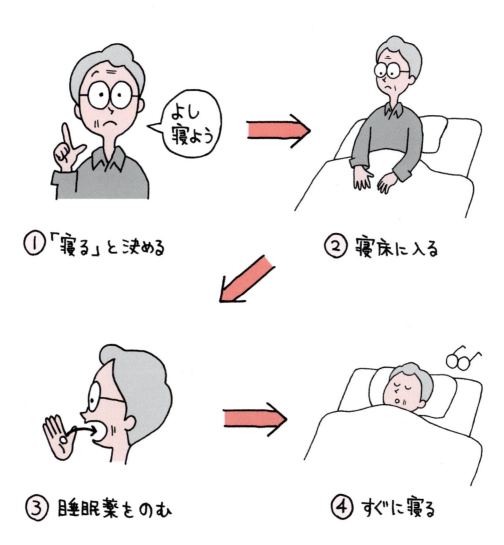

●参考文献
1) Tanaka M, et al：Analysis of the injury risk factors related to falling accidents among elderly patients. 42nd American Society Hospital Pharmacist（ASHP）Midyear Clinical Meeting, 2007
2) Tanaka M, et al：Relationship between the risk of falling and drugs in an academic hospital. Yakugaku Zasshi **128**：1355-1361, 2008
3) 田中　守ほか：入院高齢者における転倒・転落による傷害危険因子の検討．愛媛県病薬会誌通巻 **103**：6-15, 2009
4) 五味田裕，荒木博陽（編）：根拠がわかるナース・薬剤師のための医薬品Q&A，p95，南江堂，2003
5) 浅井有子ほか：スボレキサント（ベルソムラ®錠 10 mg, 15 mg, 20 mg）使用成績調査（最終報告）．睡眠医療 **12**：209-227, 2018

（田中　守）

第5章　ハイリスク患者への与薬

注意が必要な疾病・状態にある患者の場合

① 喘息患者と 解熱鎮痛薬

1 アスピリン喘息患者とNSAIDs

- アスピリン喘息は，COX-1阻害作用を有する非ステロイド性抗炎症薬（NSAIDs）が投与されることにより，喘息発作を主体とする激しい過敏反応が誘発されることを特徴とする気管支喘息の一つのタイプです．アスピリンを代表とする解熱鎮痛薬の服用により激しい喘息発作をきたす**アスピリン喘息患者**がいます．

- アスピリン喘息は，成人喘息の約10%に起こり，とくに難治性喘息患者に多いことが知られています．その前駆症状（前兆）として，水様性鼻汁，鼻閉を生じることが多く，顔面紅潮や眼結膜充血，消化器症状（腹痛，下痢など）をともなうこともあります．発作は，くすりの使用から1時間程度までに誘発されます（☞厚生労働省ホームページ「重篤副作用疾患別対応マニュアル」参照）．

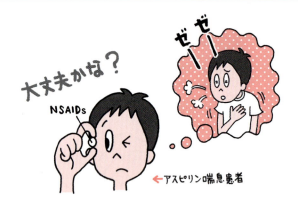
←アスピリン喘息患者

> **押さえておきたい ★☆☆**
>
> アスピリン喘息の原因となるのは，なにもアスピリンだけではありません．種々の**NSAIDsによっても喘息が誘発される**ので気をつけましょう．他に，**食品・医薬品添加物（食用黄色4号など）**も，アスピリン喘息を誘発するといわれています．

2 NSAIDsを含む外用薬にも注意する

- また，アスピリン喘息に気をつける必要があるのは，何も内服や注射だけに限りません．

> **やってはいけない ★☆☆**
>
> **NSAIDsを含む外用薬（軟膏薬・貼付薬など）にも注意が必要です．安易に使ってはいけません．**

- たとえば，NSAIDsを含む**筋肉痛用ローション**，**湿布薬**または**点眼薬**でも発作を起こしたという報告があります．貼付薬では，成分が皮膚から吸収され，血液に移行して全身に影響することがあるため，NSAIDsを含有している貼付薬の使用は，アスピリン喘息患者には禁忌です．

- また，通常の喘息患者の場合でも，慎重に使用することが望まれます．ただ，貼付薬や点眼薬の場合は，もし発作が出たとしても，一般的に症状は軽く，症状発現も遅いといわれています．

3 アスピリン喘息を予防するための聞きとり調査

- 喘息患者に，はじめて解熱鎮痛薬を処方するときには，以前に解熱鎮痛薬やかぜぐすりなどを服用したことがあるか，あればそのときの症状について，また，慢性鼻炎，慢性副鼻腔炎，鼻ポリープ，嗅覚障害などがないか（アスピリン喘息患者にはこれらの合併症が多くみられるからです），十分**聞きとり調査をすることが重要**です．もちろん，**喘息発作誘発歴が確認されれば投与は禁忌**となります．

- アスピリン喘息の可能性がある患者へは，NSAIDsの服用やその他にも避けるべき医薬品についてもきちんと服薬指導を行う必要があります．さらに，専門病院などにおいては，「アスピリン喘息カード」のようなものを作成しているところもありますので，主治医に作成してもらい，常時携帯し，必ず医療機関や薬局で提示するよう指導しましょう．

4 アスピリン喘息患者に投与してもいい解熱鎮痛薬は？

- 『喘息予防・管理ガイドライン2018』によれば，アスピリン喘息患者が鎮痛・解熱を必要とする場合，アセトアミノフェン（カロナール®），セレコキシブ（セレコックス®）は，安全に投与できるとの記載があります．

 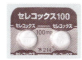

カロナール®錠　　セレコックス®錠

- しかし，アセトアミノフェンは，高用量（1,000 mg以上）になると，呼吸機能低下を示したとの報告があります．日本人では，300 mg/回以下が推奨されています．一方，選択的COX-2阻害薬^{メモ}のセレコキシブは，常用量で安全に投与できることが確認されています．

- ただし，アセトアミノフェンにしても，セレコキシブにしても，添付文書上は，あくまでどちらもアスピリン喘息患者には禁忌となっていることに注意する必要があります．つまり，比較的リスクが低いというだけであって，まったく発症のおそれがないということではないということです．そのため，アスピリン喘息の初期症状である**水溶性鼻汁や鼻閉などの症状が出ていないか確認する**ことが必要です．**少しでもその徴候がみられた場合にすぐさま与薬中止**を判断できるように，注意深く観察することが大切です．

- 鎮痛薬では，**モルヒネ，ペンタゾシン，鎮痙薬**などは，問題なく投与できます（表）．

表　アスピリン喘息あるいはそれを疑う症例に対するNSAIDsにおける危険薬

危険	・NSAIDs全般（内服薬，坐薬，注射薬が主体．ただし貼付薬も禁忌）
やや危険	・アセトアミノフェン，1回500 mg以上 ・NSAIDs塗布薬，点眼薬も時に危険 ・COX2阻害の選択性の高いNSAIDs（ハイペン®，モービック®）
ほぼ安全 （COX1阻害作用がほとんど無い）	・アセトアミノフェン，1回300 mg以下 ・塩基性抗炎症薬（ソランタール®など） ・PL顆粒
安全	・葛根湯，地竜 ・ペンタゾシン，モルヒネ

［国立病院機構相模原病院臨床研究センター：NSAIDs（解熱鎮痛剤）不耐症・過敏症〈https://www.hosp.go.jp/~sagami/rinken/crc/nsaids/about/nsaids02.html〉（2019年1月閲覧）より作成］

●参考文献
1) 五味田裕，荒木博陽（編）：根拠がわかるナース・薬剤師のための医薬品Q&A，南江堂，2003
2) 荒木博陽，野元正弘（編）：医薬品過誤プレアボイド―落とし穴に気をつけて！，南江堂，2008
3) 日本アレルギー学会：喘息予防・管理ガイドライン2018，協和企画，2018
4) 厚生労働省：重篤副作用疾患別対応マニュアル（呼吸器）「非ステロイド性抗炎症薬による喘息発作」〈https://www.mhlw.go.jp/topics/2006/11/tp1122-1b.html〉（2019年1月28日閲覧）

（越智 理香）

メモ　アスピリンはピリン系ではありません！　ピラゾロン系の解熱鎮痛薬であるピリン系とサリチル酸系の解熱鎮痛薬であるアスピリンを混同している人が多い．ピリン系は，薬物アレルギーがみられ，注意が必要な薬剤である．聞きとりの際に「ピリン系のアレルギーはありますか」と確認すると，「アスピリンで大丈夫なので……」と答える人がいる．また，逆にアスピリンが処方されていると「ピリン系は合わないので……」といわれ，アスピリン禁忌と勘違いされてしまう場合もある．薬物アレルギーの有無を確認するためには，ピリン系とアスピリンの違いもしっかり確認する必要がある．

選択的COX-2阻害薬のはたらき　NSAIDsは，シクロオキシゲナーゼ（COX）を阻害し，抗炎症・解熱作用を示す．COXには，COX-1とCOX-2の2つあり，COX-1は胃粘膜保護，COX-2は炎症に関与している．そのため，両方を阻害すると，抗炎症作用だけでなく，胃腸障害などを起こすことになる．よって，COX-2の選択的阻害薬は，胃腸障害などの副作用が少なく，炎症のみを抑制すると考えられる．

第5章 ハイリスク患者への与薬

❷ 腎障害患者と ❸ 抗菌薬

1 抗菌薬が排泄されずに副作用が起こる

- 腎臓は，肝臓代謝とともに投与されたくすりを体外へ排泄する重要なはたらきをします．くすりは，身体から排出される経路別に，**腎排泄型**と**肝排泄型**に分けられます．腎障害があると，「腎排泄型」の抗菌薬は，排泄がとどこおり，血中濃度が高くなり，副作用が強くあらわれる危険性があります．

2 腎障害患者に対する抗菌薬の調整方法

- **腎障害がある場合**には，抗菌薬の**投与量および投与間隔を調整する**必要があります．また，腎機能の悪化は急激に進行するため，いったん決めたくすりの"適当量"も，常に更新する必要があることに留意しましょう．
- とくに腎機能の不安定な時期には，**臨床検査値**（BUN：血中尿素窒素，Cr：血清クレアチニン）**などをこまめに確認**しながら，綿密な投与設計を立て，また，常に更新を検討する必要があります．「知らないうちに許容以上のくすりを投与していた」ということがないように気をつけましょう．
- また，透析を行うほどの**腎不全の場合**には，ほとんど腎臓は機能していませんので，さらに腎臓からの排泄が遅延するために，**投与間隔を延長する必要が**あります．

3 腎臓のはたらきを測定する：血清クレアチニン（Cr）と推算糸球体濾過量（eGFR）

- では，具体的な腎機能の評価方法を確認しましょう．

①血清クレアチニン測定で評価する

- クレアチニンは，筋肉内で産生される内因性物質であり，産生量は，ほぼ一定で，外因性の影響を受けにくく，腎を介して尿中に排泄されるため，腎機能の指標として用いられています．
- しかし，筋肉内で産生される物質であるため，筋肉

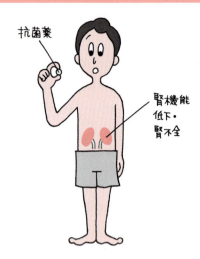

量の少ない「高齢者」「女性」「筋肉の組織量が減少している疾患（筋萎縮など）をもつ患者」の場合には，血清クレアチニン値は，それ以外の人に比べて低い値を示す傾向にあります．測定にあたっては，それらの点を考慮に入れる必要があります．

②eGFR 測定（計算）で評価する

- 患者の腎臓に**老廃物をどれくらい尿へ排泄する能力があるか**を示す指標として，推算糸球体濾過量（eGFR）が知られています．このeGFRは，血清クレアチニン値と年齢と性別から計算することができます．
- eGFRの値に応じ，軽度・中等度・高度・腎不全などに分類し（**表**），**抗菌薬の投与量・投与間隔も腎障害の程度に応じて変更する**必要があります．

表 eGFR値に応じた腎機能区分（腎障害の程度）

eGFR値 （mL/分/1.73 m²）区分	腎機能区分	腎障害の程度
≧90	G1	正常または高値
60〜89	G2	正常または軽度低下
45〜59	G3a	軽度〜中等度低下
30〜44	G3b	中等度〜高度低下
15〜29	G4	高度低下
<15	G5	末期腎不全

尿タンパク量や尿アルブミン量により重症度は異なる．

- 参考文献
1) 五味田裕, 荒木博陽（編）：根拠がわかるナース・薬剤師のための医薬品 Q&A, 南江堂, 2003
2) 日本腎臓学会（編）：エビデンスに基づく CKD 診療ガイドライン 2018, 東京医学社, 2018

❸腎障害患者と 🫘抗ウイルス薬

●抗ウイルス薬の中でも，遭遇する症例の多い抗ヘルペス薬と抗インフルエンザ薬に関する注意点を以下にまとめます．

■ 抗ヘルペスウイルス薬

●抗ヘルペス薬の多くは，腎臓から排泄されます．そのため，腎機能が低下している患者の場合，投与量を減量したり投与間隔を長くしたりします．

●抗ヘルペス薬の特徴的な副作用として，アシクロビル脳症があります．これは，適切な量が選択されず過量投与となった場合に起こりやすい，中枢神経系の副作用です．症状としては，興奮・振戦・錯乱・幻覚などを呈し，重篤な場合には昏睡や死に至ることもある急性薬物中毒です．また，脱水でも副作用のリスクが増すため，投与中は水分摂取を促すことが大切です．

●抗ヘルペス薬を服用する患者に対しては，健常人であっても水分摂取を促し，とくに腎障害患者では中枢神経系の副作用に注意する必要があります．

●抗ヘルペス薬の中でも，最近発売されたアメナメビル（アメナリーフ®）は，透析患者に対しては安全性が確認されていませんが，腎機能に応じた用量調節は必要ありません．

■ 抗インフルエンザ薬

●吸入するタイプの抗インフルエンザ薬は，腎障害がある患者でも減量は必要ないとされています．

●オセルタミビルリン酸塩（タミフル®）は高度な腎障害患者（$10 < Ccr \leq 30$）に対しては減量が必要です．また，唯一の点滴ペラミビル水和物（ラピアクタ®）は，腎機能に応じて投与量を調節します．

（田中 亮裕）

第5章　ハイリスク患者への与薬

❹ てんかん患者と 💊 かぜぐすり

❶ かぜぐすりはてんかん発作を誘発するおそれがある

- てんかん^{メモ}患者は，全世界人口の約1%弱存在するといわれており，決して**まれな疾患ではありません**．そして，「かぜ（感冒）」もそれ以上にありふれた疾患ですので，"**てんかん患者がかぜぐすりを服用する**"ということも，"よくあるケース"ということができます．

- "よくあるケース"ですが，中には危険な場合があります．決して頻度は高くありませんが，**かぜぐすりと抗てんかん薬を併用すると，てんかん発作が起こりやすくなる**おそれがありますので，併用に注意が必要です．

- 抗てんかん薬を規則正しく服用していると，てんかん発作発症の閾値（「けいれん閾値」といいます）を上昇させ，通常生活では，発作がおさまっている状態となります．しかし，てんかん患者にとって注意が必要なくすりなどを服用すると，この**けいれん閾値を低下させる**ために，発作が起こりやすくなります．

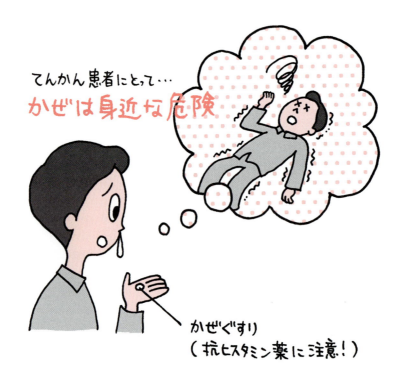

用語　**てんかんとは？**　WHO（世界保健機関）では，種々の原因（遺伝，外因）により起きる慢性の脳の疾患であり，自発性かつ反復性の発作（てんかん発作）を主徴とし，脳波検査で発作性放電を示し，焦点部位の機能異常により，多彩な発作症状を示す疾患ないし症候群とされている．

❷ かぜぐすりの中には何がある？　その1

- かぜぐすりに含まれる**抗ヒスタミン薬**に，**けいれん発作を起こしやすくさせる作用がある**ことが知られています．抗てんかん薬を常用している患者に対しては，**抗ヒスタミン薬以外のかぜぐすり（漢方薬など）で対処する**方がよいでしょう．
- かぜ（感冒）の治療においては，発熱に対して**解熱鎮痛薬**，鼻汁の過分泌に対して**抗ヒスタミン薬**，さらに気管支炎併発や喘息の既往のある患者に対しては**気管支拡張薬**（気管支喘息治療薬）などが処方されることになります．しかし，これらのくすりの中には，抗てんかん薬との併用に注意が必要なもの，あるいは併用が禁止されるもの，さらにてんかん患者への投与が禁止されるものなど，**てんかん患者との相性のよくない物質が，意外と多く含まれています**．
- とはいえ，**抗てんかん薬を服用しているからといって，必ずすべてのかぜぐすりをひかえなければならないというわけではありません．また，その逆も同じです**．てんかんを抑えることも，かぜを治すことも，ともに重要であり，支障のない限り，あくまで**両方を併用することがいちばんよい方法**となります．ただ，そのときの注意点として，「かぜぐすりの一部に，てんかん（あるいは抗てんかん薬）との**相性がよくないものがあり，その服用だけはやめた方がよい**」ということになります．

> **患者指導のツボ**
>
> - かぜぐすりを飲んでいることを理由に，抗てんかん薬を中止しないようにします．自己判断で抗てんかん薬を中止することは，てんかん発作を引き起こすおそれを高めます．大変危険ですので，**自己判断で服用量を調節しないように指導する**ことが大切です．
> - また，かかりつけ医以外の病院を受診する場合には，抗てんかん薬を服用中であることを医師に正確に伝えるため（併用禁忌のくすりの処方を避けるため），「おくすり手帳」などを持って行くように指導しましょう．

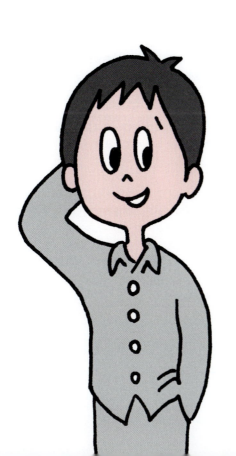

第5章 ハイリスク患者への与薬

❸ かぜぐすりには何がある？ その2 くすりなどに含まれる併用すべきではない物質

- **テオフィリンなどのキサンチン誘導体**には，気管支拡張作用以外にも中枢神経興奮作用や，呼吸中枢刺激作用，利尿作用，抗炎症作用などがあります．この中の**中枢神経興奮作用によって，けいれん発作が引き起こされる**おそれがあります．

- また，身近なところでは，薬局に売られているドリンク剤やエナジードリンクには，必ずといっていいほどカフェインが入っています．**カフェインもキサンチン誘導体**です．かぜ（感冒）の倦怠感を緩和する目的でドリンク剤やエナジードリンクを多く飲むのは，てんかん発作を引き起こしかねないため，ひかえた方がよいでしょう．

- また，かぜぐすりに含まれる**抗ヒスタミン薬も，てんかん患者にとって危険である**ことは前述のとおりです．ヒスタミンは，中枢ではヒスタミン神経系の伝達物質としてはたらき，ヒスタミン受容体には，

さまざまなサブタイプが存在します．中でも H_1 受容体を介する機能は，覚醒作用，けいれん抑制作用，食欲調節作用，内分泌調節作用，体温調節作用，平衡感覚調整作用などに関与しています．抗ヒスタミン薬は，H_1 受容体を遮断するくすりなので，上記の作用に拮抗する作用が起こります．すなわち，てんかん患者にとって，けいれん発作が引き起こされる可能性が高くなるというわけです．

患者指導のツボ

- かぜ（感冒）自体もてんかん患者にとって危険です．つまり，「かぜぐすり」にばかり注目するのではなく，**その患者が「かぜ」をひいていることにも注目する**必要があります．

- そもそも，**かぜをひいていること自体がてんかん発作閾値を低下させ，発作の直接的なリスクになる**と考えるべきです．かぜのときは，無理せず仕事などを休むよう指導するようにしましょう．

- このように，**くすり以外にも誘発因子が多く存在する**ことを忘れず，その点もふまえながら，患者指導を行うことが有効です．

---

column ● プラスアルファの豆知識

くすり以外のてんかん・けいれん誘発因子

- てんかん発作が誘発される可能性のあるくすり以外にも，てんかん発作誘発因子は存在します．たとえば，「発熱」「過換気」「睡眠不足」「アルコール」などです．

発熱

- かぜ（感冒）による発熱時などに起こる**熱性けいれん**は，体温の急激な上昇によって引き起こされる発作で，とくに幼児で多くみられます．

過換気

- パニック障害などの患者に多くみられますが，運動直後や過度の不安・緊張などにより引き起こされる場合もあります．呼吸を必要以上に行うと，呼気からの二酸化炭素の排出が必要量を超え，動脈血の二酸化炭素濃度が減少して，

血液がアルカリ性に傾く危険があります．つまり，アルカローシスを起こし，中枢血管の収縮を引き起こし，**欠神発作を誘発させる**危険性が高まります．

睡眠不足

- 睡眠不足は，**ミオクローヌス発作や全身性強直間代発作**を誘発するといわれています．

アルコール

- アルコールによるリスクとは，上記の「睡眠不足」につながるリスクであり，**間接的にけいれん発作に影響を与える**原因になります．アルコールを摂取すると，正常な睡眠パターンとはならず，浅い睡眠が継続することになります．外出時にアルコールを摂取する場合は，夜ふかしになりやすく，さらに睡眠不足につながって，さらにけいれんの危険性を高めます．

● **参考文献**
1）荒木博陽，野元正弘（編）：医薬品過誤プレアボイド—落とし穴に気をつけて，p214-217，南江堂，2008

（岡井 彰男）

❺食物アレルギーの患者と 💊各くすり

❶ 医薬品に含まれる「食物」に注意する

- 食物アレルギーをもつ患者の中でも，とくに**アレルギーを起こす食物の種類が多い人は，くすりを服用する場合にも注意が必要**です．それらの食品の中味が医薬品に多く使用されている場合があるからです．与薬の際には，十分に注意する必要があります．

- 食物アレルギーがあることがわかった場合は，まず問診でアレルギー再発防止のため**原因となっている食物を特定する**ことが必要です．原因となっている食物が判明すれば，そのアレルゲン（アレルギーを引き起こす物質）を含む食品を<u>食べさせない</u>^メモ ようにして，発症を予防することが基本となります（なお，<u>アレルゲンの多くはタンパク質</u>^メモ であるといわれています）．

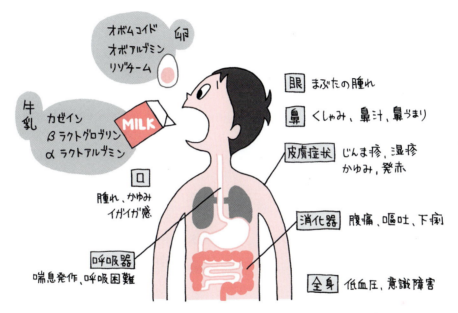

- これらのことは，くすりの場合も同様です．あらかじめアレルゲンが判明している場合は，投与する**くすりの成分にそのアレルゲンが含まれていないか確認して，含まれている場合には，与薬を避ける必要**があります．

- 少しやっかいなのが，食物アレルギーをもっているけど，その**原因物質が特定できない場合**です．その場合には，投与しようとするくすりに原因物質が含まれている可能性を否定できませんので，深刻なアナフィラキシーショックだけでも防止できるように対処する必要があります．少なくとも**与薬後2時間程度は，アレルギー症状などの異常が生じていないか，経過観察する**ことが大切です．

メモ　**必要最小限除去という考え方**　最近は原因食物であっても，いつまでも除去し続けず，症状が出ないことを確認しながら少しずつでも食べさせる"必要最小限の除去"を目指すようになってきた．しかしすでに発症している場合，安易に食べさせると重篤な症状を誘発する危険があるため，いつからでも食べてよいということではない．定期的に食物経口負荷試験を行い安全に食べさせる量とタイミングを逃さず指導することが重要になる．

アレルギーを起こしやすい特定原材料とは　食品衛生法は，アレルギーを起こしやすい「特定原材料」として，7品目をあげている．これらのうち，発生報告が多いものは，ほぼ，卵，牛乳，小麦の順となっている．食品衛生法では，2002年4月より，食物アレルギー上，問題ある7品目が「特定原材料」に指定され，加工包装食品1g中に，特定原材料5品目（卵，牛乳，小麦，そば，落花生）が数μg以上含有または混入しているときに，それらを食品に表示することが義務づけられた．また，2008年6月には，エビとカニが追加された．これらは重篤かつ症例数の多い7品目で，表示義務化は，飲食によるアレルギー症状の誘発を未然に防止することを目的としている．

第5章　ハイリスク患者への与薬

❷ とくに注意すべき食物は何？

- 最近の国内調査によれば，**乳幼児**における報告発生頻度が，**卵**と**牛乳**（乳製品）の2品目において圧倒的に高く，全体のほぼ6割を占めています．その他，特定原材料以外で注意するものには，ゼラチン^{メモ}や牛・豚肉類があります．食物アレルギー患者に対しては，これらの食品が含まれているくすりを避ける必要があります．
- また，即時型の牛乳アレルギー既往歴がある場合には，**禁忌ではない乳糖でも誘発のおそれ**があり，散剤の調剤時に賦形剤（☞ p49）として使用されていないかなど確認し，決して**誤投与があってはいけません**．

❸ 投与してはいけないくすりって具体的にどういうくすり？

- 先に述べたように，**牛乳，卵のタンパク成分が含まれるくすりにはとくに注意が必要**です．具体的にどのようなくすりに，それらの物質が含まれているでしょうか？
- くすりの成分中に食品の成分を含むものについては，その食物に対してアレルギーがある人のことを配慮して，**添付文書中に「投与禁忌」として記載されている**ものがあります．
- アレルギーのある人の場合には，アレルギー症状が誘発される危険が十分にありますので，原則，添付文書の記載どおりくすりの使用を避けることが安全です．
- ただし，添付文書中に「禁忌」の記載があっても，くすりの中に含まれる**アレルゲンがごく微量なもの**などの場合には，**実際に投与が許容される**ものもあります．ここで，使用が許容される場合をまとめて確認してみます．以下のような場合には，くすりが使用されることがあります．

1. **代替性がなく**，アレルギーのリスクと比べると，診断・治療・罹患予防上，とくに投与の**必要性が高い**．
2. これまで重篤な**過敏症状を起こしたことがない**．
3. くすりのアレルゲン含有量が少なく，しかも症状や血液検査などから**強いアレルギー反応を誘発させるおそれが低い**ことがわかっている．
4. **完全除去食療法**（アレルゲンを取り除く治療法）**中ではない**．
5. 添付文書の禁忌の文言に，**慎重投与を許容する趣旨の記載**がある．

メモ　**ゼラチンを含むもの**　ゼラチンは，加工食品に含まれるだけではなく**牛肉，豚肉**などにも含まれる．長い間アレルゲン性が低いと考えられていたことから食品以外にも医薬品，化粧品などさまざまな分野の製品に広く使用されている．しかし，過去には，ゼラチンを含むワクチン接種によりアレルギー症例が多発したため，その対策として，**多くのワクチンから，安定剤としてのゼラチンを除去する措置**がとられた．2019年3月現在，わが国で承認ずみのワクチンのうちゼラチンが含まれるのは，任意接種のワクチンでは黄熱ワクチンのみである．一方，定期接種品では2012年8月で接種の対象外となった生ポリオが最後のワクチンとなった．

食物アレルギー患者と各くすり

- 牛乳・卵・ゼラチン・食肉アレルギーと関連する主なくすりを中心に，その理由もあわせて表にまとめました．

表　食物アレルギーのある人への投与禁忌薬

	薬効分類	商品名	禁忌の理由
牛乳	整腸薬	エンテロノン®-R 散	安定化剤として脱脂粉乳を使用している，または，牛乳由来成分を含む培地で培養されている
		ラックビー®R	
		耐性乳酸菌散 10%「JG」	
		コレポリー®R 散 10%	
	下痢止め	タンニン散アルブミン	アルブミンの代わりに，カゼイン*が原料となっている
	制酸薬・緩下薬	ミルマグ®錠	添加物として，カゼインを含んでいる
	経腸栄養剤	エンシュア・リキッド®	牛乳由来のカゼインを含んでいる
		エンシュア®・H	
		ラコール®NF	
	肝不全用成分栄養剤	アミノレバン®EN	添加物として，カゼインを含んでいる
卵	皮膚潰瘍治療薬	リフラップ®軟膏・シート	卵白由来のタンパク質である
ゼラチン	催眠鎮静薬	エスクレ®坐薬	本体カプセルにゼラチンを使用している
食肉	消化酵素薬	ベリチーム®	牛・豚由来のタンパク質を含んでいる
		タフマック®E	
その他	インターフェロン（肝疾患治療薬）	フエロン®	牛乳由来の乳糖が添加，製造過程で牛血清を使用している

*カゼインは，牛乳に含まれる乳タンパク質のうち約80％を占める主成分で，牛乳アレルギーのアレルゲンの一つと考えられている．

❹ 服用を制限する期間はどれくらいを目安に考える？

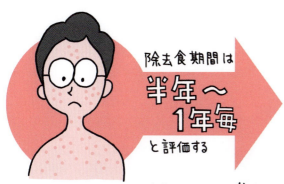

除去食期間は **半年〜1年毎** と評価する

☆該当禁忌薬品も同じように考える

- いちどアレルギー反応を起こしてしまうと，永遠にその原因物質を摂取することができなくなってしまうのでしょうか？　**いえ，そんなことはありません．** それぞれの物質について，その摂取を避けて予防治療の期間を決めていくことになります．これを一般に**除去食期間**といいます．

- **食物アレルギー発症後**，たとえば**卵，牛乳**の場合では，除去食期間の目安は，通常，**幼児では半年〜1年毎に定期的な再評価**（血液検査，負荷試験）を行い除去解除の指示があるまでとされています（ただし，アレルゲンの種類・抗原の強さ，摂取量，年齢により異なります）．少なくともこの間は，与薬時に，くすりの中に**該当禁忌薬品がないかどうか，厳重に確認する必要があります．**

第5章　ハイリスク患者への与薬

❺ 食物アレルギーの既往歴があった場合はどう考える？

- たとえば，**牛乳アレルギーは，一般的に乳幼児期にのみ発症することが多い**という特徴があります．成長して消化能力や免疫機能が発達すると，学童期までには，アレルギー症状は軽減し，やがて成人になると，発症がまれになる（つまり，ほぼ消滅した状態になる）ことが多いです．

- このような場合，アレルギーの既往歴がある患者については，どのように考えるとよいでしょうか？具体的には，**添付文書で「禁忌：牛乳に対してアレルギーのある患者」とのみ記載**されている場合には，"現にいま，アレルギーを発症するおそれのある人"のみを指すのか，それとも，小児のころにアレルギーだった人（つまり，"アレルギー既往歴のある人"）も含めて考えるべきでしょうか．

- この場合には，まず添付文書を確認する必要があります．**「この該当薬品にアレルギー既往歴がある人」と併記されている**ことがありますので，その場合には，「この該当薬品に含まれる"食品"について，アレルギー既往歴がある人」と読み替えて考えます．

- では，そのような**併記がない場合**はどうでしょうか？その場合には，**「アレルギー既往歴がある人」も含む**と考えるのが安全です．前述のとおり，牛乳は，食物アレルゲンの中では，耐性（原因食物を摂取しても症状がなくなり寛解状態になること）を獲得しやすいものといわれており，多くは6歳ごろまでに自然に耐性化します．しかし，中には，かなりの長期間耐性を得られない状態が持続する場合もあり，個人差があるといわれています．**"個人差"をすぐに判断できない**（アレルギー症状があらわれる可能性がある）**以上，やはり，そのくすりは，摂取しないようにする**ことが安全です．

- その他，何か**食物アレルギー関連の症状が継続して疑われる場合も，投与中止と判断すべき**です．「自己判断においては，安全を期する」，「摂取を検討する場合には，医師の診断を受けて判断する」ということが大切です．

●**参考文献**
1) 環境再生保全機構：ぜん息予防のためのよくわかる食物アレルギー対応ガイドブック 2014，2014
2) 海老澤元宏ほか：食物アレルギーの診療の手引き 2017．〈https://www.foodallergy.jp/wp-content/themes/foodallergy/pdf/manual2017.pdf〉（2019年1月閲覧）
3) 柴田瑠美子：アレルゲン除去食対応の実際．調剤と情報 14：146-149，2008
4) 今井孝成：全身のアレルギー（食物アレルギー・アナフィラキシー）．月刊薬事 52：675-680，2010

（三好 裕二）

❻ がん性疼痛患者（または疼痛緩和ケアの必要な患者）とオピオイド

1 現場で困るのがオピオイドの「投与量・副作用」

- がん性疼痛は，患者ごとによって性質・強さが異なります．また，**身体的苦痛**，**精神的苦痛**，**社会的苦痛**および**スピリチュアルな苦痛**（4つ合わせて**全人的苦痛**とよびます）によって変化し，オピオイド^{メモ}の投与量もそれに応じて変化する場合があります．ここで，多くの看護師が悩むのが，**痛みに応じて，投与量をどんどん増やしても大丈夫なのか？　副作用はどうなるのか？　オピオイドが効かなくなったらどうするのか？**　……といったような問題です．

- ここで，心に留めておいてほしいことは，オピオイドの投与以外にも，がん性疼痛に対する治療があるということです．たとえば，**鎮痛補助薬の投与**や**放射線療法**などです．

- また，多くの看護師が心配するように，オピオイドによる副作用（悪心・嘔吐や便秘など）のほか，鎮痛補助薬，放射線治療などによる副作用も想定されますので，それらの**副作用に対処するためのくすりも確認する必要があります**．

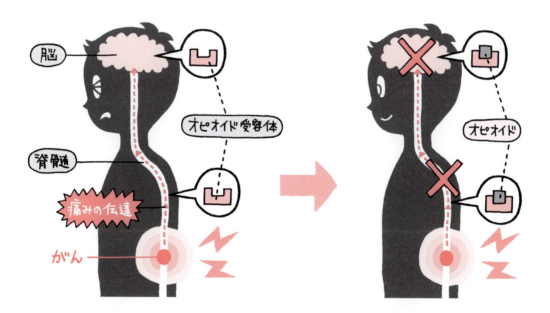

痛みは，がんなどの原因による組織や神経の損傷に伴って神経が刺激され，脊髄を経て脳へ伝達される．そこで「痛い」と感じることになる．脊髄と脳には，**オピオイド受容体**とよばれる部位があり，オピオイドは，体内に入ってこの受容体と結合する．

オピオイドがオピオイド受容体と結合すると，脊髄と脳への痛みの伝達が遮断される．これによって痛みがおさまる．
［SCORE-G：がんの痛みネット「オピオイド鎮痛薬とは」〈http://www.itaminai.info/〉（2019年1月閲覧）より作成］

> **メモ**　**なぜオピオイドによって痛みがおさまるのか**　オピオイドは，体内のオピオイド受容体に結合することにより，鎮痛効果を発揮する．

第5章　ハイリスク患者への与薬

② オピオイドは，投与量が徐々に増えることがあるのはなぜ？

- ここでは，**オピオイドの耐性と依存性**について知っておく必要があります．
- 疼痛がないときの**オピオイド**の使用は，依存症の形成が進展することがあります．がんなどによる疼痛がある場合には，**オピオイド**は効果的で，場合によっては投与量を増加する必要があります．しかし，これは**進行性がんにより痛みが強まったとき**です．
- 投与量の増減については，添付文書^{メモ}に「症状に応じて適宜増減」との記載があります．全人的苦痛の背景にある状況が変化することによって，その**症状（痛み）は刻々と変化**します．そのことから，**オピオイドの投与量もそれに応じて変更**することにもなります．

③ 突出痛にどう対応するか

- オピオイドは，少量から開始し，患者の状態に応じて投与量を調整します．患者の状態によって，定時服用中に疼痛が増強する場合や**突出痛**が出現する場合があるため，そのときは，**速放性製剤の追加投与（レスキュー薬^{用語}）**を行い，鎮痛を図ります．
- **突出痛**とは，持続痛の有無や程度，鎮痛薬治療の有無にかかわらず発生する一過性の痛みの増強のことです．たとえば，**骨転移にともなう体動時の痛み，全人的苦痛による突発的な痛み，定時服用前の効果の切れ目の時間帯に出現する痛み**などがあります．

押さえておきたい　★★☆

突出痛に対しては，レスキュー薬をうまく使い，定時投与量を調整します（つまり，増やします）．

メモ　①**MSコンチン®**と②**オキシコンチン®**の添付文書
（①）【用法・用量】
通常，成人にはモルヒネ硫酸塩水和物として1日20〜120mgを2回に分割経口投与する．
なお，初回量は10mgとすることが望ましい．
症状に応じて適宜増減する．
（②）【用法・用量】
通常，成人にはオキシコドン塩酸塩（無水物）として1日10〜80mgを2回に分割経口投与する．
なお，症状に応じて適宜増減する．

用語　**レスキュー薬**　鎮痛薬の基本（定時）投与の不足を補うためなどに，疼痛時に鎮痛薬を臨時・追加的に投与すること．

238

がん性疼痛患者とオピオイド

4 オピオイドが効かなくなったときはどうするの？

- この場合には，**オピオイド以外のくすりの投与，あるいは治療法**を考えます．
- 疼痛には，**オピオイドが効く痛みと効きにくい痛み**があります．疼痛の増強にともなって，オピオイドの増量をまず考えますが，オピオイドを**増やしても効果がない場合**は，オピオイドが効きにくい痛み（神経障害性疼痛）である可能性を考えます．その場合には，鎮痛補助薬など^{用語}の使用も検討します．
- ただ，鎮痛補助薬を開始する前に，確認すべきことがあります．

押さえておきたい ★★★

WHO 三段階除痛ラダー（図）に沿って，まず，**非オピオイド鎮痛薬（NSAIDs など）を使用する**ようにします（**第1段階**）．また，非オピオイド鎮痛薬は，オピオイドとは異なる作用機序を有しているため，併用すること（第2段階）で，質の高い鎮痛を得ることができます．したがって，**軽度から中等度の痛みに対しては，弱オピオイドを非オピオイド鎮痛薬と併用し（第2段階），中等度から高度の痛みに対しては，第3段階の強オピオイドと非オピオイド鎮痛薬とを併用する（第3段階）**ようにします．

- ここで注意しなければならないのは，**患者の痛さに見合った鎮痛薬を最初から使用する**のであって，**すべてに対して弱いものから段階的に強くしていくわけではない**ということです．強度の痛みに対しては，はじめから第3段階が適応になります．

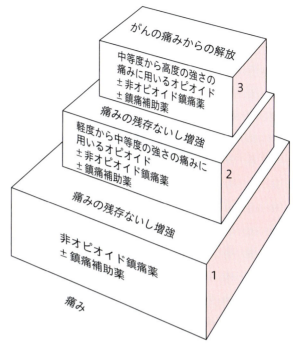

図 三段階除痛ラダー
［WHO（編）：がんの痛みからの解放，第2版，金原出版，1996 より作成］

- **オピオイドが効きにくい痛み（神経障害性疼痛）の場合**は，以上のような3段階除痛ラダーによる方法を検討したのちに，抗けいれん薬，抗うつ薬，ステロイド薬などの**鎮痛補助薬およびその他の治療法（緩和的放射線治療，神経ブロックなど）**を検討することになります．

用語　鎮痛補助薬　鎮痛補助薬とは，主な薬理作用として鎮痛作用はないが，他の鎮痛薬と併用することで鎮痛効果を高め，特定の状況下で鎮痛効果をもつくすりのことをいう．たとえば，鎮痛補助薬の代表的なものに「抗うつ薬」や「抗てんかん薬」がある．抗うつ薬は脳から脊髄に向かう下行性抑制系を賦活し，抗けいれん薬は，抑制性の神経伝達物質である GABA 神経を活性化させることで，神経の興奮を抑えて鎮痛効果を示すといわれている．使用上の注意点としては，オピオイドよりも鎮痛効果が弱く，用量依存性に副作用が起こるおそれがあることである．鎮痛補助薬を投与する前にまず「適切にオピオイドが増量されているか？」，「NSAIDs が併用されているか？」について確認した上で併用する必要がある．また，併用後も，効果・副作用および相互作用について注意する．

239

第 5 章　ハイリスク患者への与薬

5 オピオイドによる副作用に対する対応はどうすればいいの？

● オピオイドの副作用には，**悪心・嘔吐，便秘，眠気**などがある．モルヒネの場合，基礎的実験でモルヒネの鎮痛用量の約 1/10 用量で悪心・嘔吐が，約 1/50 用量で便秘を引き起こすことが報告されているため，**副作用対策**を十分に検討する必要があります．

● オピオイドの副作用に対しては，以下のくすりの使用を検討します（**表**）．

表　オピオイドの副作用に対する主なくすり

副作用	分類	商品名	作用機序
悪心・嘔吐	ドパミン D_2 受容体拮抗薬	ノバミン®錠（5 mg） セレネース®錠（0.75 mg）	第 4 脳室の化学受容器引き金帯にあるドパミン D_2 受容体を抑制する
		プリンペラン®錠（5 mg） ナウゼリン®錠（5 mg・10 mg）	消化器（胃）運動機能を改善する
	ヒスタミン H_1 受容体拮抗薬	トラベルミン®配合錠	平衡感覚器官に作用する
便秘	浸透圧性下剤	酸化マグネシウム錠（250 mg・330 mg）	腸管内に水分を移行させる
	大腸刺激性下剤	プルゼニド®錠（12 mg） ラキソベロン®液	腸管の蠕動運動を亢進させる
	末梢性 μ オピオイド受容体拮抗薬	スインプロイク®錠（0.2 mg）	消化管内にある μ オピオイド受容体を抑制する

● 参考文献
1) 加賀谷肇(監)：がん疼痛緩和ケア Q&A—効果的な薬物治療・QOL の向上をめざして，じほう，2006
2) 日本医師会(監)：新版がん緩和ケアガイドブック，青海社，2017
3) 日本緩和医療学会(編)：がん疼痛の薬物療法に関するガイドライン(2014 年版)，金原出版，2014
4) 日本緩和医療薬学会(編)：緩和医療薬学，南江堂，2013

（飛鷹　範明）

❼ 手術予定の患者と ❘抗凝固薬 ❘抗血小板薬 ❘血管拡張薬 ❘脳循環・代謝改善薬

- 抗凝固薬および抗血小板薬を服用中の患者に、手術を行う場合は、**術中・術後の出血のリスクを防ぐため、事前に休薬が必要となる場合があります。**（当然ですが、）手術にともなう出血を止められないとなると、非常に危険だからです。したがって……

🙎 押さえておきたい ★★☆

手術予定の患者には、「抗血小板薬・抗凝固薬」の休薬が必要かどうか、必要であれば「抗血小板薬・抗凝固薬」を服用していないことを確認します。手術の内容・出血リスクにより、中止しない場合や休薬期間の短縮という場合もあります。

1 手術前に「抗血小板薬」「抗凝固薬」を休薬する

- たとえば、**ワルファリンカリウム**（抗凝固薬）の場合、低危険～高危険手技時はワルファリンカリウムを中止ないし減量して、PT-INR（プロトロンビン時間国際標準比）1.5以下に調整しますが、大手術においては、3～5日前からワルファリンカリウムを中止して、ヘパリンで置換します。

2 手術前に「血管拡張薬」「脳循環・代謝改善薬」を休薬する

- 「血管拡張薬」の中にも、手術前に休薬した方がよいくすりがあります。たとえば**プロレナール®**は、血小板の凝集抑制作用を有し、手術の際に服用すると出血の危険性をともなうため、**1日間の休薬が必要**です。

プロレナール®錠

- 「脳循環・代謝改善薬」の中にも、**ケタス®**や**セロクラール®**などは、抗凝固作用を有するため、目安として、**ケタス®は3日間、セロクラール®は1～2日間の休薬**が必要と考えられています。

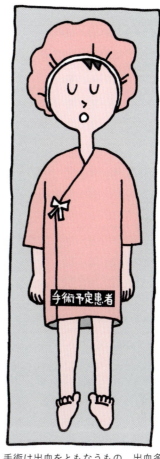

手術は出血をともなうもの。出血多量の危険性を少なくするためにも、❘止血しにくくなるくすり、❘血のめぐりがよくなるくすり全般について、"目安"（☞次ページの表）を参考に、必要に応じて休薬する。

第5章　ハイリスク患者への与薬

表　抗血小板薬・抗凝固薬の手術前休薬期間の目安

分類	一般名	商品名	休薬期間の目安（出血リスクが高い手術など）
抗血小板薬	アスピリン	バイアスピリン®	7〜14日
	アスピリン/ダイアルミネート配合剤	バファリン®配合錠 A81	7〜14日
	チクロピジン塩酸塩	パナルジン®	7〜14日
	クロピドグレル硫酸塩	プラビックス®	7〜14日
	プラスグレル塩酸塩	エフィエント®	14日
	アスピリン/クロピドグレル硫酸塩	コンプラビン®配合錠	配合剤のため，アスピリン，クロピドグレル硫酸塩の項目を参照
	シロスタゾール	プレタール®	3日
	イコサペント酸エチル（EPA）	エパデール®S	7〜10日
	ベラプロストナトリウム	ドルナー®	1日
	サルポグレラート塩酸塩	アンプラーグ®	1〜2日
抗凝固薬	ダビガトランエテキシラートメタンスルホン酸塩	プラザキサ®	24時間〜4日（出血リスクが高い場合や完全止血を要する大手術時は2日以上）
	エドキサバントシル酸塩水和物	リクシアナ®	1日
	リバーロキサバン	イグザレルト®	24時間以上
	アピキサバン	エリキュース®	24時間以上（出血リスクが低い場合） 48時間以上（出血リスクが中〜高の場合）
	ワルファリンカリウム	ワーファリン®	3〜5日
血管拡張薬	リマプロストアルファデクス	プロレナール®	1日
冠血管拡張薬	ジピリダモール	ペルサンチン®	1〜2日
	ジラゼプ塩酸塩水和物	コメリアン®コーワ	2〜3日
	トラピジル	ロコルナール®	2〜3日
脳循環・代謝改善薬	イブジラスト	ケタス®	3日
	イフェンプロジル酒石酸塩	セロクラール®	1〜2日
	ニセルゴリン	サアミオン®	2〜3日
脂質異常症治療薬	オメガ-3脂肪酸エチル（EPA-DHA）	ロトリガ®	明確な指標なし EPA製剤に準じるのであれば7日，消化器内視鏡治療は1日

高危険疾患群では，必要に応じてヘパリンなどの代替療法を検討する．

- 手術前に休薬すべき「抗血小板薬」「抗凝固薬」「血管拡張薬」「脳循環・代謝改善薬」などを**表**でまとめました．ただし，**表**にもあるとおり，手術の侵襲度や内容により，「抗血小板薬」「抗凝固薬」を内服継続下で行う場合や，休薬期間を短縮する場合もあります．また，大手術の場合のワルファリンカリウム以外にも，「抗血小板薬」中止による血栓症や塞栓症のリスクの高い症例は，ヘパリンの投与を行うこともあります．加えて，抜歯の場合は，「抗血小板薬」「抗凝固薬」を中止しないことがガイドラインにも記載されています．

- ワルファリンカリウム投与患者に対して，ビタミンK（ケイツー®）投与での出血管理も行われていましたが，近年，ケイセントラ®というプロトロンビン複合体製剤が発売され，急性重篤出血時や緊急手術の出血傾向に使用できるようになりました．また，ダビガトランに対しては，イダルシズマブ（プリズバインド®）という特異的中和剤が発売されています．

●参考文献
1) 浦部晶夫ほか(編)：今日の治療薬 2019，南江堂，2019
2) 五味田裕，荒木博陽(編)：根拠がわかるナース・薬剤師のための医薬品Q&A，南江堂，2003
3) 京都大学医学部附属病院薬剤部：薬剤師が変える薬物治療 病院薬剤部から―医薬品適正使用症例集，じほう，2002
4) 伊賀立二(編)：医薬品適正使用のための処方と薬の情報 PART II．薬局 54，2003
5) 田中良子(監・編)：薬効別 服薬指導マニュアル，第9版，じほう，2018
6) 日本循環器学会ほか：循環器疾患における抗凝固・抗血小板療法に関するガイドライン(2009年改訂版)，2015/10/7更新版
7) 加藤元嗣ほか：抗血栓薬服用者に対する消化器内視鏡診療ガイドライン 直接経口抗凝固薬(DOAC)を含めた抗凝固薬に関する追補2017．日消内視 59：1547-1558，2017
8) 日本循環器学会ほか：心房細動(薬物)ガイドライン(2013年改訂版)，2013
9) 日本脳卒中学会：脳卒中治療ガイドライン 2015(追補2017)，2017
10) 日本手術医学会：手術医療の実践ガイドライン(改訂版)，2013

❽ 手術後の患者と 高カロリー輸液

● 術後の栄養療法については，早期の経腸栄養の適応が推奨されており，静脈栄養の適応には制限が加えられています．ただし，術後1週間以上経腸栄養が開始できない症例においては，静脈栄養に起因する合併症に十分注意しながら，中心静脈にカテーテルを留置して栄養輸液を投与する **TPN**（total parenteral nutrition，中心静脈栄養）を選択する場合があります．このときに使用する輸液を一般的に**高カロリー輸液**とよび，基本液（糖質・電解質），アミノ酸，ビタミン製剤と微量元素（通常は，食物に含まれていて，1日必要量が100 mg 未満のもの．コバルト，亜鉛など）を混合して投与します．原則として，脂肪乳剤を併用しますが，TPN 輸液内に脂肪乳剤は混合しません．

■ 生体とビタミンの関係

● **ビタミンは，生体内では自然に合成されない物質**です．そのため，常に補充していないとビタミン欠乏症を発症し，生体内での重要な反応が起こらなくなります．とくにビタミン B$_1$ は，糖質からのエネルギーをつくる過程で重要なはたらきを担う物質です．**ビタミン B$_1$ が不足すると，生体に乳酸が蓄積**し，血液が酸性に傾くために，乳酸アシドーシス(メモ)を発症することがあります．重症の場合には，呼吸障害・意識障害・血圧低下などを引き起こし，死にいたる場合がありますので注意が必要です．

● ビタミン B$_1$ は，1日3 mg 以上を目安として補充します．なお，手術後の患者などの場合は，正常時よりビタミンの消費は増加しています．

押さえておきたい ★★★

TPN 輸液施行時など絶食時には，ビタミン製剤の投与を忘れない．

● なお，**ビタミンは分解されやすい性質**なので，投与直前に混合する必要があり，つい忘れてしまうことがありますので，注意してください．また，**光で分解されるので，投与中は輸液バッグを遮光カバーでおおうようにします**（☞ p204）．

● 現在普及している TPN 製剤の中にはアミノ酸，ビタミン，微量元素が一体となり，混合できるようなスリーインワンバッグ製剤もあり，感染予防の面からも使用が推奨されています．ただし，肝不全，腎不全患者に対しては，病態に即した糖・電解質・アミノ酸などを混合して使用します[4]．

● **参考文献**
1) 田中　勧（編）：最新・静注マニュアル（エキスパートナース MOOK 23），改訂版，照林社，1996
2) 上田裕一，真弓俊彦（編）：安全・上手にできる 注射マニュアル，中山書店，2007
3) 荒木博陽，野元正弘（編）：医薬品過誤プレアボイド─落とし穴に気をつけて！，南江堂，2008
4) 日本静脈経腸栄養学会（編）：静脈経腸栄養ガイドライン，第3版，照林社，2013

（檜垣 宏美）

メモ　**高カロリー基本液の添付文書**
たとえば，「ハイカリック® 輸液」の添付文書には，【警告】として右のような記載がある．

【警告】
ビタミン B$_1$ を併用せずに高カロリー輸液療法を施行すると重篤なアシドーシスが発現することがあるので，必ずビタミン B$_1$ を併用すること．（「用法及び用量に関連する使用上の注意」の項参照）
ビタミン B$_1$ 欠乏症と思われる重篤なアシドーシスが発現した場合には，直ちに100〜400mgのビタミン B$_1$ 製剤を急速静脈内投与すること．
また，高カロリー輸液療法を施行中の患者では，基礎疾患及び合併症に起因するアシドーシスが発現することがあるので，症状があらわれた場合には高カロリー輸液療法を中断し，アルカリ化剤の投与等の処置を行うこと．

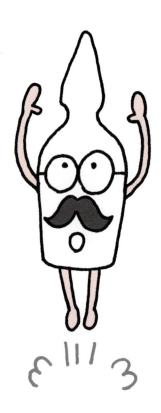

第6章
くすりの基礎知識と安全管理

これまで，臨床の場面別にくすりの知識を紹介してきましたが，最後に，これらの前提となる"くすりの基礎知識"（**基礎①**）と，すべての業務過程の基盤ともいえる"くすりの安全管理"（**基礎②**）について確認しましょう．

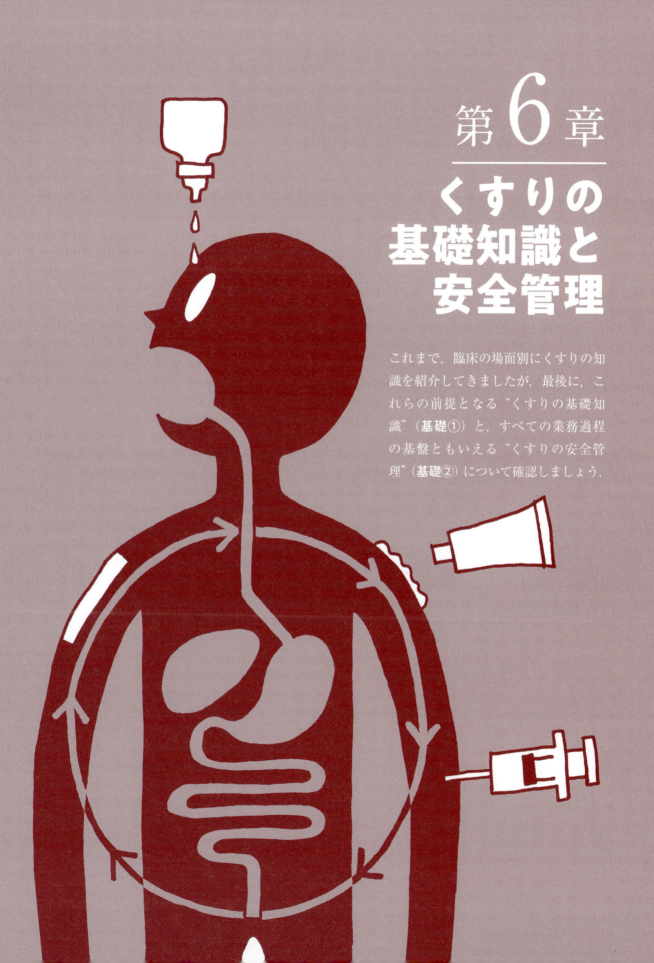

第6章 くすりの基礎知識と安全管理

基礎 1 まず押さえておきたい くすりの基礎知識

■ くすりとは？

- **くすり**（医師が処方した）は，医師の診断に基づいて疾患，症状や体質，年齢に合わせて種類や投与量が決められます．
- くすりを服用すると，**口**から**食道**を通り，**胃**⇨**十二指腸**⇨**小腸**にたどりつき吸収され，**血液**に取りこまれて血流に乗り，**各臓器**に運ばれてくすりの役割（効果）を発揮します．
- くすりの**代謝・排泄**は，主に肝臓や腎臓で行われますので，臓器の**機能低下**があれば，効果が強くあらわれることや副作用があらわれやすくなることがあります．
- **くすりの飲み合わせ**によって，効果が**強く**あらわれすぎたり，**副作用**があらわれやすくなったりする一方，効果が**弱く**なったりする場合もあります．医師の診察を受けるときは，必ず飲んでいるくすりについて，忘れずに伝えることが大事です．
- くすりは，医師の診断で患者の疾患・症状に合ったくすりが処方されるので，同じ症状だからといって，勝手に**他の人にくすりをあげる**ことや他の人の**くすりをもらって飲んではいけません**．

くすりの種類について

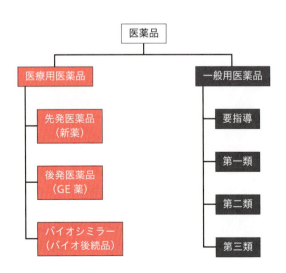

- くすりには病院や院外処方せんによって保険薬局で調剤される**医療用医薬品**とドラッグストアで市販される**一般用医薬品**があります．
- 医療用医薬品は，承認を受けている独占的に製造販売することができる**新薬（先発医薬品）**と特許がきれて成分・効能が同等であるとして承認される**ジェネリック医薬品（後発医薬品）**に分かれます．
- バイオシミラー（バイオ後続品）とは，特許期間，再審査期間が満了した医薬品（先行バイオ医薬品）と同等／同質の品質，有効性，安全性が確認され，先行バイオ医薬品と「類似の」ものであるとして承認された「バイオ医薬品の後続品」です．

❶ 一般用医薬品について

- 医療用医薬品の購入には，医師の処方せんが必要ですが，一般用医薬品は薬局などで自由に購入することができます．
- 一般用医薬品は，次ページの**表**のように分類されます．

くすりの基礎知識

表　一般用医薬品の分類

分　類	対応する専門家	販売時の説明	相談への対応	インターネット，郵便等での販売
要指導	薬剤師	対面で書面での情報提供（義務）	義務	不可
第1類	薬剤師	書面での情報提供（義務）	義務	可
第2類	薬剤師，登録販売員	努力義務	義務	可
第3類		薬機法上の規定なし	義務	可

2 毒薬・劇薬・普通薬（危険か，そうでないか）で分類する

- **毒薬・劇薬**とは，内服や注射をした場合に，ヒトや動物に副作用などの危害を起こしやすい，毒性・劇性の強いくすりのことです．
- **毒薬**は，毒性の強いもの，安全域のせまいもの，副作用発現率が高くかつ重篤なものがあげられます．劇薬よりも効力（毒性）の強いものが毒薬であり，おおよそ10倍の差があります．**毒性の強い順として，毒薬＞劇薬＞普通薬となりますが，決して効果の強さをあらわすものではありません．**

毒薬のラベル，劇薬のラベル

- **毒薬のラベル**は，黒地に白枠，白字で品名および「毒」の文字を記載し，**劇薬のラベル**は白地に赤枠，赤字で品名および「劇」の文字を記載することが法律で決められています（薬機法第44条）．

- これは，法律により効力（毒性）の高いくすりを一目で把握することができ，かつ，適切な管理ができるように工夫したものです．

3 剤形（くすりのかたち）で分類する
くすりには多くの剤形がある！

- **くすりの剤形**には，錠剤，カプセル剤，坐剤，塗布剤，シロップ剤，散剤，貼付剤，注射薬，輸液などいろいろな剤形があります．同じ有効成分であっても，投与経路によって，吸収や効果が大きく異なる場合があります（次ページの**一覧4**）．
- 患者の剤形に対する好みや疾患・病態に合わせた「飲みやすさ」「使用しやすさ」を考慮し，多くある剤形の中から「もっとも効率のよい剤形（投与経路）」や「服用しやすい剤形」を選択することが重要です．
- なお，「もっとも効率のよい投与経路」の判断は，①投与経路による**失活**（くすりの効能が失われること）**の程度**，②**効果が高い・早い**（あるいは，ゆっくりだけど継続する）経路，③**副作用が少ない**経路，などを把握しながら判断する必要があります（次ページの**一覧4**）．同じ有効成分であっても，投与経路によって吸収や効果が大きく異なる場合があります．

---

column ● プラスアルファの豆知識

ジェネリック医薬品

- 開発費用が不要な分，保険薬価は通常，先発医薬品の薬価基準より安価に定められています．したがって，使用するくすりの種類が多く，くすり代がかさみやすい患者の場合は，**経済的負担が軽減される**というメリットがあります．
- しかし，ジェネリック医薬品では，成分は同じでも服用に違和感を訴える患者もいます．どのジェネリック医薬品を選定するかは，**価格だけではなく，品質・安全性や情報提供能力など，製品・製薬会社を評価して決定する**ことが重要となります．

付加価値のあるジェネリック医薬品

- ジェネリック医薬品の一部には，先発医薬品にはない規格や剤形を工夫したものがあります．これを**付加価値のあるジェネリック医薬品**とよびます．
- たとえば，ヘパリン類似物質外用スプレー0.3％「日医工」は，血行促進・皮膚保湿薬ですが，同成分の先発医薬品（ヒルドイド®）にスプレー剤はありません．本剤は，使用時に逆さにしても噴霧できることから，患者の視点に立った付加価値のある後発医薬品といえます．
- これ以外にも，口腔内崩壊錠など，むしろジェネリック医薬品の方がメリットの大きいくすりも増えてきています．

一覧 4
さまざまな剤形と特徴

内服薬

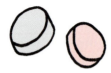

● 錠剤（丸，楕円，ひし形，六角形などさまざまな形）
錠剤表面のコーティング方法によって，裸錠（素錠），糖衣錠，フィルムコーティング錠に分かれます．

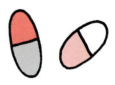

● カプセル剤
内容物（カプセル内のくすり）は，粉や細粒の他に，錠剤にはできない油状のくすりを封入できます．

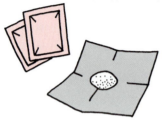

● 散　剤
1回の投与量が多くなるものや，乳児・小児など投与量を微量に調節する場合に適しています．

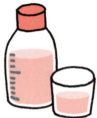

● 液剤・シロップ剤
飲みやすくするために，甘味料やイチゴの香りを加えることで，本来のくすりの"まずさ（苦さ）"を隠し，小児が飲みやすいように工夫しています．

外用薬

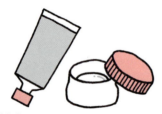

● 塗布剤（軟膏剤，クリーム剤）
主に，局所作用（抗炎症，化膿止めなど）を目的としています．

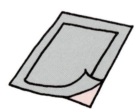

● 貼付剤（テープ剤，パップ剤）
捻挫，腰痛などに対する局所作用や，喘息，狭心症などに対する全身作用を目的とするものがあります．

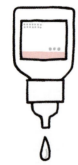

● 点眼薬
眼球，結膜嚢に直接投与する無菌の外用薬です．

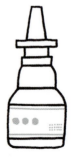

● 点耳薬・点鼻薬（液，粉）
耳，鼻に直接投与するくすりです．

外用薬（続き）

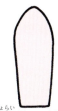

- ●坐剤（先細りした魚雷型で，挿入側［頭側］が大きく，末尾側［尻側］がやや細くなっている）

肛門，腟に挿入して使用するくすりです．胃腸を直接刺激しないので胃腸障害が少なく，乳幼児や，けいれんや嘔吐を起こしている患者など，経口投与が困難な者にも使用できます．

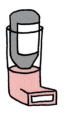

- ●吸入薬（液，粉）

くすりを霧状に噴出させ，口から吸いこみ気管支や肺に作用させます．携行性にすぐれた定量噴霧式のスプレーがあります．

注射・輸液

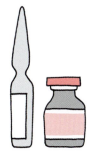

- ●注射薬
- 意図する薬効の速度に応じて注射の方法を選べます．
- 種類として，①**ワンショット静注**（すぐに効果を出したいときに行う．血中濃度が非常に高くなるので患者の観察を怠らない），②**点滴静注**（点滴している間，有効血中濃度を維持できる），③**皮下注射**（皮下脂肪組織から血液中にくすりが出てくるまでに時間がかかり，効果持続時間は比較的長い）があります．
- 循環血液量を維持するための血漿増量剤などもあります．

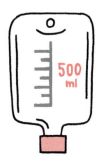

- ●輸　液
- 身体の水・電解質・酸塩基バランスを整え，または不足する栄養を補充します．
- **電解質輸液**は，患者の容態に応じて，①細胞外液補充液（ラクテック®），②開始液（ソリタ-T1号®），③脱水補給液（ソリタ-T2号®），④維持液（ソルデム3A®），⑤術後回復液（KN4号®）を使い分けます．
- **栄養輸液**は，①糖質輸液（ブドウ糖），②脂肪乳剤（イントラリポス®），③アミノ酸輸液（エルネオパ®，ビーフリード®）に分かれます．
- 循環血液量を維持するための血漿増量剤などもあります．

第6章　くすりの基礎知識と安全管理

薬物動態と血中濃度の測定

1 薬物動態とは

- くすりは，剤形（経口・経皮・経気道など）によって吸収部位が決まり，生体内で**吸収**⇨**分布**⇨**代謝**⇨**排泄**の過程を経ます．それを**薬物動態**とよびます．
- ①**吸収**とは，投与部位よりくすりが血管・リンパから循環血に移行することです．②**分布**とは，循環血に移行したくすりが，血流によって組織に移行することをいいます．また③**代謝**とは，取りこまれたくすりを主に肝臓で酵素などによって変化させ，体外に排泄できるかたちにすることです．その後，腎臓から尿中に，あるいは肝臓からは胆汁へと移行し，尿便として④**排泄**されることになります．

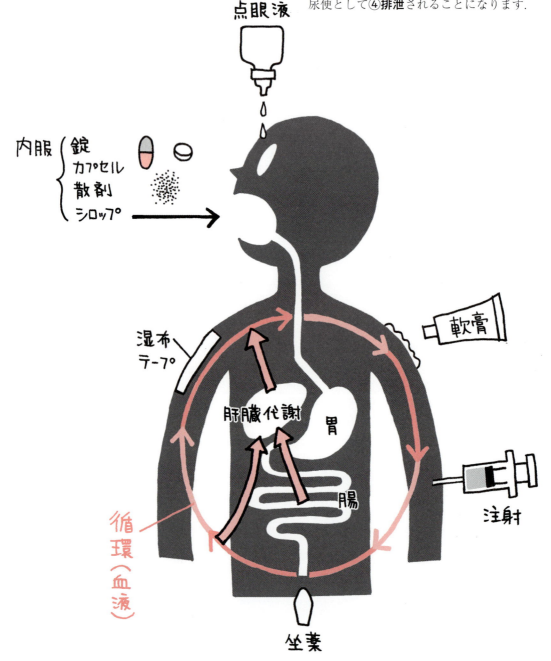

2 血中濃度を測定する意味

- **治療域がせまい場合**，疾患や年齢によりくすりを代謝・排泄する機能が低下し，期待している血中濃度より上昇するケースがあります．したがって，このようなくすり（バンコマイシン，フェニトインなど）では，**血中濃度を測定する**必要があります．
- くすりを過剰投与すれば，濃度は治療域を越え副作用の危険があり，逆に過少投与であれば，治療域を下回りくすりが効きません．
- 血中濃度測定は，**投与量が治療域内にあるか，副作用発現につながる領域内にあるかの指標**となります．

簡単に各数値の名称とその意義を確認してみましょう

①投与後にそのくすりの血中濃度が最大に達するまでの時間が，**最高血中濃度達成時間（T_{max}）**であり，効果の強さと関連しています．

②T_{max}時の最大となる血中濃度が**最高血中濃度（C_{max}）**であり，薬理効果発現までの時間の目安となります．

③血中濃度が1/2（半分）になる時間が**生物学的半減期（$T_{1/2}$）**です．半減期の4～5倍の時間を過ぎると効果がほとんどなくなると考えられます．

④血中濃度を描いたときの曲線下の面積を**血中濃度曲線下面積（AUC）**であらわします．AUCは，薬物の効果の強弱を反映する1つの目安となります．

- これら4つを**体内動態パラメーター**とよびます．

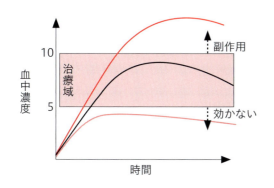

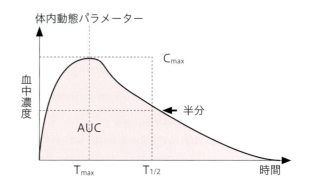

くすりの相互作用とは？

- **くすりの相互作用**とは，別のくすりを一緒に飲むことで，効果や副作用が強く出たり，逆にくすりの効き目が減弱されたりすることをいいます．
- 相互作用によって，とくに重篤な副作用が発現する場合では，併用が禁止（禁忌）されています．
- 相互作用は，言いかえれば薬物動態に関連するリスクであり，**服用タイミングをずらすことで対応できる**場合もあります．
- 相互作用については，p38, 139, 140でくわしく解説しています．

第6章 くすりの基礎知識と安全管理

医薬品添付文書で確認する

- **医薬品添付文書（添付文書）**は，くすりの適正使用を図るために，薬機法第52条において定められている法的根拠のある唯一の医薬品情報です．添付文書は，その**くすりに関連する必要かつ最小限の最新情報を記載**しています．

- 一方で，医療訴訟においては，医療事故発生時の患者状態とくすり投与状況が適正であったかどうかについて，添付文書の内容と照らし合わせることによって，証拠として採用されていることがあります．

- 添付文書では，**禁忌，警告，効能・効果，用法・用量**の確認が重要です．その他，**相互作用，副作用，過量投与時の処置，薬物動態，貯法**など多くの情報があり，また，**適用上の注意**に，**投与経路，調製方法，薬剤交付に際しての必要な注意点**が記載されていますので，現場では必見のものです．

- 同じくすりでも，**適応疾患が変わると用法や投与量が異なる**場合があります［たとえば，スルピリド（ドグマチール®）］．また，**規格によっては適応症が異なる**場合もあるため［たとえば，カルベジロール（アーチスト®錠）］，病名から判断する場合があります．

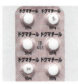 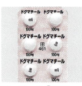 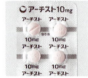

ドグマチール® 50 mg 錠　ドグマチール® 100 mg 錠　アーチスト® 1.25 mg 錠　アーチスト® 10 mg 錠

添付文書の確認①
「禁忌」は，投与すべきでない患者の情報

- 「禁忌」とは，特定の疾患や条件の患者に投与しないことを意味している．添付文書上の「禁忌」の項目には，患者の原疾患，症状・合併症，既往歴，家族歴，体質などからみて投与すべきでない患者の特徴が記載されている．

- 具体例として，妊婦に対して，早産・流産・催奇形性を引き起こす危険性のあるくすりは禁忌である．たとえば，ディオバン®錠（降圧薬）の添付文書には，「禁忌（次の患者には投与しないこと）」として，「妊婦又は妊娠している可能性のある婦人」の記述がある．

［リカルボン®錠50 mg 添付文書より転載］

貯　法：室温保存　← ②
使用期限：外箱に表示（3年）

〔禁忌（次の患者には投与しないこと）〕　← ①
(1) 食道狭窄又はアカラシア（食道弛緩不能症）等の食道通過を遅延させる障害のある患者〔本剤の食道通過が遅延することにより，食道局所における副作用発現の危険性が高くなる。〕
(2) 服用時に上体を30分以上起こしていることのできない患者
(3) 本剤の成分あるいは他のビスホスホネート系薬剤に対し過敏症の既往歴のある患者
(4) 低カルシウム血症の患者〔血清カルシウム値が低下し低カルシウム血症の症状が悪化するおそれがある。〕
(5) 妊婦又は妊娠している可能性のある婦人（「妊婦、産婦、授乳婦等への投与」の項参照）

添付文書の確認②
「貯法」と「使用期限」は，くすりの管理に不可欠な情報

- 「貯法」とは，一定の条件において未開封の状態で使用期限までくすりの品質を保てる保管条件のことである．

- 適切な貯法，適切な温度，遮光など正しい条件でくすりを保管していても，一定の期間を過ぎると有効成分が分解・変質することがある．したがって，これらの情報は，くすりの管理上重要であることから，医薬品には，直接の容器や外箱に「使用期限」の表示が義務づけられている．

- 使用期限が3年以上の場合は，使用期限の表示義務はないが，現在では，ほとんどのくすりに使用期限が記載されている．なお，開封した場合には，光や湿度，温度の影響によって，実際の使用期限は，より短くなる．そのため，表示された使用期限は適用されないことに，注意が必要である．

〈用法・用量に関連する使用上の注意〉
投与にあたっては次の点を患者に指導すること。
(1) 本剤は水（又はぬるま湯）で服用すること。水以外の飲料（Ca、Mg等の含量の特に高いミネラルウォーターを含む）、食物及び他の薬剤と一緒に服用すると、吸収を妨げることがあるので、起床後、最初の飲食前に服用し、かつ服用後少なくとも30分は水以外の飲食を避ける。
(2) 食道及び局所への副作用の可能性を低下させるため、速やかに胃内へと到達させることが重要である。服用に際しては、以下の事項に注意すること。
　1) 口腔咽頭刺激の可能性があるので、本剤を噛んだり又は口中で溶かしたりしないこと。
　2) 十分量（約180 mL）の水（又はぬるま湯）とともに服用し、服用後30分は横たわらないこと。
（以下略）

（田中 守）

column ● 注意が必要なくすり

 ステロイド薬

なぜ注意が必要か？

- ステロイド薬は，強力な抗炎症作用，免疫抑制作用，抗アレルギー作用を有し，さまざまな疾患に使用されます．効果が高い反面，さまざまな副作用が起こる危険性があります．

- たとえば，①ステロイド薬がもっている免疫を抑える作用が強くはたらくことによって起こる**感染症**，②消化管粘膜で消化管を守るはたらきをもっているプロスタグランジンの産生を抑えてしまうことによって起こる**消化性潰瘍**，③肝臓に蓄えられているグリコーゲンを分解してブドウ糖を生成するはたらきを促進することによって起こる**高血糖**，④体内に水分がたまりやすくすることによって起こる**高血圧**，⑤トリグリセリドや遊離脂肪酸などを増加させることによって起こる**脂質異常症**，⑥骨量を減少させることによって起こる**骨粗鬆症**，⑦水晶体の混濁を起こすことよって起こる**白内障**，眼圧上昇を起こすことによって起こる**緑内障**，⑧自身の副腎皮質ホルモンをつくる能力を低下させることによって起こる**急性副腎不全**，⑨精神・神経障害などがあげられます．

- **離脱症状に注意する** ステロイド薬は，以上のような副作用を心配するあまり，**自己判断で服用中止，減量する患者が多い**特徴があります．しかし，**誤った減量・中止は病状を悪化させる**ばかりでなく，**ステロイド離脱症状（副腎機能不全）を起こす**ことがあります．副作用を避けるためには，「ただちにくすりをやめればよい」と単純に考えるわけにはいきません．

リスク予防の判断とその方法

- 重度の副作用を防止するには，**適切な服薬指導と随時のモニタリング**が必要です．とくに注意が必要な副作用のモニタリング方法について紹介します．与薬後の経過の中であらわれる症状（左）から副作用（右）を察知できるかどうかが勝負です．

与薬後の症状	予想される副作用
● 腹痛，黒色便，胸焼け，食欲不振があれば	⇒ **消化性潰瘍**．胃酸分泌抑制薬，胃粘膜保護薬で予防する．
● 抑うつ状態，不安，不眠があれば	⇒ **精神変調・自殺企図**．ステロイド薬を減量・中止する．
● 全身倦怠感，口渇，多尿，血糖上昇があれば	⇒ **血糖上昇**．食事療法で改善する．
● 発熱，咽頭痛，排尿痛，CRP 値上昇があれば	⇒ **感染症**．うがい，手洗いの励行によって改善する．

もしものとき（副作用出現時）の対処法

- 副作用が出現したときの対処法を表に示します．なお，副作用の発現頻度は，服用量が多いほど高く，減量にともない低くなりますので，副作用が重症化する場合には，表にある対処法に加えて，可能な範囲で，くすりの減量を試みることも有効です．

表　ステロイド薬の副作用と対処法

副作用	対処法
感染症	・うがい・手洗いの励行 ・口腔内カンジダ症予防のためのファンギゾン®による含嗽 ・ニューモシスチス肺炎予防のための ST 合剤（バクタ®）内服，ベナンバックス®吸入
消化性潰瘍	胃酸分泌抑制薬，胃粘膜保護薬の投与
精神・神経障害（多幸症，興奮，抑うつ，精神病増悪など）	睡眠薬，向精神薬の投与
高血糖	食事療法，経口血糖降下薬またはインスリン製剤の投与
高血圧	食事療法・禁煙，降圧薬の投与
脂質異常症	食事療法・禁煙，脂質異常症治療薬の投与
骨粗鬆症	ビスホスホネート製剤，ビタミン D 製剤などの投与
白内障，緑内障	定期的な眼科受診，点眼薬の投与
急性副腎不全	徐々に服用量を減量

（飛鷹 範明，田中 亮裕）

第6章 くすりの基礎知識と安全管理

基礎 2 まず押さえておきたい くすりの安全管理

■ くすりの事故には，患者の生死にかかわる重大なものがある

- くすりに関する医療従事者のいちばんの関心事は，なんといっても「くすりに関する事故」でしょう．くすりに関する事故は，患者の死に直結しうる重大なものもあるので，これをいかに防止するかについて関心をもち，心配することは当然のことです．具体的な注意点は，第1〜5章で確認するとして，ここでは，**くすりの事故が起こる大きな背景に目を向けてみましょう．**

与薬業務の過程から考える事故の予防方法

- 医療現場での<u>インシデント</u>[用語]（事故につながりうる事件）報告は，くすりに関するものがもっとも多いようです．その中でもとくに**与薬業務における報告が多い**という特徴があります．具体的には，「**くすり間違い**」「**与薬量の間違い**」「**患者の間違い**」「**与薬忘れ**」「**与薬方法の誤り**」などです．
- 与薬業務は決められたプロセスにしたがって行われることが通常です．①**情報**（医師の指示，引き継ぎ事項，検査結果など）を正しく把握し，②**モノ**（くすり，器具など）に間違いがないことを確かめ，③**正しい作業**（注射する，内服させる，器具を適切に使用するなど）を行えば，多くの事故は防ぐことができると考えられます．逆に，これら3つのプロセスのいずれかでも不十分だと，与薬事故は起きてしまいます．
- では，この"**不十分さ**"は何が原因で起こるのでしょうか．大きく3つの原因が考えられます．

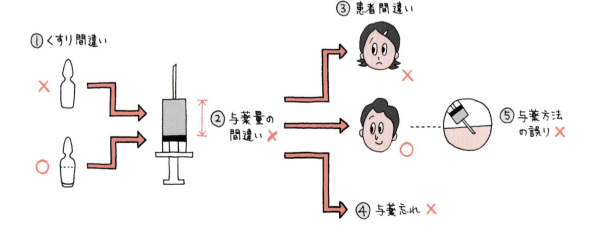

用語 **インシデント** インシデントとは，事故または事故につながりうる事件のことをいい，患者の診療・ケアにおいて，本来のあるべき姿から外れた事態・行為が原因で発生したものをいう．患者に傷害が発生した事例，傷害が発生しなかったヒヤリ・ハット事例も含め，報告のあったすべての事象のことをいう．

くすりの事故を起こす3つの原因

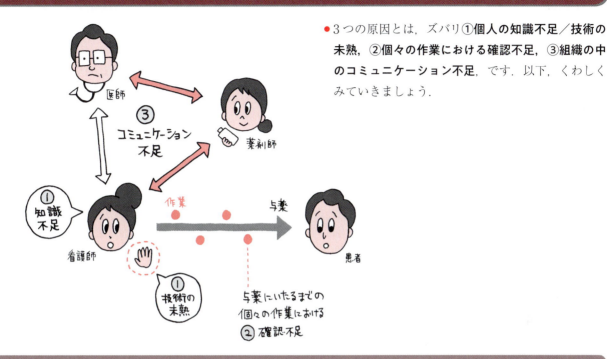

- 3つの原因とは，ズバリ①個人の知識不足／技術の未熟，②個々の作業における確認不足，③組織の中のコミュニケーション不足，です．以下，くわしくみていきましょう．

エラーを起こす原因①　知識不足／技術の未熟

- エラーを起こす原因に，「知識不足」「技術（手順）の未熟（未習得）」があげられます．ある程度，くすりに関する基本的な知識，注意事項，また与薬の基本的な手順やいざというときの対処法を理解していることで，事故を未然に防ぐことができます．ここでは"くすりに関する基本的な知識"について着目してみます．

1 ハイリスク医薬品について

- 安全管理にとくに注意が必要なくすりを列挙して，**ハイリスク医薬品**用語とよばれることがあります．「くすりはすべて注意が必要」といえばそのとおりです．しかし，とくにどのような種類のくすりに気をつけるべきか，ということを知っておくと，より安全な与薬管理につながるのではないでしょうか．

- ハイリスク医薬品の代表的なものに**抗がん薬**があります．これを注射時に**血管外漏出**させると，正常の組織を壊死させてしまうおそれがあります（詳細はp148, 149参照）．この"おそれ（可能性）"を知っているだけで，与薬業務はより注意深く，患者はよけいな傷害を負わずにすむことになります．

- 抗がん薬の他にも，**中枢神経系作用薬**（呼吸抑制に注意！），**心血管作動薬**（心停止・不整脈などに注意！），**高濃度電解質**（希釈すべし！）の処方薬および注射薬，**経口血糖降下薬**（糖尿病治療薬），**インスリン製剤**，**抗凝固薬**，**免疫抑制薬**，**麻薬**などがあります（その他，分類されない**毒薬**があります）．このような，おおまかに注意が必要なくすりとしてそのリスクの内容を把握しているだけで，多くの事故を避けることができます．

用語　**ハイリスク医薬品**　生命に影響を与える重篤な有害事象を引き起こすおそれのあるくすりのうち，とくに危険性が高く，より十分な安全管理が必要とされるくすりのこと．

第6章　くすりの基礎知識と安全管理

❷「これはハイリスク医薬品かもしれない」と気づくことが大事

- 実際に，これらハイリスク医薬品の過量投与，誤薬投与，誤調製，または点滴用輸液バッグに注入すべきところを側管から投与（ワンショット静注）してしまい，大きな事故につながり，患者が死亡したケースも報告されています．これらの事故にたずさわった医療従事者は，ごく基本的な知識を知らなかったのかもしれません．

- もしかすると，目の前にあるくすりについて「これは危険なくすり（ハイリスク医薬品）だ」という認識さえあれば事故は防げたのかもしれません．その"危険性"を知っていれば，扱いは慎重になっていたでしょうし，添付文書やくすり便覧で与薬方法を十分確認し，または，他の人に聞くことによって，自然とリスクを回避することができたかもしれないからです．

エラーを起こす原因❷　作業の確認不足

- 次にエラーの原因としてあげられるのが，「作業の確認不足」に関するものです．くすりに関する知識は十分にあるものの，いわゆる"うっかりミス"によって事故を起こしてしまうケースです．たとえば「使うくすりを間違えた」「使う器具を間違えた」「与薬する患者を間違えた」などです．対処法は単純で，さまざまな与薬場面で確認作業を徹底することに尽きます．

❶ とくに注意が必要な確認場面とその内容

- とくに注意が必要な確認場面をあげますと，「医師から指示を受けたとき」「くすりを受け取ったとき」「指示されたくすりを準備するとき」「実際に投与するとき」そして「投与後」です．

- 「医師から指示を受けたとき」は，くすりの適応症と患者の病態の確認，「くすりを受け取ったとき」は，指示されたとおりのくすりかどうかの確認，「指示されたくすりを準備するとき」は，添付文書の記載にしたがっているかどうかの確認，「実際に投与するとき」は，投与量・投与速度・投与タイミングなどの確認が必要です．

- そして，「投与後」は，具体的に，輸液ルートは容器から点滴刺入部までルートをたどる確認などが必要となります．すなわち，①輸液ルートで複数のラインがある場合は，指示どおりのラインがつながっているか，また，②経管栄養などのラインがある場合は，必ず患者側からラインをたどり，ルートおよびポンプへの確実な装着を確認して誤接続がないか，を確認しなければなりません．ルートごとにラベルを貼付するといったような事故防止策も必要でしょう．

- その他，輸液管理の場合には，③輸液ポンプが正常に作動しているか，④くすりの副作用が起きていないか，⑤輸液量と尿量とのバランスや電解質などの血液検査の値は適正か，といったチェックも必要となります．

基礎2 くすりの安全管理

❷ 「業務を同時並行する」ことで起こる確認不足

● その他の重要な注意点として，事故のもととなるため……

🔴 やってはいけない ★★★

与薬の業務（準備も含む）を行っているときは，いくつかの作業を一緒にやってはいけません．与薬に関する作業を行うときは，他のことでジャマされない環境の中で集中して行うべきです．

● よくあるのが「注射や点滴の準備中の**ナースコールへの対応**」「与薬作業中に医師や同僚から**別の業務を依頼されること**」により，**与薬業務の重要な部分をすっぽり忘れ去ってしまう**ことです．これは，何

も与薬だけに限った話ではありません．与薬に関する作業にかかわらず，**「1つの業務を終えないうちに別の業務をしてはいけない！」**ということを原則とすることで，医療事故全般についてリスクを軽減することができます．

● でもそうはいっても，中には作業を中断せざるをえない状況もあります．とくに夜間は，少人数で対応することが多く，業務を中断せざるをえない機会も多くなります．対応策をあらかじめ決めておくことが必要です．

● どうしても業務を中断せざるをえない場合は，すっぽり忘れ去らないための工夫として，**誰がどこまで作業を行っているかがわかるように，メモを残しておく**などの対応策をとることも，一つの方法です．

与薬業務に集中しにくい環境に
ジャマされないようにする

医師からの指示

PHSが鳴る

電話が鳴る

指示書

257

第6章　くすりの基礎知識と安全管理

3 「伝達ミス」によっても起こる確認不足

- また，次のコミュニケーションにもかかわってくることですが，与薬の準備作業などの場面では，どうしても，**複数人相互間に伝達ミスが生まれ，結果的に確認作業などがおろそかになる**危険が生じます．そのため……

押さえておきたい ★★☆

できるだけ1人の看護師が与薬作業の準備から実施まで連続して担当し，エラーの原因となる確認不足が生じないような業務環境を整備することが大切です．確認不足が生じないように，**チェック表などを用いて確認を行う**のも一つの方法です．

4 「確認不足」エラーを起こしやすい看護業務の特性

- 与薬業務には，多くの医療従事者がたずさわっていますが，その中でも，**看護師は多面的な業務を遂行する関係からとくにエラーを起こしやすい**傾向にあるようです．
- 与薬までの流れを，①医師の指示⇨②複写（指示の伝達）⇨③薬剤師による調剤⇨④看護師による与薬，とすると，発生するエラーの割合は，それぞれ，① 39％，② 12％，③ 11％，④ 38％であるとの報告があります．①「医師の指示」と並んで多いのが，④「看護師による与薬」です．①に比べて，"指示どおりのくすりを与薬する" という比較的単純な業務にもかかわらず，なぜ事故が多いのでしょうか？
- 考えられることは，医師によるエラーは，薬剤師や看護師によるチェック機能がはたらきやすいのに対し，**看護師によるエラーは，最終的に与薬される患者によってしかチェックされず，事故を防止しにくい**面があるのではないかということです．つまり「**看護師のエラーが判明するとき**」＝「**事故が起こったとき**」となる可能性が，他に比べて高いということです．

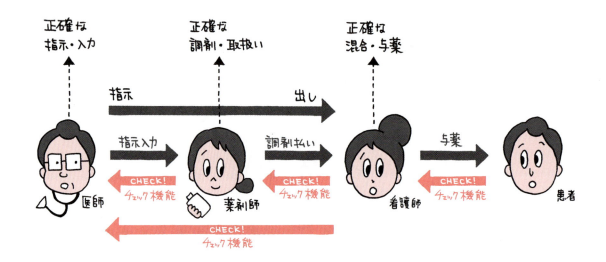

基礎2　くすりの安全管理

エラーを起こす原因❸　コミュニケーション不足

■ 医師と薬剤師と看護師とで行う与薬業務だからコミュニケーション不足は致命的

- 前述のように，与薬の業務は，複数の職種間の連携によって成り立っています．医師の指示に基づいて，薬剤師が調剤し，看護師が与薬することになっており，これら複数の人を介することによって1つの業務が成り立ちます．複数人を介しますので，当然，**伝達ミスによる過誤**が起きやすくなります．このような過誤を防止するためには，①**コミュニケーションを十分に行えるしくみを"組織としてシステム化する"**こと，また，②**業務にたずさわる"個々人の努力で積極的にコミュニケーションを図る"**こと，の「組織」「個人」両面からの対処が必要となります．

- 職種間の連携の充実は，伝達リスクというデメリットを埋めるだけに留まりません．看護師は，その特性として，患者の容態の確認と対処，ナースコールによる呼び出しへの対処など，一度にさまざまな業務を要求されることが多く，**与薬業務だけに専念できない状況になることが多い職種**です（本当は望ましくないことは前述したとおりです；☞ p257）．**ふだんから職種間の連携を充実**させていると，このように，看護師が与薬に"専念できない"状況のときに生じがちな**「業務のすき間」を他の職種の人**（たとえば薬剤師など）**にカバーしてもらえる**可能性が高くなります．身近にいる他職種は，看護師が何に困っているかを察知しやすく，また，困っていることについてたずねやすく，さらに積極的に助け舟を出しやすくなるからです．

- 注射薬については，注射準備段階でのミスもありますので，薬剤師と協力して防止に努めたいものです．また，病棟での与薬全般でも，患者・薬剤師の両者の情報共有が必要です．

- なお，服用に関しては，くすりの分量の間違い，飲み間違いなどを防止する方法として，医師のオーダーの時点で薬剤師に<u>一包化</u>（いっぽうか）^{メモ}を依頼することも，エラー防止に役立ちます．

看護師が担う安全管理

❶ 看護師は，医療安全のキーパーソン

- 看護師は，患者の治療・療養生活全般を総合的に支援するチーム医療のキーパーソンであり，医療の最前線で医療事故防止に努め，医療安全の啓発推進役（けいはつ）として機能する重要な役割を担っています．

- 多くの病院では，**医療安全管理部（室）**が組織され，病院の医療安全を守るために活躍しています．医療安全業務は，医師，薬剤師，看護師などの職種が協力して，職種横断的な活動を行う必要があります．中でも**医療安全管理室専従看護師**（せんじゅう）［いわゆる**GRM**（general risk manager）］**が中心的な役割**を担います．

- たとえば，医療安全に関する講習会（あるいは講演会）の開催によるスタッフの教育，インシデント報告の解析とその報告による再発防止策の提案，GRMレターなどの発行による啓発活動など，看護師の医療安全に関する活動は多岐にわたります．

メモ　**くすりの一包化**　配薬・与薬ミスならびに患者の飲み間違いを少なくする方法の一つとして，一包化調剤にすることがある．一包化とは，服用時間が同じくすりや1回に数種類のくすりを服用する場合に，1回分ごとのくすりを分包紙（ぶんぽうし）にまとめてしまうことをいう．飲むタイミング（たとえば朝食後）を分包紙に記載しておけば，間違いが少なく，正しいタイミングで分包紙を開け，その中のくすり（もちろん正しいくすり！）を飲むことが期待できる．患者が服用時ごとにいちいち自分で考えながら「正しいくすり」を取り出す手間が省けることも，大きなメリットである．

259

第6章　くすりの基礎知識と安全管理

❷ インシデント報告の役割

- 医療安全確保のための業務改善を方向づけ，また医療安全教育の参考となるものが**インシデント報告**[用語]（制度）です．この報告制度はすべての医療従事者が対象となりますが，**看護師による報告がもっとも多いのが現状です．**これは，看護師がインシデントを起こしやすい環境にあるということだけでなく，再発を防ぐという目的から**報告義務が徹底されているから**だと考えられます．

❸ 事故防止のための　患者とのコミュニケーション

- 医療事故を防止するためのコミュニケーションで，業務者間と同じくらい重要なのが**患者とのコミュニケーション**です．患者に，医療・与薬に関する正しい情報を伝え，承諾してもらう過程を経て，**両者が納得した状況をつくる**ことが大切です．

- そうすることで，与薬業務に関する確認ミスに気づく機会にもなり，安全性自体が高まるといわれています．そのメリットを生かしたしくみづくり（患者参加型医療安全システム）も行われています．

患者参加型医療安全システム

- **患者参加型医療安全システム**とは，患者に安全で質の高い医療を提供するために，"患者自身ができること"について十分に説明し，**患者に積極的に医療安全防止のための協力関係に参加してもらうしくみ（システム）**をいいます．患者と病院職員相互の信頼関係・協力関係のもと，医療の安全性を高めることを目的としています．

- 具体的には，次のようなことが考えられます．①医師から病状や治療の説明を受けるときは，1人ではなく，**家族と一緒に聞き**，医師の説明を十分に**理解・納得した上で**（インフォームドコンセント[用語]），治療や検査を受けてもらうこと，②情報の提供について，ふだんから服用されている**くすり**や，**食品**，**サプリメント**，**くすりのアレルギー**について，また，**治療や検査などで疑問や不安に感じること**については，積極的に**医師・薬剤師・看護師に知らせること**，③点滴・注射時，採血時，輸血時などの要所では，**患者の名前**，**血液型（輸血時）**，**くすりの名前**などの重要事項を確認することなく処置を行うことはないので，それらがあったかどうかの**確認を患者からも行ってもらい，誤薬・輸血間違い・患者間違いの防止に協力してもらうこと**，などをお願いすることです．

●参考文献
1) Leape LL, et al：Systems analysis of adverse drug events. JAMA **274**：35-43, 1995
2) 八代利香ほか：看護職における「与薬エラー発生」に関わる要因―国内外の研究動向と今後の課題．日職災医誌 **52**：299-307, 2004
3) 小澤桂子：がん化学療法と症状管理④ 血管外漏出．がんの化学療法と看護 No.7，有吉 寛ほか(監)，協和企画，2004
4) 荒木博陽(監)，井門敬子(編)：ハイリスク薬チェックシート，第3版，じほう，2016

（池川 嘉郎，荒木 博陽）

用語　**インシデント報告**　インシデントとは，事故ではないが，適切に対応されないと事故になるおそれのある事件をいい，一般的に「ヒヤリ・ハット」と同じ意味で用いられている．インシデントに関する情報を収集して分析するための報告（書）をインシデント報告（書）やヒヤリ・ハット報告（書）という．ヒヤリ・ハット報告は，現場での「何かおかしいな？」「変だな？」と感じたときに報告するためのものであり，スタッフの事故に対するリスク感性を高めるものでもある．
　インフォームドコンセント　「説明と同意」「理解と選択」などと訳されるが，患者と医療従事者が対等な関係をもち，治療に関する意思決定を共同作業で行っていくこと―すなわち患者の同意に基づく医療を行うために，適切な情報提供と患者が自己決定するための支援を行うことをいう．その前提として，患者には，提供される診療内容に対する正確な認識をもってもらうことが必要である．具体的には，医師が診断結果（病名と症状の特徴），治療方針，検査や手術・処置，くすり，治療結果の見込みと予後（治療後の経過）などについて説明し，必要に応じて，看護師，薬剤師からも説明を行うことが求められる．

解説索引

薬剤の一般名，商品名については p267〜の薬剤名索引をご参照下さい．

数字・欧文

5%ブドウ糖液　113
ACE 阻害薬　67
A 型ボツリヌス毒素製剤　209
αグルコシダーゼ阻害薬　12, 13, 17, 66
BCG 製剤　209
COX-2 阻害薬　227
DEHP（フタル酸ビス）　111, 112
DPP-4 阻害薬　13, 17, 66
finger-tip-unit（FTU）　83
G-CSF 製剤　181
general risk manager（GRM）　259
L-アラビノース　36
MRI 検査　95
MRSA（メチシリン耐性黄色ブドウ球菌）感染症　161
occlusive dressing technique（ODT）　82
OD 錠　26, 45
OTC 薬　214
PVC（塩化ビニル）　111, 112
RTH（ready to hang）製剤　53
SGLT2 阻害薬　13, 17, 66
ST 合剤　181
therapeutic drug monitoring（TDM）　156, 163
total parenteral nutrition（TPN）　128, 154, 243
WHO 三段階除痛ラダー　239

和文

あ

アウトブレイク　151
青汁　33, 34
アスピリン喘息　79, 226
アゾール系抗真菌薬　181
アドヒアランス　50
アナフィラキシー反応　170, 171
アニリン系薬　213
アミノグリコシド系抗菌薬　19, 129, 141, 218
　──血中濃度　158, 163
アミノ酸　154, 192
アルカリ性注射薬　134
アルコール　22, 51, 232
　──代謝の変化　23, 29

アルツハイマー病治療薬　89
アルミニウム含有貼付薬　95
アレルギー症状　166
アレルギー性鼻炎　89
アレルギーテスト　164, 165
　──必要な主なくすり　167
アレルゲン　233
安全キャビネット　121
アンプル消毒　110

い

イオン性造影剤　149
胃酸分泌　8
胃穿孔　195
胃腸障害　7, 10
一般用医薬品（OTC 薬）　246
一包化　259
胃内容排泄速度　60
医薬品インタビューフォーム　45
医薬品規制区分　108
医薬品添付文書　252
医療安全管理室専従看護師　259
医療機器との相互作用　143
医療用医薬品　246
胃ろう　52, 57
インシデント　254
　──報告　260
インスリン製剤
　──アルコールの併用　29
　──ステロイド薬の副作用への対処　253
　──絶食時の対応　17
　──単位　109
　──注射薬　192
　──追加投与の判断　66
　──抵抗性改善薬　13, 17, 66
　──副作用　193
　──分割使用　151
　──保管方法　183, 185, 191
インターフェロン製剤　145
インフォームドコンセント　260
インフュージョン・リアクション　166
インフルエンザ　79
　──脳炎・脳症　214

え

栄養剤
　──医薬品と食品のちがい　52
　──胃ろう患者の注意点　57
　──開封前後の安定性　196
　──くすりとの相互作用　55, 58, 59
　──細菌汚染　54

　──手術後の投与　243
　──使用温度　54, 57
　──食物アレルギー患者への投与　235
　──タイプ　53
　──投与時の体位　54
　──投与方法　53
　──廃棄方法　154
　──ビタミン製剤混注　137
　──水でうすめる　55
栄養輸液　249
液剤　248
嚥下障害　32, 42
炎症性抗がん薬　149

お

嘔吐　240
　──後追加投与　64
横紋筋融解症　40
大麦若葉由来食物繊維　36
悪心　127, 240
おたふくかぜ　191
お茶　21, 51
オピオイド　59, 89, 237
　──副作用　240
　──ローテーション　173
オレンジジュース　51
温罨法　148
温度の影響　183

か

臥位　61
外眼部疾患　147
外用薬　248, 249
　──注射薬併用　146, 147
ガウン　122
　──テクニック　122
過換気　232
加水分解　134, 137
カゼイン　235
かぜぐすり　41
　──てんかん患者への投与　230
褐色アンプル　183
活性型ビタミン D_3 製剤　81, 83, 86
カフェイン　21, 31, 51, 232
カプセル剤　43, 248
　──開封　42
カリウム製剤　61
顆粒球減少症　166
顆粒球コロニー刺激因子（G-CSF）　181
顆粒剤　49
　──内服困難　51
カルシウム拮抗薬　27, 51, 67

261

カルバペネム系抗菌薬　142
簡易懸濁法　57
患者参加型医療安全システム　260
肝障害　78, 214
がん性疼痛　237
感染症　105
　──予防　178
乾癬治療薬　86
眼軟膏　97
緩和的放射線治療　239

き

奇異反応　220
起壊死性抗がん薬　149
起炎症性抗がん薬　149
気管支喘息治療薬
　──血中濃度変化　158
　──抗てんかん薬の併用　231
　──絶食時の対応　10
　──貼付剤　91
　──服用時間　11
　──併用禁忌　41, 232
基剤　75, 81
キサンチン誘導体　232
器質性便秘　70
起床時薬　5
キット製剤　114, 137
機能性便秘　70
キノロン系抗菌薬　34
気密容器　185
キャップ　123
救急カート　169
急性副腎不全　253
急速静注不可　127
吸着　111
牛乳　10, 22, 28, 51, 234, 235
吸入薬　249
狭心症治療薬
　──手術前の休薬期間　242
　──舌下錠　47, 48
　──絶食時の対応　10
　──貼付剤　91, 93
　──副作用と予防・対応　48
　──保管方法　199
　──発作時対応　93
局所作用　89
拒絶反応　162
許容性　192
キレート反応　134
筋弛緩作用　222
禁止事項　108
金属沈殿反応　134

く

グァバ葉ポリフェノール　36
空腹時薬　5

グリコペプチド系抗菌薬　141
　──血中濃度　163
クリーム剤　248
クリーンベンチ　121
グルカゴン製剤　185
グレープフルーツジュース　27, 28, 51
クロレラ食品　33, 34

け

経過観察　156
経管投与　59
経口ゼリー　26
経口避妊薬　34
経腸栄養剤　52, 53, 56, 58, 111
　──準備　54
　──体位　54
経鼻胃管　52, 57
けいれん　39, 70
劇薬
　──調製　120〜124
　──廃棄方法　209
　──分割使用　196
　──紛失時の対処　210
　──保管方法　205
　──ラベル表示　108, 247
下剤　30, 70, 71
化粧品　84
血圧低下　127
血液製剤　151
　──アレルギー　166
血管外漏出　105, 148
血管拡張薬　241
血管塞栓　190
血管痛　127, 128
結晶析出　187
血漿増量薬　142
血小板減少症　166
血清クレアチニン（Cr）　228
血栓性静脈炎　127
血中濃度　3, 251
　──曲線下面積（AUC）　251
　──モニタリング　156, 157, 162
血糖降下薬　66
ケトプロフェン製剤　94
解熱鎮痛薬
　──アルコールの併用　29
　──アレルギー　166
　──抗菌薬の併用　39
　──抗てんかん薬の併用　78
　──使用期限切れ　195
　──小児への投与　212〜214
　──制吐薬の併用　78
　──喘息患者への投与　226
　──貼付剤　94
　──軟膏剤　80
　──副作用と予防・対応　78, 79

　──服用時間　2, 11, 14
　──服用に用いる水の量　26
　──併用禁忌　38, 39
　──保管方法　183
下痢　53
ゲル化点眼薬　97
眩暈　71, 141
健康食品　34, 36
倦怠感　220
懸濁性点眼薬　97

###

抗MRSA薬　163
降圧薬
　──アルコールの併用　23, 29
　──グレープフルーツジュースの併用　27
　──ステロイド薬の副作用への対処　253
　──絶食時の対応　10
　──早朝高血圧への対処　14
　──中止（減量）の判断　69
　──追加投与の判断　67
　──妊婦への投与　215
　──副作用と予防・対応　71
　──保管方法　199
　──溶解液の選択　115
抗インフルエンザ薬　229
抗ウイルス薬　64, 229
抗うつ薬
　──アルコールの併用　29
　──せん妄　173, 174
　──鎮痛補助　239
　──粉砕の影響　46
　──併用禁忌　38
硬カプセル剤　43
高カロリー輸液　137, 243
抗肝炎ウイルス薬　196
交感神経遮断薬　14
抗がん薬
　──アルコールの併用　29
　──アレルギー　166, 167
　──感染症　179〜181
　──血管外漏出　148, 149
　──血中濃度変化　158
　──授乳婦への投与　217
　──調製　120〜124
　──廃棄方法　154, 209
　──光の影響　202
　──併用禁忌　38, 141, 143
　──保管方法　187, 192
　──溶解液の選択　114, 115
　──溶解後の経過時間　119
抗寄生虫薬　29
抗凝固薬
　──アルコールの併用　29

──サプリメントや健康食品の併用　34
　　──手術前の減量・休薬　241, 242
　　──食事との飲み合わせ　31
　　──ビタミンKの併用　33
　　──服用時間の誤り　15
　　──分割使用　151
　　──併用禁忌　38
抗菌薬
　　──MRSA感染患者への投与　163
　　──アルコールの併用　29
　　──アレルギー　168, 169, 171
　　──栄養剤の併用　58
　　──牛乳の併用　22
　　──血中濃度変化　158
　　──解熱鎮痛薬の併用　39
　　──抗がん薬使用時　181
　　──光線過敏症　94
　　──剤形の異なる抗菌薬の併用　147
　　──サプリメントや健康食品の併用　34
　　──腎障害患者への投与　228
　　──投与速度　129
　　──妊婦への投与　218
　　──副作用と予防・対応　19
　　──服用時間の誤り　16
　　──服用に用いる水の量　26
　　──併用禁忌　38, 141, 142, 145
　　──溶解液の選択　115
口腔内崩壊錠（OD錠）　26, 45
高血圧　71, 253
抗血小板薬　241
高血糖　253
高脂肪食　51, 62
高周波療法　95
向精神薬
　　──紛失　210
　　──分類　208
　　──保管方法　205, 208
　　──ラベル表示　108
光線過敏症　94
抗体製剤　179
抗てんかん薬
　　──アレルギー　166
　　──血中濃度変化　158, 162
　　──解熱鎮痛薬の併用　78
　　──絶食時の対応　10, 18
　　──中止（減量）の判断　69
　　──鎮痛補助　239
　　──追加投与の判断　64
　　──妊婦への投与　219
　　──併用禁忌　38, 41, 142, 145
　　──併用注意　41, 231
後発医薬品　246
抗ヒスタミン薬　29, 94, 231, 232

抗不安薬
　　──アルコールの併用　24
　　──光の影響　203
　　──粉砕・開封の影響　46
抗不整脈薬
　　──授乳婦への投与　217
　　──絶食時の対応　10
　　──投与速度　129
抗ヘルペスウイルス薬　229
高齢者　42, 62, 220
呼吸麻痺　141
呼吸抑制　221
骨粗鬆症　22, 253
骨粗鬆症治療薬
　　──ステロイド薬の副作用への対処　253
　　──服用時間　5, 9
　　──併用禁忌　38
　　──保管温度　191
　　──水以外での服用　28
コーティング錠　43
コーヒー　51
コミュニケーション不足　37, 259
小麦アルブミン　36
コーラ　51
コンタクトレンズ　96, 100
混注　131, 153
　　──後の安定性　137
　　──遮光　202
　　──順序　136
　　──保管方法　192

さ

催奇形性　44, 215
細菌汚染　152
剤形　247, 248
最高血中濃度（C_{max}）　251
　　──達成時間（T_{max}）　251
再投与試験　165
細胞毒性　44, 120
催眠作用　222
作業用シート　123
錯乱状態　220
サプリメント　34, 36
坐薬　74, 249
　　──カット　76
　　──再挿入の判断　77
　　──挿入方法　75
　　──他種の坐薬との併用　78
サリチル酸　195
酸-アルカリ反応　133
酸化-還元反応　134
三環系抗うつ薬　29
散剤　49, 248
　　──内服困難　51
三酸化ヒ素製剤　209

酸性注射薬　134
酸素の影響　183

し

ジアテルミー　95
ジェネリック医薬品　246, 247
時間依存型　16
事故　254
脂質異常症　253
脂質異常症治療薬
　　──横紋筋融解症　40
　　──ステロイド薬の副作用への対処　253
　　──服用時間　9
　　──併用注意　40
ジスルフィラム様作用　23
室温保存　184, 186, 187, 191
失活　209, 247
シックデイ　17, 193
湿度の影響　183
脂肪乳剤　142, 151
嗜眠　219
耳鳴　141
遮光　197
　　──カバー　137, 183
重層療法　82
収着　111
熟眠障害　223
手術後の患者への投与　243
手術予定の患者への投与　241
ジュース　10, 21, 51, 193
主成分　75
授乳婦への投与　217, 219
循環器系治療薬　10
昇圧薬
　　──アナフィラキシーへの対処　172
　　──サプリメントや健康食品の併用　34
　　──併用禁忌　142
　　──保管温度　187
常温保存　184
消化性潰瘍　61, 62, 253
使用期限　101, 194, 195
錠剤　43, 248
　　──粉砕の影響　42
硝酸薬　89, 93
脂溶性薬　31
小児への投与　42, 212
上部消化管粘膜障害　61
静脈炎　128
静脈内注射（静注）　104
　　──投与速度　125
除去食期間　235
食後薬　6
　　──絶食時　10, 17
　　──服用時間の誤り　7

263

食事に混ぜて服用　32, 51
食前薬　6
　　──服用時間の誤り　7, 8
褥瘡　86
食直後薬　6
　　──服用時間の誤り　8
食肉　235
食物アレルギー　233
　　──既往歴　236
　　──投与禁忌薬　235
食間薬　6
ショック　127
徐放性製剤　44, 56, 59
シロップ剤　248
神経筋遮断症状　141
神経障害性疼痛　239
神経ブロック　239
人工涙液点眼薬　101
腎障害　19, 40, 141, 228, 229
新薬　246

推算糸球体濾過量（eGFR）　228
水痘　79
水分補給　213
睡眠時無呼吸症候群　221
睡眠不足　232
睡眠薬
　　──アルコールの併用　23, 29
　　──カフェインの併用　31
　　──高齢者への投与　220〜225
　　──食事との飲み合わせ　31
　　──ステロイド薬の副作用への対処　253
　　──せん妄　173, 174
　　──中止（減量）の判断　69
　　──追加投与の判断　63
　　──妊婦・授乳婦への投与　219
　　──副作用と予防　220〜222
　　──不眠タイプ別の使い方　223, 224
　　──ふらつき　221
　　──粉砕の影響　46
　　──分類　68
　　──持ち越し効果　68, 222
水溶性点眼薬　97
水溶性薬　31
スクラッチテスト　165
スタチン系薬剤　40
頭痛　127
スティーブンス・ジョンソン症候群　78, 166
ステロイド薬
　　──感染症　179
　　──せん妄　173
　　──軟膏薬　80, 84
　　──副作用と予防・対応　87, 253

　　──服用時間　11
　　──分割使用　151
　　──溶解液　114
スピル・キット　123
スプレー　93
スポーツドリンク　21, 28, 51
スルホニル尿素（SU）類　12, 13, 17, 66

せ

制酸薬　51
制吐薬　78
生物学的半減期（$T_{1/2}$）　251
生理食塩液　113
舌下錠　26, 47, 93
　　──舌下投与できないとき　47
舌下噴霧　47
舌根沈下　47
絶食時　10
セファロスポリン系抗菌薬　141
セフェム系抗菌薬　29, 141, 218
ゼラチン　234, 235
前向性健忘症　225
全身倦怠感　71
全身作用　89
全人的苦痛　237
喘息　226
前庭機能障害　19
蠕動運動　8
セントジョーンズワート　34
先発医薬品　246
せん妄　173〜177

そ

造影剤　149, 166
相加的作用　23, 29
相互作用　38, 139, 140, 251
早朝覚醒　223
早朝高血圧　14
速効型インスリン分泌促進薬　12, 13, 17, 66

た

第8脳神経障害　141
体位　61
耐久性　189
代謝異常症治療薬　29
耐性菌　16, 161
体内動態パラメーター　251
立ちくらみ　71
脱水　177
タバコ　31
ダブルバッグ製剤　114, 137, 196
卵　234, 235
炭酸水　21
胆汁酸　8

単純塗布法　82
単独ライン投与　135
タンニン　21

知覚障害　175
チーズ　31, 51
茶葉抽出飲料　51
チャレンジテスト　165
チュアブル錠　45
注意障害　175
注射　104
　　──注射器複数回使用　152
　　──注射部位　107
　　──用水　113
注射薬　249
　　──調製　110
　　──投与速度　125
　　──溶解　113
　　──ラベル　106, 107
中心静脈栄養法（TPN）　128, 154, 243
中途覚醒　223
中毒性表皮壊死症　166
長時間作用型降圧薬　14
貼付薬　88, 248
　　──貼付場所　90
　　──貼り直し　92
腸溶性製剤　44
聴力障害　19
貯法　107, 199
チラミン中毒　31
治療域　157
治療薬物モニタリング　156
鎮痛補助薬　239

つ・て

追加投与　63, 67
低温条件　185
低血糖　10, 17, 193
定常状態　157
ディスポーザブル　121, 152
テトラサイクリン系抗菌薬　22, 34, 38, 141, 218
手袋　122
テープ剤　88, 248
電解質輸液　249
てんかん　230
　　──発作誘発因子　232
点眼薬　96, 248
　　──開封後　195
　　──順番　97
　　──使い方　99
　　──目にしみる　98
点耳薬　248
点滴静脈注射（点滴）　105, 249
　　──セット　111

――投与速度 125
――廃棄 154
転倒事故 221, 224
点鼻薬 248

【と】

糖尿病治療薬
　――アルコールの併用 23, 29
　――サプリメントや健康食品の併用 36
　――ステロイド薬の副作用への対処 253
　――絶食時の対応 10, 17
　――追加投与の判断 66
　――低血糖への対処 193
　――副作用 193
　――服用時間 2, 9, 17
特定保健用食品（トクホ） 36
毒薬 108, 247
　――取り扱い 120
　――廃棄方法 209
　――保管方法 206
床ずれ 86
突出痛 238
塗布剤 248
トラフ値 159
頓服 14

【な】

内眼部疾患 147
内服薬 1, 248
　――注射薬併用 144, 147
納豆 31, 33
生ワクチン 147
軟カプセル剤 43, 44
軟膏薬 80, 248
　――吸収率 85
　――使用期限 85
　――塗ってはいけない場所 85, 86
　――塗り方 82
難消化性デキストリン 36
難聴 141

【に】

二糖類 193
ニードルケース 123
ニューキノロン系抗菌薬 22, 38, 39, 58, 94, 181, 218
乳酸アシドーシス 243
乳酸菌飲料 51
乳糖 234
入眠障害 223
乳幼児 234
妊娠高血圧症候群 216
認知症 176
妊婦 215, 218, 219

【ね・の】

熱性けいれん 78
眠気 220, 240
脳循環・代謝改善薬 241
脳・末梢浮腫 127
飲み合わせ 31, 51
飲み忘れ 3, 4

【は】

バイアル製剤 110, 191
肺炎 166
バイオシミラー 246
廃棄物用容器 123
配合禁忌 132
配合変化 131, 139, 152
肺線維症 166
ハイリスク医薬品 255
ハイリスク患者 211
パーキンソン病治療薬 10
白濁 138
白内障 253
白血球遊走阻止試験（LMIT） 165
パッチテスト 165
発熱 232
パップ剤 88, 248
反射性頻脈 71
反跳性不眠 69

【ひ】

皮下注射 249
光の影響 137, 183, 197, 201
ビグアナイド類 12, 13, 17, 66
ヒスタミン H_1 受容体拮抗薬 41
ヒスタミン H_2 受容体拮抗薬 173
非ステロイド性抗炎症薬（NSAIDs） 38, 39, 79, 89, 166, 213, 218, 226
ビスホスホネート製剤 5, 22, 28, 32, 45
ビタミン B_1 137
ビタミン B_6 142
ビタミン D 34, 81, 83, 86
ビタミン K 33, 242
ビタミン製剤 142, 154, 204, 243
非定型抗精神病薬 177
皮内テスト 165, 169
皮膚発疹 166
ヒマシ油 70
微量元素製剤 134
ビンカアルカロイド系薬 148

【ふ】

ファシール 124
フィブラート系薬剤 40
フェニル酢酸系薬 39

不活化ワクチン 147
副作用 157
副腎機能不全 253
副片 107
腹膜炎 195
服用間隔 3
　――ズレ 9
　――注意が必要なくすり 14
服用時間 2
　――誤り 5
　――注意が必要なくすり 9, 11
　――薬効との関係 11
服用中止の判断 65
賦形剤 49, 50
不整脈 127
不眠 223
プライミングセット 124
ふらつき 221, 222
フラッシュ 136
フラノクマリン 28
プリックテスト 165
プレフィルドシリンジ 114
プロピオン酸系薬 39
分割使用 151
粉砕調剤 42, 199
分離片 107

【へ】

併用禁忌 38, 39, 140〜145, 232
併用注意 41, 140, 231
ペニシリン系抗菌薬 141, 218
ペン型注射器 191
ベンゾジアゼピン（BZP）系薬 69, 173, 174, 219, 222
便秘 70, 240

【ほ】

防護具 110
放射性医薬品 217
防腐剤 101
保管温度に関するマーク 188
保管方法 182
保護メガネ 122
補助ゼリー 51
保存剤 151
哺乳困難 219

【ま】

麻疹 191
マスク 122
末梢静脈栄養（PPN）輸液剤 196
まとめ飲み 15
麻薬
　――余った場合の対応 207
　――栄養剤の併用 59
　――オピオイドローテーション 173

―― がん性疼痛への対処　237〜240
―― 授乳婦への投与　217
―― せん妄　173
―― 貼付剤　91
―― 廃棄方法　209
―― 副作用と対応　240
―― 紛失時の対処　210
―― 保管方法　206, 207
―― ラベル表示　108

み

水（服用）　20, 26
密封容器　185
密封療法　82
ミネラル　34

め・も

メイラード反応　137, 196
めまい　71, 141
メラトニン受容体作動薬　174, 177
免疫抑制薬
　―― 感染症　179
　―― グレープフルーツジュースの併用　28
　―― 血中濃度変化　158, 162
　―― 追加投与の判断　64
　―― 服用間隔　15

―― 併用禁忌　145
―― 保管温度　187
―― ワクチン製剤の併用　147
持ち越し効果　174, 222

や

薬剤性パーキンソニズム　174
薬剤添加リンパ球刺激試験（DLST）　165
薬剤誘発性頭痛　14
薬品保冷庫　190
薬物アレルギー　164
薬物代謝の変化　24, 29
薬物動態　250
薬効　60
　―― 増強　23
　―― みられないとき　63, 66

ゆ

輸液　249
　―― 外袋　130
輸注症候群　166

よ

溶解液　107, 113, 114, 115
　―― 選択　118
溶解後速やかに使用　116
溶解方法　107

要希釈　108
溶血性貧血　166
葉酸　219
溶出　111
ヨーグルト　51

ら・り

ライ症候群　79, 214
離脱症状　253
利尿薬　11, 141
流行性耳下腺炎　191
緑黄色野菜　33
緑茶　21, 51
緑内障　253
リン酸エステル型製剤　79

る・れ

ルアーロック式注射器　123
ループ利尿薬　141
冷罨法　148, 213
冷所保存　184, 191
レスキュー薬　238

わ

ワクチン製剤　147
ワンショット静注　249

薬剤名索引

黒字は「一般名（簡略表記）」，赤字は「商品名」を示しています．なお，分類名については解説索引に掲載しています．

数字・欧文

5-FU　145，149，180
d-クロルフェニラミン　29
D-マンニトール　79，187
K.C.L.®　108，127，201
L-アスパラギナーゼ　115，143，149，166，167
L-アスパラギン酸カリウム　127
MSコンチン®　238
MSツワイスロン®　59

和文

アイオナール・ナトリウム　208
アイトロール®　29
アイピーディ®　45
アイファガン®　97
亜鉛華軟膏　81，86
アカルボース　12，13，17
アクチノマイシンD　149
アクトシン®　81
アクトス®　13，17，66
アクトネル®　5，45
アクプラ®　149，201
アクラシノン®　149
アクラルビシン　149
アクロマイシン®V　200
アザクタム®　201
アザシチジン　119
アザセトロン　201
アザチオプリン　145
アザニン®　145
アザルフィジン®EN　44
アシクロビル　134
アジスロマイシン　51
アシテア®　47
アストミン®　45
アズトレオナム　201
アスナプレビル　145
アスパラ®　127
アスピリン　38，79，195，213，227，242
　　──/クロピドグレル配合　242
　　──/ダイアルミネート配合　242
アセタゾラミド　134
アセトアミノフェン　29，51，78，213，218，227
アセトアミノフェン「JG」　29
アセトヘキサミド　13
アセナピン　47
アゼルニジピン　145

アゾセミド　198
アゾルガ®　97，98
アダプチノール®　200
アタラックス®-P　29
アダラート®　14，27，44，51，67，71，200
アーチスト®　200
アップノール®B　200
アデホス®コーワ　44
アテレック®　27
アドシルカ®　145
アドナ®　201
アドリアシン®　149，180
アトルバスタチン　40
アドレナリン　134，187
アナグリプチン　13
アナフラニール®　29，46
アナペイン®　108
アピキサバン　242
アプルウェイ®　13，66
アプレゾリン®　115
アベマイド®　13
アベロックス®　39，218
アボルブ®　44
アマリール®　13，17，29，66
アミオダロン　166，217
アミカシン　218
アミカシン硫酸塩®　129，218
アミティーザ®　71
アミトリプチリン　29
アミノフィリン　127，134，201
アミノレバン®EN　52，235
アムビゾーム®　115，118
アムホテリシンB　115，118，141，201
アムルビシン　119，149
アムロジピン　27
アムロジン®　27
アメナメビル　229
アメナリーフ®　229
アモキシシリン　3，218
アモバルビタール　208
アモバン®　68，208，223
アリナミン®F　201
アリピプラゾール　174
アルケラン®　119
アルダクトン®A　145
アルピニー®　75，213
アルファロール®　44
アルプラゾラム　208
アルプロスタジル　112，185
アルベカシン　127，161，163
アルミニウム　38

アルメタ®　81
アルロイドG®　9
アレサガ®　91
アレジオン®　97，101，200
アレビアチン®　127，134，135，145
アレンドロン酸ナトリウム　5
アログリプチン　13，17
　　──/メトホルミン配合　13
アロチノロール　200
アロチノロール®　200
アロプリノール　166
アンカロン®　217
アンピシリン　21，134，218
アンヒバ®　78，213
アンプラーグ®　242
アンプリット®　200
アンペック®　75

イグザレルト®　15，145，242
イクセロン®　91
イコサペント酸エチル（EPA）　242
イスコチン®　51
イソジン®　81
イソゾール®　114
イソニアジド　31，51
イソミタール®　208
イダマイシン®　128，149
イダルシズマブ　242
イダルビシン　128，149
一硝酸イソソルビド　29
イトラコナゾール　38，145
イトリゾール®　9，145
イニシンク®　13，66
イノバン®　135
イバンドロン酸　5
イフェンプロジル　242
イブジラスト　242
イブプロフェン　213
イプラグリフロジン　13，17
イホスファミド　149
イホマイド®　149
イミドール®　200
イミプラミン　29，200
イミペネム　145
イムノブラダー®　209
イリノテカン　148，149，179，180
インダパミド　29
インターフェロンα　167
インタール®　97，101
インデラル®　29，134
インドメタシン　89

イントラリポス® 112
インフリキシマブ 166, 179

え

エイゾプト® 97, 98
エクア® 13, 17, 66
エクザール® 149, 180
エクセラーゼ® 7
エクメット® 13, 66
エジュラント® 145
エスクレ® 75, 235
エスゾピクロン 68, 223
エスタゾラム 208, 223
エストラジオール 91
　——/ノルエチステロン配合 91
エストラーナ® 91
エスポー® 167, 185
エスラックス® 206
エチゾラム 68, 208
エチドロン酸二ナトリウム 5
エチル水銀チオサリチル酸ナトリウム
　101
エドキサバン 15, 242
エトポシド 112, 149, 180
エノシタビン 112, 149
エバスチン 200
エバステル® 200
エパデール® 9, 242
エバミール® 68, 223
エパルレスタット 7
エピナスチン 200
エピペン® 187
エピルビシン 149
エフィエント® 242
エフオーワイ® 135
エフピー® 31
エプレレノン 145
エポエチンアルファ 185
エポエチンベータ 185
エポジン® 167, 185
エポセリン® 75
エポプロステノール 114
エメダスチン 91
エリキュース® 242
エリスパン® 200
エリスロシン® 51, 115
エリスロポエチン 167
エリスロマイシン 21, 51, 115, 142
エリミン® 223
エルプラット® 118, 187
エレメンミック® 134, 201
エレンタール® 52, 111
エロビキシバット 71
塩化カリウム 127
塩酸プロカルバジン® 29, 145
エンシュア®・H 235

エンシュア・リキッド® 55, 235
エンテロノン®-R 235
エンドキサン® 149, 179, 180, 217
エンパグリフロジン 13

お

オイグルコン® 13, 17, 29, 66
オキサリプラチン 118, 166, 187
オキサロール® 86
オキシコドン 59
オキシコンチン® 238
オキシブチニン 91
オキノーム® 59
オゼックス® 39, 51
オセルタミビル 229
オーツカ MV 153, 183, 201
オプジーボ® 185
オプスミット® 145
オプソ® 59
オマリグリプチン 13
オメガ-3 脂肪酸エチル（EPA-DHA）242
オメガシン® 145
オメプラゾール 135
オメプラール® 44, 135
オーラップ® 145
オランザピン 174
オルプリノン 201
オレンシア® 111
オングリザ® 13, 66
オンコビン® 149, 180
オンダンセトロン 201

か

カイトリル® 125
カタプレス® 29
カチーフ®N 198
ガチフロ® 97
カディアン® 59
カナグリフロジン 13
カナグル® 13, 66
カナリア® 13, 66
カピステン® 39
カプトプリル 200
カプトリル® 200
ガベキサート 135
カリーユニ® 97
カルシポトリオール 86
カルスロット® 27
カルセド® 119, 149
カルチコール® 127, 145
カルテオロール 98
　——/ラタノプロスト配合 98
カルデナリン® 14
カルナクリン® 44
カルバゾクロム 201
カルバマゼピン 51, 145

カルフェニール® 200
カルブロック® 145
カルベジロール 200
カルベニン® 145
カルペリチド 115, 135
カルボプラチン 149, 180
ガレノキサシン 39
カロナール® 29, 51, 213, 227
ガンシクロビル 115, 134
含糖酸化鉄 134
カンプト® 149, 179, 180
カンレノ酸カリウム 134, 145, 201

き

キサラタン® 97, 185
キシロカイン® 129, 151
キニジン 51
キネダック® 7, 9
キロサイド® 149, 180

く

クアゼパム 68, 208, 223
グアナベンズ 29
クエチアピン 174
グーフィス® 71
グラクティブ® 13, 17, 66
グラケー® 7
グラセプター® 145
グラナテック® 97
クラビット® 39, 58, 97, 200
クラフォラン® 201
クラリシッド® 51
クラリス® 22, 51
クラリスロマイシン 22, 51
グラン® 114
グリクラジド 13, 17
グリクロピラミド 13
グリコラン® 13
グリセリン 70
グリセリン® 70
クリノフィブラート 40
グリベンクラミド 13, 17, 29
グリミクロン® 13, 17, 66
グリメピリド 13, 17, 29
クリンダマイシン 127, 142
グルコバイ® 12, 13, 17, 66
グルコン酸カルシウム 127, 145
グルファスト® 12, 13, 17, 29, 66
グルベス® 13, 66
クレストール® 40
グレースビット® 39
クロナゼパム 208
クロニジン 29
クロピドグレル 242
クロミッド® 200
クロミフェン 200

クロミプラミン 29
クロモグリク酸 101
クロラムフェニコール 218
クロルジアゼポキシド 200
クロルプロパミド 13
クロルプロマジン 201
クロロマイセチン® 218

け

ケイセントラ® 242
ケイツー® 112, 204, 242
ケタス® 241, 242
ケタミン 127
ケタラール® 127
ケトチフェン 41
ケトプロフェン 39, 201, 218
ケトプロフェン® 201
ケフレックス® 218
ゲーベン® 81, 83
ゲムシタビン 128, 149
ケーワン® 200
ゲンタシン® 129, 218
ゲンタマイシン 218

こ

コアキシン® 218
コアテック® 201
コカイン 217
コスメゲン® 149
コソプト® 97
コニール® 27
コムプレラ® 145
コメリアン®コーワ 242
コレバイン® 9
コレポリー®R 235
コンサータ® 208
コンスタン® 208
コントミン® 201
コントール® 200
コンプラビン® 242

さ

サアミオン® 242
サイメリン® 149, 180
サイレース® 29, 68, 112, 201, 208, 223
サキサグリプチン 13
ザジテン® 41, 97
ザファテック® 13, 66
ザラカム® 97
サラゾピリン® 75
サリチルアミド/アセトアミノフェン配合 213
サリチル酸ナトリウム/ジブカイン配合 201
サルファ薬 166

サルポグレラート 242
サワシリン® 218
酸化マグネシウム 38, 240
サンコバ 97
サンチンク 101
サンディミュン® 112
サンラビン® 112, 149

し

ジアゼパム 29, 78, 79, 112, 135, 203
シアナマイド® 145
シアナミド 145
ジェニナック® 39
ジェムザール® 128, 149
シオマリン® 29
ジクアス® 97
シクレスト® 47
シクロスポリン 28, 34, 51, 112, 141, 145, 179
ジクロード® 97
ジクロフェナクナトリウム 79, 183, 213
シクロホスファミド 149, 179, 180, 217
ジゴキシン 34, 142, 145
ジゴシン® 145
シスプラチン 118, 143, 149, 179, 180
ジスルフィラム 145
ジスロマック® 51
シタグリプチン 13, 17
シタフロキサシン 39
シタラビン 149, 166, 180
ジノプロスト 134
ジヒデルゴット® 145
ジヒドロエルゴタミン 145
ジピリダモール 242
ジフェンヒドラミン 29, 41
ジフルカン® 145
シプロキサン® 39, 51, 135, 218
シプロフロキサシン 39, 51, 135, 218
シプロヘプタジン 29
ジベトス® 12, 13, 17
ジベトンS® 13
ジメリン® 13
ジメンヒドリナート 29
ジャクスタピッド® 145
ジャディアンス® 13, 66
ジャヌビア® 13, 17, 66
シュアポスト® 12, 13, 17, 66
小柴胡湯 145
硝酸イソソルビド 29, 91, 112, 201
ジョサマイシン 51
ジョサマイシン® 51
ジラゼプ 242
ジルチアゼム 27
シルニジピン 27
シロスタゾール 51, 242
シンバスタチン 40, 51

新レシカルボン® 70, 75

す

水酸化アルミニウム 51
スイニー® 13, 66
水溶性ハイドロコートン® 151
スインプロイク® 71, 240
スオード® 39
スキサメトニウム 185, 206
スーグラ® 13, 17, 66
スージャヌ® 66
スターシス® 13, 66
スピロノラクトン 145
スプレンジール® 27
スボレキサント 38, 68, 221〜223
スミフェロン® 167
スルバクタム/アンピシリン配合 134
スルファジアジン銀 83
スルペラゾン® 29
スンベプラ® 145

せ

セイブル® 12, 13, 17, 66
セコバルビタール 208
セツキシマブ 166
セニラン® 75
セファゾリンナトリウム 201
セファゾリンナトリウム® 201
セファランチン 201
セファランチン® 201
セファレキシン 218
セファロスポリン 166
セファロチン 218
セフォゾプラン 134
セフォタキシムナトリウム 201
セフォチアム 29
セフォビッド® 29
セフォペラゾン 29
　——/スルバクタム配合 29
セフジニル 38
セフトリアキソンナトリウム 142, 201
セフミノクス 29
セフメタゾールナトリウム 29, 201
セフメタゾン® 29, 201
セフメノキシム 29
セララ® 145
セルシン® 29, 112, 135, 203
セルセプト® 179
セレギリン 31, 38
セレコキシブ 227
セレコックス® 227
セレニカ®R 145
セレネース® 201, 240
セロクラール® 241, 242
セロトーン® 201
センナ 70

269

センノシド 70

そ

ゾシン® 141
ソセゴン® 208
ソニアス® 13, 66
ゾピクロン 68, 208, 223
ゾビラックス® 81, 129, 134
ゾフラン® 201
ソメリン® 223
ソラナックス® 208
ソラフェニブ 51
ソル・コーテフ® 127
ソルダクトン® 133, 134, 138, 145, 201
ゾルピデム 68, 208, 223
ソル・メドロール® 114, 179

た

ダイアップ® 75, 78
ダイアート® 198
ダイアモックス® 134
ダイオウ 70
ダイオウ® 70
大建中湯 70
ダイドロネル® 5, 9
ダウノマイシン® 149
ダウノルビシン 149
ダオニール® 13, 66
タカルシトール 86
ダカルバジン 119, 149
ダカルバジン® 119, 149
タキソテール® 149, 180
タキソール® 112, 145, 149, 180
ダクラタスビル 145
ダクルインザ® 145
タクロリムス 28, 83, 112, 141, 145, 179, 187
タケプロン® 57, 135
タゴシッド® 127, 163
タダラフィル 145
ダパグリフロジン 13, 17
ダビガトラン 15, 242
タプコム® 97
ダプトマイシン 161
タフマック®E 235
タプロス® 97
タミフル® 229
ダラシン® 127, 129, 142
ダルメート® 223
ダントリウム® 115, 134
ダントロレン 115, 134

ち

チアミラール 114
チエナム® 145
チオウラシル 166

チオラ® 45
チガソン® 44
チクロピジン 242
チメロサール 101
チモプトール® 97
チョコラ®A 201

つ・て

ツロブテロール 91
デアメリン®S 13
ティーエスワン® 145
テイコプラニン 127, 141, 161, 163
ディプリバン® 112
ディレグラ® 9
テオドール® 21, 44, 51
テオフィリン 21, 31, 34, 41, 51, 158
テオロング® 21
デカドロン® 79, 179
テガフール/ギメラシル/オテラシルカリウム配合 145
デキサメタゾン 179
デキストラン 142
テグレトール® 51, 145
デタントール® 97
鉄剤 38, 51
テトラサイクリン 166, 200
テネリア® 13, 66
テネリグリプチン 13
　　──/カナグリフロジン配合 13
デノシン® 115, 134
デパケン® 145
デパス® 68, 208
デベルザ® 13, 66
テムシロリムス 112
デュオトラバ® 97
デュロテップ®MT 91
テリパラチド 191
テルグリド 29
テルロン® 29
テレミンソフト® 70, 75

と

ドキシサイクリン 218
ドキソルビシン 143, 148, 149, 180
トスフロキサシン 39, 51
ドセタキセル 149, 180
ドパストン® 134, 135
ドパミン 135
トプシム® 81
ドブタミン 134
ドブトレックス® 134
トブラシン® 97, 129, 218
トフラニール® 29, 46
トブラマイシン 218
トホグリフロジン 13
ドボネックス® 86

トラスツズマブ 114, 166, 185
トラゼンタ® 13, 17, 66
トラディアンス® 66
トラバタンズ® 97
トラピジル 242
トラフェルミン 185, 191
トラベルミン® 29, 41, 240
ドラマミン® 29
トラメラス® 97
ドラール® 68, 208, 223
トリアゾラム 29, 51, 68, 145, 208, 223
ドリエル® 41
トリクロルメチアジド 29
トリセノックス® 209
トーリセル® 112
トリプタノール® 29
ドリペネム 145
トリメトプリム/スルファメトキサゾール配合 181
トルソプト® 97
ドルナー® 242
ドルミカム® 112, 133, 134, 208
トレアキシン® 119
トレラグリプチン 13
ドロペリドール 201
ドロレプタン® 201
ドンペリドン 78

な

ナウゼリン® 9, 75, 78, 240
ナテグリニド 12, 13, 17, 29, 32
ナトリックス® 29
ナファモスタット 115, 135
ナベルビン® 128, 148, 149
ナルデメジン 71
ナルトグラスチム 181

に

ニカルジピン 27, 112
ニコチネル®TTS 91, 95
ニコチン 91
ニセルゴリン 242
ニソルジピン 27
ニトラゼパム 29, 68, 223
ニドラン® 149
ニトレンジピン 27
ニトログリセリン 29, 47, 48, 89, 91, 112
ニトロダーム® 29, 91, 93, 95
ニトロペン® 29, 47
ニトロール® 29, 112, 201
ニフェジピン 27, 67, 71, 200
ニフラン® 97
ニポラジン® 29
ニボルマブ 185

ニムスチン 149
ニメタゼパム 223
ニュープロ® 91

ね

ネオキシ® 91
ネオビタカイン® 201
ネオフィリン® 127, 134, 201
ネオラミン・マルチV® 112, 201
ネオーラル® 51, 145, 179
ネクサバール® 51
ネシーナ® 13, 17, 66
ネスプ® 167
ネダプラチン 149, 201
ネバナック® 97
ネリゾナ® 81
ネルボン® 68, 223

の

ノイトロジン® 114
ノイロトロピン® 201
ノックビン® 145
ノバミン® 201, 240
ノバントロン® 149
ノービア® 186
ノーベルバール® 145
ノルアドレナリン 134
ノルアドレナリン® 134
ノルスパン® 91, 208
ノルバスク® 27, 51
ノルフロキサシン 39, 51

は

バイアスピリン® 44, 195, 242
ハイパジール® 97
バイミカード® 27
バイロテンシン® 27
パキシル®CR 44
バクシダール® 39, 51
パクリタキセル 112, 143, 145, 149, 180
パシーフ® 59
ハーセプチン® 114, 185
バソレーター® 91
パタノール® 97
パナルジン® 242
パニペネム 145
バファリン® 45, 195, 242
ハベカシン® 127, 163
パム静注 201
パラプラチン® 149, 180
パルクス® 185
ハルシオン® 29, 51, 68, 145, 208, 223
バルトレックス® 26
バルプロ酸ナトリウム 38, 142, 145
バレオン® 39, 94

ハロキサゾラム 223
ハロスポア® 29
パーロデル® 9
ハロペリドール 201
バンコマイシン 3, 127, 129, 134, 161, 163
バンコマイシン® 134
ハンプ® 115, 135

ひ

ビアペネム 145
ヒアルロン酸 98, 101
ヒアレイン® 97, 98, 101
ピオグリタゾン 13, 17
　――/アログリプチン配合 13
　――/グリメピリド配合 13
　――/メトホルミン配合 13
ビクシリン® 134, 218
ピコスルファート 70
ビサコジル 70
ピシバニール® 114
ビソノ® 91
ビソプロロール 91
ビソルボン® 112, 134
ビダーザ® 119
ビタジェクト® 112, 183
ピタバスタチン 40
人血小板濃厚液 186
ヒドララジン 115, 216
ヒドロキシジン 29
ヒドロコルチゾン 127
ピノルビン® 149
ビノレルビン 128, 149
ビブラマイシン® 26, 218
ビーフリード® 196
ピペラシリン 141
ピモジド 145
ピラルビシン 149
ビルダグリプチン 13, 17
　――/メトホルミン配合 13
ヒルドイド® 81
ヒルナミン® 201
ビンクリスチン 143, 149, 180
ビンデシン 149
ビンブラスチン 149, 180

ふ

ファスティック® 12, 13, 17, 29, 66
ファーストシン® 134
ファルモルビシン® 149
ファンギゾン® 201
フィトナジオン 200
フィニバックス® 145
ブイフェンド® 9, 145
フィブラスト® 185, 191
フィルグラスチム 181

フィルデシン® 148, 149
フェジン® 134
フェニトイン 34, 79, 127, 134, 135, 145
フェノバール® 29, 145, 208
フェノバルビタール 29, 79, 145, 208
フェノフィブラート 40
フェルデン® 75
フェロジピン 27
フエロン® 235
フェンタニル 89, 91
フェントス® 91
フォサマック® 5
フォシーガ® 13, 17, 66
フォリアミン® 134
フォルテオ® 191
フサン® 115, 135
フトラフール® 75
ブプレノルフィン 91, 208
ブホルミン 12, 13, 17
プラザキサ® 15, 242
フラジール® 29
プラスグレル 242
プラバスタチン 40
フラビタン® 201
プラビックス® 242
フラビンアデニンジヌクレオチド 201
プラリドキシムヨウ化物 201
フランドル® 29, 91, 93
プリズバインド® 242
プリンペラン® 9, 134, 240
フルイトラン® 29
フルオロウラシル 145, 149, 180
フルカリック® 204
フルコナゾール 145
フルジアゼパム 200
フルスルチアミン 201
プルゼニド® 70, 240
フルニトラゼパム 29, 68, 112, 201, 208, 223
フルバスタチン 40
ブルフェン® 213
プルプラノロール 134
フルメトロン® 97
フルラゼパム 223
プルリフロキサシン 39
フルルビプロフェン 39
フルルビプロフェンアキセチル 39, 112
ブレオ® 149
ブレオマイシン 149, 166
プレガバリン 29
プレタール® 51, 242
プレドニゾロン 145, 179
プレドニン® 179
プロカルバジン 29, 145
プログラフ® 112, 145, 179, 187

プロクロルペラジン　201
プロジフ®　145
プロスタルモン®　134
フロセミド　127, 134, 141, 198
ブロチゾラム　29, 68, 208, 223
プロトピック®　81, 83, 84
ブロナック®　97
ブロナンセリン　145, 174
プロプラノロール　29
フロベン®　39
プロポフォール　112
ブロムヘキシン　112, 134
ブロモクリプチン　200
フローラン®　114
フロリードF　112, 129, 145
プロレナール®　241, 242

へ

ベイスン®　12, 13, 17, 66
ベガモックス®　97
ペグインターフェロン　167
ペグイントロン®　167
ベクロニウム　206
ベザトール®SR　40
ベザフィブラート　40
ベストコール®　29
ベストロン®　97
ベタメタゾンリン酸エステル　101
ベナンバックス®　115
ベニジピン　27
ペニシラミン　32, 166
ペニシリン　166
ベネット®　5
ベバシズマブ　166
ヘパリンナトリウム®　151
ヘパンED®　52, 191
ヘプセラ®　196
ペプレオ®　149
ペプロマイシン　149
ベラパミル　27
ベラプロストナトリウム　242
ペラミビル　229
ペリアクチン®　29
ペリシット®　9
ベリチーム®　9, 235
ペルサンチン®　242
ペルジピン®　27, 112
ベルソムラ®　68, 221〜223
ヘルベッサー®　27, 94
ヘレニエン　200
ペロスピロン　174
ベンザリン®　29, 68, 223
ペンタゾシン　208
ペンタミジン　115
ベンダムスチン　119
ペントバルビタール　208

ほ

ホクナリン®　91
ボグリボース　12, 13, 17
ホスフルコナゾール　145
ホスホマイシン　118
ホスミシン®S　118
ボスミン®　134
ボトックス®　209
ボナロン®　5, 45
ボノテオ®　5
ポララミン®　29, 94
ボリコナゾール　145
ボルタレン®　26, 75, 79, 183, 213, 214
ボンアルファハイ®　86
ポンタール®　79, 213
ボンビバ®　5

ま

マイスリー®　68, 208, 223
マイトマイシン　149, 180
マイトマイシンC　149, 180
マーカイン®　151
マキサカルシトール　86
マシテンタン　145
マニジピン　27
マリゼブ®　13, 66
マルツエキス　70
マーロックス®　9

み

ミグリトール　12, 13, 17
ミケラン®LA　97, 98
ミケルナ®　97, 98
ミコナゾール　112, 145
ミコフェノール酸モフェチル　179
ミコブチン®　145
ミダゾラム　112, 134, 208
ミチグリニド　12, 13, 17, 29
　──/ボグリボース配合　13
ミトキサントロン　149
ミニトロ®　91
ミノサイクリン　134, 141, 142, 218
ミノドロン酸　5
ミノマイシン®　134, 218
ミリステープ®　29, 91, 93
ミリスロール®　112
ミリプラ®　114
ミリプラチン　114
ミルマグ®　235

む・め

ムコスタ®　97, 101
メイセリン®　29
メキシチール®　26, 45
メキタジン　29

メコバラミン　198, 201
メソトレキセート®　149, 180, 217
メタクト®　13, 66
メタライト®　9
メタルカプターゼ®　9
メチコバール®　45, 198, 201, 204
メチルジゴキシン　145
メチルドパ　216
メチルフェニデート　208
メチルプレドニゾロンコハク酸エステル
　ナトリウム　114, 179
メディトランス®　91
メトアナ®　66
メトグルコ®　13, 17, 66
メトクロプラミド　134
メトトレキサート　38, 141, 149, 158, 166, 180, 217
メトホルミン　13, 17
メトロニダゾール　29
メナテトレノン　7, 38, 112
メノエイド®　91
メバロチン®　40
メフェナム酸　79, 213
メルファラン　119
メロペネム　145
メロペン®　114, 145
メンドン®　46

も

モキシフロキサシン　39, 218
モダフィニル　208
モディオダール®　208
モーラス®　94
モルヒネ塩酸塩　59
モルヒネ硫酸塩　59
モルペス®　59

ゆ・よ

ユナシン®-S　134
ユニフィル®LA　11
ユベラ®N　44
ユーロジン®　208, 223
葉酸　134
ヨーデル®　70

ら

ラキソベロン®　70, 240
ラコール®NF　53, 55, 111, 235
ラシックス®　127, 133, 134, 198
ラステット®　112, 148, 149, 180
ラタノプロスト　185
ラタモキセフ　29
ラックビー®R　235
ラニムスチン　149, 180
ラニラピッド®　145
ラピアクタ®　229

ラボナ® 208
ラメルテオン 68, 174, 222, 223
ランソプラゾール 135
ランダ® 118, 149, 179, 180
ランドセン® 208

り

リオベル® 13, 66
リカルボン® 5, 45
リクシアナ® 15, 242
リスパダール® 51
リスペリドン 51, 174
リスミー® 223
リズモン®TG 97
リセドロン酸ナトリウム 5
リタリン® 208
リツキサン® 185
リツキシマブ 166, 185
六君子湯 7
リトナビル 186
リナグリプチン 13, 17
リネゾリド 161
リバスタッチ® 91
リバスチグミン 91
リバロ® 40
リバーロキサバン 15, 145, 242
リピディル® 40
リピトール® 40
リファジン® 2, 9, 145
リファブチン 145
リファンピシン 32, 145
リフラップ® 235
リプル® 112, 185
リポクリン® 40

リボスチン® 97
リボトリール® 208
リポバス® 40, 51
リマプロストアルファデクス 242
リリカ® 29
リルピビリン 145
リルマザホン 223
リンゼス® 70
リンデロン® 75, 79, 97
リンベタ® 101

る

ルセオグリフロジン 13, 17
ルセフィ® 13, 17, 66
ルネスタ® 68, 223
ルビプロストン 71
ルミガン® 97

れ

レザルタス® 145
レスキュラ® 97
レノグラスチム 114, 181
レパグリニド 12, 13, 17
レバミピド 101
レペタン® 75, 208
レボドパ 134, 135, 142
レボフロキサシン 39, 58, 200
レボメプロマジン 201
レミケード® 125, 179
レンドルミン® 29, 68, 208, 223

ろ

ロイナーゼ® 115, 149, 167
ロキソニン® 7

ロキソプロフェンナトリウム 7
ロクロニウム 206
ロコア® 91
ローコール® 40
ロコルナール® 242
ロスバスタチン 40
ロセフィン® 142, 201
ロゼレム® 68, 222, 223
ロチゴチン 91
ロトリガ® 9, 242
ロナセン® 145
ロピオン® 39, 112
ロフェプラミン 200
ロベンザリット 200
ロミタピド 145
ロメフロキサシン 39
ロラメット® 68, 223
ロルメタゼパム 68, 223

わ

ワイテンス® 29
ワイパックス® 46
ワクシニアウイルス接種家兎炎症皮膚抽出
　液 201
ワコビタール® 75
ワソラン® 27
ワーファリン® 15, 29, 45, 145, 198,
　242
ワルファリンカリウム 15, 29, 31, 33,
　34, 38, 145, 198, 241, 242
ワンデュロ® 91

臨床場面でわかる！ くすりの知識
ナースが出会う14の場面，134の疑問（改訂第2版）

2013年3月10日　第1版第1刷発行	監修者 五味田裕
2018年2月20日　第1版第3刷発行	編集者 荒木博陽
2019年9月5日　改訂第2版発行	発行者 小立鉦彦
	発行所 株式会社 南 江 堂
	☎113-8410 東京都文京区本郷三丁目42番6号
	☎(出版) 03-3811-7189 (営業) 03-3811-7239
	ホームページ https://www.nankodo.co.jp/
	印刷・製本 横山印刷
	装丁 まつむらあきひろ

Understanding the Knowledge of Medicine in the Clinical Scenes, 2nd edition
© Nankodo CO., Ltd., 2019

定価はカバーに表示してあります．　　　　　　　　Printed and Bound in Japan
落丁・乱丁の場合はお取り替えいたします．　　　　ISBN 978-4-524-24838-4
ご意見・お問い合わせはホームページまでお寄せください．

本書の無断複写を禁じます.

JCOPY 〈出版者著作権管理機構　委託出版物〉

本書の無断複製は，著作権法上での例外を除き，禁じられています．複製される場合は，そのつど事前に，
出版者著作権管理機構（TEL 03-5244-5088，FAX 03-5244-5089，e-mail: info@jcopy.or.jp）の許諾
を得てください．

本書をスキャン，デジタルデータ化するなどの複製を無許諾で行う行為は，著作権法上での限られた例外
（「私的使用のための複製」など）を除き禁じられています．大学，病院，企業などにおいて，内部的に業
務上使用する目的で上記の行為を行うことは私的使用には該当せず違法です．また私的使用のためであっ
ても，代行業者等の第三者に依頼して上記の行為を行うことは違法です．

ナースビギンズシリーズ

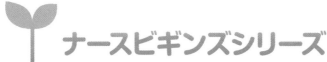

一人前をめざすナースのための
明日から使える看護手技

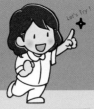

今すぐ看護ケアに活かせる
心電図のみかた
編集 藤野智子

B5判・174頁　2019.4.　定価（本体2,400円+税）　ISBN978-4-524-25951-9

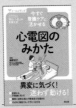

気づいて見抜いてすぐ動く
急変対応と蘇生の技術
編集 三上剛人

B5判・236頁　2016.11.　定価（本体2,700円+税）　ISBN978-4-524-26797-2

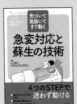

初めての人が達人になれる
使いこなし 人工呼吸器（改訂第2版）
著 露木菜緒

B5判・172頁　2016.8.　定価（本体2,300円+税）　ISBN978-4-524-25476-7

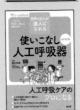

看るべきところがよくわかる
ドレーン管理
編集 藤野智子／福澤知子

B5判・174頁　2014.4.　定価（本体2,300円+税）　ISBN978-4-524-26749-1

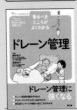

急変対応力10倍アップ
臨床実践フィジカルアセスメント
編集 佐藤憲明

B5判・182頁　2012.5.　定価（本体2,400円+税）　ISBN978-4-524-26472-8

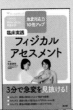

正しく・うまく・安全に
気管吸引・排痰法
著 道又元裕

B5判・126頁　2012.4.　定価（本体2,100円+税）　ISBN978-4-524-26414-8

南江堂　〒113-8410 東京都文京区本郷三丁目42-6　（営業）TEL 03-3811-7239　FAX 03-3811-7230　www.nankodo.co.jp

くすりの種類（薬効）別のクイックリファレンス

主なくすりの薬効の知識について，すばやく検索したいときに便利です．書籍内の右（奇数）ページ，右端のツメと同じ分類です．

抗菌薬

- MRSA 感染患者への投与　p163
- アルコールの併用　p29
- アレルギー　p168, 169, 171
- 栄養剤の併用　p58
- 牛乳の併用　p22
- 血中濃度変化　p158
- 解熱鎮痛薬の併用　p39
- 抗がん薬使用時　p181
- 光線過敏症　p94
- 剤形の異なる抗菌薬の併用　p147
- サプリメントや健康食品の併用　p34
- 腎障害患者への投与　p228
- 投与速度　p129
- 妊婦への投与　p218
- 副作用と予防・対応　p19
- 服用時間の誤り　p16
- 服用に用いる水の量　p26
- 併用禁忌　p38, 141, 142, 145
- 溶解液の選択　p115

抗がん薬

- アルコールの併用　p29
- アレルギー　p166, 167
- 感染症　p179〜181
- 血管外漏出　p148, 149
- 血中濃度変化　p158
- 授乳婦への投与　p217
- 調製　p120〜124
- 廃棄方法　p154, 209
- 光の影響　p202
- 併用禁忌　p38, 141, 143
- 保管方法　p187, 192
- 溶解液の選択　p114, 115
- 溶解後の経過時間　p119

免疫抑制薬

- 感染症　p179
- グレープフルーツジュースの併用　p28
- 血中濃度変化　p158, 162

- 追加投与の判断　p64
- 服用間隔　p15
- 併用禁忌　p145
- 保管温度　p187
- ワクチン製剤の併用　p147

ステロイド薬

- 感染症　p179
- せん妄　p173
- 軟膏薬　p80, 84
- 副作用と予防・対応　p87, 253
- 服用時間　p11
- 分割使用　p151
- 溶解液　p114

解熱鎮痛薬

- アルコールの併用　p29
- アレルギー　p166
- 抗菌薬の併用　p39
- 抗てんかん薬の併用　p78
- 使用期限切れ　p195
- 小児への投与　p212〜214
- 制吐薬の併用　p78
- 喘息患者への投与　p226
- 貼付薬　p94
- 軟膏薬　p80
- 副作用と予防・対応　p78, 79
- 服用時間　p2, 11, 14
- 服用に用いる水の量　p26
- 併用禁忌　p38, 39
- 保管方法　p183

糖尿病治療薬
（インスリン製剤も含む）

- アルコールの併用　p23, 29
- インスリン単位　p109
- サプリメントや健康食品の併用　p36
- ステロイド薬の副作用への対処　p253
- 絶食時の対応　p10, 17
- 追加投与の判断　p66

- 低血糖への対処　p193
- 妊婦への投与　p216
- 副作用　p193
- 服用時間　p2, 9, 17
- 分割使用　p151
- 保管方法　p185, 189, 191, 192

脂質異常症治療薬

- 横紋筋融解症　p40
- ステロイド薬の副作用への対処　p253
- 服用時間　p9
- 併用注意　p40

栄養剤

- 医薬品と食品のちがい　p52
- 胃ろう患者の注意点　p57
- 開封前後の安定性　p196
- くすりとの相互作用　p55, 58, 59
- 細菌汚染　p54
- 手術後の投与　p243
- 使用温度　p54, 57
- 食物アレルギー患者への投与　p235
- タイプ　p53
- 投与時の体位　p54
- 投与方法　p53
- 廃棄方法　p154
- ビタミン製剤混注　p137
- 水でうすめる　p55

降圧薬

- アルコールの併用　p23, 29
- グレープフルーツジュースの併用　p27
- ステロイド薬の副作用への対処　p253
- 絶食時の対応　p10
- 早朝高血圧への対処　p14
- 中止（減量）の判断　p69
- 追加投与の判断　p67
- 妊婦への投与　p215